오줌과 성(性), 인문학을 만나다

오줌과 성(性), 인문학을 만나다

ⓒ심봉석 2020

초판 1쇄 발행 2020년 2월 5일

지은이 심봉석

펴낸곳 도서출판 가쎄
등록번호 제 302-2005-00062호

주소 서울 용산구 이촌로 224, 609
전화 070. 7553. 1783 / **팩스** 02. 749. 6911
인쇄 정민문화사

ISBN 978-89-93489-92-7 03510

값 20,000원

홈페이지 www.gasse.co.kr
이메일 berlin@gasse.co.kr

오줌과 성(性), 인문학을 만나다

심봉석 지음

gasse・가쎄

오줌과 성(性), **인문학을 만나다**

비뇨기과의 **인문학적 스캔들**

"와~ 심 교수는 아직도 소변줄기가 쌩쌩하네."

외래진료실 근처의 화장실에서 소변을 보는데, 전립선비대증으로 다니시는 70대 어르신이 옆에서 함께 소변을 보다가 힐끗 쳐다보더니, 부럽다는 듯이 하신 말씀이다.

"교수님은 자다가 안 깨세요? 한 번이라도 깨면 진짜로 불편해요."

과민성방광을 가진 40대 후반의 여성 환자에게 새벽녘에 일어나서 한 번 정도 화장실 가는 것은 일반적인 갱년기 증상으로 병적인 것은 아니라고 했더니, 그래도 불편하다며 되묻는다.

"심 교수는 언제든지 할 수 있겠지만, 나는 일 년에 겨우 몇 번인데 그게 잘 안 되네."

전립선암 수술을 받은 60대 남성의 5년째 검사에서 아무런 이상이 없어 다행이라고 말씀드렸더니, 발기가 신통치 않다면서 하신 말씀이다.

"별걸 다 주의해야 하네요. 앞에서 뒤로 닦는 것이 쉽지 않다는 건 아세요?"

두 아이의 엄마인 30대 여성의 항변이다. 재발성방광염으로 정례적으로 검사를 받는 분인데, 대변 후 앞에서 뒤쪽 방향으로 닦아야 감염의 위험성을 줄일 수 있다는 얘기에, 묘한 표정으로 하는 대답이다.

"교수님은 왜 노인네들에게 자꾸 하라고 해요? 난 힘들고 아파서 싫은데."

배뇨장애로 진료를 받는 60대 여성 환자가 필자의 노년기 성생활에 관한 방송을 듣고서는 불만 섞인 항의를 하신다. 부부관계를 하고 나면 오줌소태가 심해져서 고생을 하고, 성관계 시 분비물이 없어 좋기는커녕 아프기만 하단다.

"30년 동안 한 가지 자세로만 해봤어요."

젊었을 때는 다양하게 해도 되지만 나이 들어서는 체력이나 성기능을 고려하여 서로에게 맞는 가장 적합한 체위로 하는 것이 좋다는 얘기에, 50대 여성분이 털어놓는 하소연이다.

"그거 세워서 뭐 할라고?"

"쓰든 안 쓰든 거시기는 남자의 자존심이야."

함께 진료받으러 오신 70대 부부의 대화이다. 남자 어르신이 발기가 안 되니 세우는 약을 달라고 하니까 부인이 짜증을 내면서 말다툼이 시작되었다. 결국은 "교수님은 왜 아무 말도 하지 않아요?"라고 불똥이 나에게까지 튀었다.

"당신은 이제 여자도 아니야."

"에게~ 아기 고추만 한 것 가지고 뭘 하겠다고."

설마 하겠지만 이렇게 대놓고 얘기하는 중년 부부들이 꽤 있다. 말 한마디로 천 냥 빚을 갚는다는데, 30년 살아온 정이 한순간에 깨어지고 남자의 자존감과 여자의 정체성이 망가지는 순간이다.

지금은 병원의 모든 업무가 디지털 전자의무기록(Electric medical record) 시스템으로 이루어지지만, 30년 전에는 종이 차트에 손으로 써서 기록되고 진행되었다. 입원 환자의 경우 담당 주치의인 전공의가 종이 차트에 처방(order)을 쓰면, 이를 종이 전표인 슬립(slip)으로 옮겨 적는 일이 인턴의 업무였다. 인턴이 작성한 전표를 통해서 환자에게 약물이 투여되고 방사선이나 임상병리 검사들이 진행되었다.

종이 전표에는 환자 번호, 이름, 나이, 성별의 인적사항과 질병코드, 그리고 검사의 경우 검체의 종류가 반드시 적혀있어야 했다. 임상병리 검사에 사용되는 검체는 혈액, 소변, 대변, 객담으로, 당시 관행은 blood, urine, stool, sputum 등 영어로 적었다. 인턴 시절 전표로 옮겨 쓰는 일 자체도 따분하고 요령을 피우고 싶은 생각에 영어 대신 한글로 바꿔 적었다. 그래서 검체 항목란에 적어 넣은 것이 '피, 오줌, 똥, 가래'였다. 이렇게 적혀진 전표로 병원에서 작은 소란이 일었고 결국 윗분에게 불려가 장난치는 것이냐며 야단을 맞았다.

철없던 시절의 치기 어린 행동이었지만, 영어 대신 우리말을 쓰는 것이 왜 잘못된 일인지 아직도 이해가 되지 않는다. 오랜 세월이 지났지만 비슷한 경험을 가끔 한다. 신문이나 잡지에 기고한 의학칼럼에 포함된 '오줌'은 담당 기자에 의해 임의로 '소변'으로 바뀌었던 적도 있고, 섹스나 삽입을 다른 용어로 바꿔달라는 요구를 받기도 하였다.

오줌이나 섹스란 단어가 왜 나쁜지 이해가 되지 않으면서도 스스로 검열을 하게 되고, 제한된 지면 때문에 제대로 못다 한 이야기들이 많다. 의학칼럼을 통해 진료실에서 환자들과 상담하듯 실질적인 도움이 되고 친구들과 술 한 잔 나누며 수다 떨 듯, 전문용어가 아닌 평어체로 적나라하게 이야기하고 싶었는데 그러지 못했다.

인터넷에 온갖 의료정보가 넘쳐나고 의학이 산업으로 분류되고 환자가 고객이 되어버린 시대이지만, 의학은 합리적인 논리에 기초하여 행해져야 한다. 인류의 역사와 함께 발전해온 의학은 주술적 의술(occult art)로 시작하였다. 경험 의학(empirical medicine)과 근거 의학(evidence based medicine)을 거쳐서 정립된 현대의학의 학문적 근간은 과학적 의학(science based medicine)이다.

생활밀착형 비뇨기과 의사로 30년을 지내오면서, 진료 과정에서 환자들과의 대화를 통해서 배운 지혜가 많다. 교과서에서 배운 과학적 논리에 근거한 의학은, 생활에서 느끼고 체득한 경험과 조화를 이루어야 비로소 실용적이 된다. 무심코 지나치는 일상으로부터 얻을 수 있는 비뇨기과적 의학지식은 너무나 많다.

　그런 생각으로 정리하였던 첫 번째 비뇨기과 의학칼럼집 '남자는 털고 여자는 닦고'를 2014년 10월에 출간하였다. 더 쉽고 더 재미있게 쓸 수도 있었는데 하는 아쉬움과 아직도 하고 싶은 많은 이야기들이 남아 있어 다행이라는 생각을 하였다. 어느덧 5년이란 세월이 흘렀고 내가 쓴 칼럼의 내용이 나에게도 필요한 나이가 되었다. 추석 특집으로 노년의 비뇨기 건강과 성을 주제로 KBS 라디오의 공개강좌를 의뢰받았을 때, 농담처럼 '나한테 필요한 내용이네'라며 수락하였다.

　"재미도 없고, 감동도 없고..." 아재개그를 할 때마다 두 딸이 번갈아 놀리고, 의학칼럼은 올바른 과학적 논리를 설명하여야 하지만 실질적인 도움과 재미도 있어야 한다는 생각으로 글을 썼다. 재미와 함께, 건강한 삶을 원하는 일반인과 환자, 의학을 공부하는 학생, 그리고 다른 의료인들에게 비뇨기과를 포괄적으로 이해할 수 있는 기회가 되었으면 한다. 막연하게 생각하던 요로생식기에 대한 쑥스러움과 낯섦이 해소되기를 바란다. **'오줌과 섹스'**로 대표되는 비뇨기과적 건강과 행복의 기회는 누구에게나 평등하고, 과정은 공정하고, 그 결과는 정의로워야 하는 것이다.

쓸데없는 설명 하나(요즘 TMI가 유행이라...^^), 이 책은 읽는 순서가 없다. 다른 책들처럼 앞에서부터 순서대로 읽어도 되고, 뒤에서부터 거꾸로 읽어도 내용을 이해하는 데에는 아무런 지장이 없다. 가장 편한 방법은 그냥 펼쳐서 아무 페이지나 나오는 칼럼을 읽는 것이다. 책갈피를 할 필요도 없고 다음번에 같은 페이지가 나오면 다시 펼치든지, 그것도 귀찮으면 그냥 다시 읽어도 지루하지 않을 것이다.

2020년 1월

1.

영화에서 **배우다**

희망에 빠진 남자들

　'희망에 빠진 남자들'은 코미디와 멜로가 적당히 섞여 있는, 우리나라에서 보기 힘든 체코 영화이다. 이리 베데렉 감독이 연출하였고, 지리 마차섹, 볼렉 폴리브카, 비카 케레케스 등이 출연하였다. 원제 '무지 브 나데이(Muzi v nadeji)'는 영어로 'Men in hope', 우리말로 '희망에 빠진 남자들'로 번역되었는데 영화와 정확하게 맞는 제목은 아니다. 결론부터 얘기하면 '바람은 아내는 모르는 남자들만의 전유물'이라는 것은 '단지 남자들만이 갖고 있는 어리석은 희망일 뿐이다'라는 것이 영화의 주제이다.

　이야기는 예순이 넘어서도 왕성한 정력으로 여자들을 만나고 다니는 장인 '루돌프'와 가정적이고 도덕적인 사위 '온드레이'를 중심으로 전개

된다. 사위는 이해가 되지 않으면서도 시키는 대로 장인의 바람 작업에 협조한다. 두 사람 앞에 육감적인 매력을 가진 아름다운 여인 '샤를로트'가 나타나면서 장인과 사위의 인생이 바뀌게 된다.

샤를로트 역의 '비카 케레케스'는 섹시하고 매력적인 여배우이다. 짧고 타이트한 빨간 원피스의 엉덩이가 화면에 나타나는 첫 등장 장면부터 도발적이다. 당구를 치다가 빨간 망사 T팬티를 벗어 머리를 묶는 모습으로 모든 남자들을 뇌쇄시킨다. 육감적인 외모로 열정적이고 과감한 연기를 하는 비카 케레케스의 매력만으로도 충분히 볼만한 가치 있는 영화이다.

장인은 사위와 당구를 친다는 핑계를 대고 바람을 피우며, 자신을 이해하지 못하는 사위를 '모자란 놈'이라고 야단친다. 장인은 집에서도 자주 부인과 불타는 밤을 보낸다. 사위가 어떻게 그럴 수 있느냐고 묻자, 장인은 다른 여자들의 몸을 상상하면 몸이 알아서 반응한다고 한다. 사위도 집에서 섹스를 한다. 사랑의 쾌감 때문이 아니라 2세를 갖기 위해서이다. 아내는 섹스를 하면서 일상에 관한 얘기만을 하고 의무감에 하는 사위는 절정에 이를 수가 없다. 결국 사위가 단말마를 지르며 몸서리를 치자 아내가 묻는다. "끝났어?" "아니 쥐가 났어."

사위는 테니스를 친다는 핑계로 샤를로트와 일주일에 3번씩 밀회를 즐기고, 아내에게도 새삼 성욕을 느끼고는 아무 때나 달려들고 아내 역시 남편에게 만족한다. 알고 보니 아내도 남편의 레스토랑에서 일하는 남자랑 불륜의 관계였다. 교통사고로 죽은 장모의 유품을 정리하던 장인은 아내가 단골 맹인 안마사와 불륜이었다는 것을 알게 된다.

샤를로트와 아내가 동시에 임신을 하였다. 집안의 평화를 위해서 샤를로트는 장인과 함께 지내기로 하고 사위는 아내에게 돌아간다. 장인은 장모를 잃고서야 진정한 사랑을 알게 되고, 사위는 두 아이를 가지고서야 진정한 사랑을 알게 되면서 해피엔딩으로 끝난다. 바람이란 오랜 결혼생활 중 권태기에 생기는 일탈이라고 마무리한 영화가 관객들에게 던지는 질문이다.

"왜 결혼 후에는 남녀 모두 연애 때처럼 서로에게 열정적이지 못할까?"
"왜 옆에 있는 연인은 무관심해지고 다른 이성을 탐하게 되는 것일까?"

미국의 30대 대통령 캘빈 쿨리지와 영부인이 양계장에서 닭들이 교미하는 것을 봤다. 영부인이 하루에도 수십 번씩 교미하는 수탉의 정력에 감탄을 하자, 자존심 상한 대통령이 수탉이 같은 암탉하고만 하느냐고 물으니 양계장 주인이 매번 다른 암탉과 한다고 답했다. 이 일화를 빗대 남성이 새로운 파트너를 통해서 성적 자극이 상승되는 현상을 '수탉 효과' 혹은 '쿨리지 효과(Coolidge effect)'라고 한다. 1955년 시카고대학의 프랭크 비치 교수가 수탉의 교미에 관한 실험 결과를 기술한 저서에서 처음 사용하였다.

수탉 효과는 심리적, 신체적, 생리적 탈진으로 어떤 일을 하고 싶어도 더 이상 할 수 없는 심리적 피로(psychological fatigue)이다. 재미있는 것도 반복하면 지루해지고, 맛있는 음식도 자꾸 먹으면 맛이 없어지는 것처럼, 성적 매력도 반복하다 보면 자극이 줄어든다. 뇌에서 쾌감을 느끼는 것은 육체 및 정신적 자극에 의해 분비되는 도파민에 의해서인데, 같은 자극이 반복될 경우 도파민의 분비량이 감소한다. 더욱 강한 자극을 받거나 새로운 사람을 만나면 다시 도파민 분비가 증가되어 쾌감을 느끼게 된다.

남자와 여자 모두 생리적으로 사랑의 유효기간이 있다. 사랑에는 페닐에틸아민, 노르에피네프린, 엔도르핀 등 화학물질이 작용한다. 페닐에틸아민은 뇌에 작용하여 열정을 일으키고 행복감에 젖게 만든다. 노르에피네프린은 아드레날린 생성을 촉진해서 심장을 뛰게 만들고, 엔도르핀은 즐거움과 기쁨의 느낌을 준다. 사랑의 호르몬들은 대개 수명이 1년 반에서 2년 정도이고 남자에서는 더 짧다.

성적 관심이나 욕구는 남녀 모두 나이와 관계없이 비슷하게 유지된다. 성은 존재감을 찾아주고 활력을 유지하여 건강과 행복을 주는 우리 삶의 한 부분이다. 수탉 효과나 사랑의 호르몬 고갈로 인해 권태기가 오더라도 너무 걱정하지 않아도 된다. 서로의 문제를 솔직히 표현하고 새로운 모습으로 다가가면, 흡사 새로운 파트너를 만난 듯한 '유사 효과(quasi-effect)'가 생긴다. 흥분과 열정을 일으키는 화학물질이 감소되더라도,

다정한 스킨십이나 대화, 친밀한 감정으로 또 다른 사랑의 호르몬 옥시토신이 뇌하수체에서 분비된다. 수탉 효과나 사랑의 유효기간은 부부가 함께 노력하여 극복할 수 있다.

영화 '희망에 빠진 남자들'은 우리와는 다른 체코의 도덕과 성문화로 낯설게 느껴질 수 있지만 괜찮은 영화이다. 우리나라에서는 2012년 개봉하였고, 2018년 이병헌 감독에 의해 이성민, 신하균, 송지효 주연의 '바람 바람 바람'이라는 제목으로 리메이크되었다. 여주인공 '비카 케레케스'의 샤를로트 역은 배우 이엘이 맡았다.

유네스코 세계문화유산으로 지정된 도시 프라하는 어디든 예쁘지만, 영화는 불친절하게 체코의 어느 도시, 어느 지역인지 알려주지 않는다. 까를교(Karlův most), 프라하 성(Pražský hrad), 흐라드찬스케 광장(Hradčanské náměstí)이 보이는 장면에서, 무대가 '프라하 6구역'임을 추정할 수 있다. 고딕 건축물들이 많은 구시가 광장(Staroměstské náměstí), 천문 시계탑(Pražský orloj), 틴 성마리아 성당(Chrám Matky Boží před Týnem)이 보이는 마지막 장면의 야경은 정말로 환상적이다.

러브 & 드럭스, 로맨틱 코미디의 시작

'러브 & 드럭스'는 에드워드 즈윅 감독이 각본까지 쓴 영화로 2010년 개봉하였다. 남자 주인공 제이미 랜달 역은 '스파이더맨: 파프롬 홈'으로 홍보차 우리나라를 방문한 제이크 질렌할이 맡았고, 매력적인 여자 주인공 매기 머독 역은 청순가련형 여배우 앤 해서웨이가 열연하였다. 원제는 'Love and other drugs(사랑과 다른 약물들)'인데 흥분제와 같은 사랑의 묘약 이야기가 아니라, 비뇨기과와 관련된 많은 전문의약품들이 영화의 소재여서 붙여진 제목이다. 장르는 로맨틱 코미디라고 하지만 영화 후반으로 가면 멜로드라마로 바뀌면서 분위기가 무거워진다.

영화의 시작은 가벼운 섹시 코미디이다. 의대를 중퇴한 제이미는 전형적인 바람둥이이다. 창고에서 동료와 섹스를 하다가 들켜서 쫓겨나고,

우여곡절 끝에 글로벌 제약회사 화이자에 영업사원으로 취직한다. 영화는 1997년 당시 화이자에서 판매되는 약품들과 21세기 최고의 발명품으로 알려진 비아그라 발매를 중심으로 진행된다. 제약회사 직원들의 살벌한 실적 경쟁, 병원에서의 의약품 마케팅 등 의사의 입장에서 봐도 사실적이고 재미있는 대사들이 많다.

화이자에 입사한 신입 영업사원 연수 장소에는 배경으로 자낙스의 광고판이 있고, 댄서들은 신나는 마카레나 노래에 맞춰 춤을 춘다. 마카레나가 나오는 이 장면의 시대적 배경은 비아그라가 발매되기 바로 전해인 1997년이었다.

'자낙스(Xanax)'는 Benzodiazepine 계열의 진정 및 안정 효과를 가진 항불안제로, 당시 화이자의 대표적인 약품이었다. '마카레나(Macarena)'는 원래 스페인의 남성 듀오 로스 델 리오의 노래로, 베이사이드 보이즈가 리믹스한 후 1996년 미국 빌보드차트 14주 연속 1위를 차지한 댄스음악이다. 단순하면서도 코믹한 동작의 춤과 함께 세계적인 인기를 끌었다.

제이미는 오하이오주 리버벨리로 배치되고 지스로맥스와 졸로프트의 영업을 담당하지만 병원에서의 세일즈는 어렵기만 하다. 담당 의사를 만나기도 힘들고 더구나 졸로프트의 실적은 경쟁사 같은 종류의 약품인 프로작에 밀린다.

'지스로맥스(Zithromax)'는 마크로라이드(macrolides) 계열의

항균제로 호흡기 감염증에 사용된다. 매독이나 임질에도 사용하고, 클라미디아 트라코마티스에 의한 비임균성 요도염에 효과가 있다. '졸로프트(Zoloft)'와 릴리제약의 '프로작(Prozac)'은 선택적 세로토닌 재흡수 억제제로 우울증 치료제이다. 영화에서처럼 릴리제약의 프로작이 판매량이 더 많았다. 졸로프트와 프로작은 조루증의 치료에도 사용하는데, 보통 2-3개월 복용하면 효과가 나타난다. 조루증은 성관계의 50%에서 파트너를 만족시킬 정도로 충분히 사정을 조절할 수 없는 경우로 정의된다.

영업을 위해 찾아간 병원에서 제이미는 진료를 받으러 온 매기 머독을 만난다. 매기는 오래전부터 파킨슨병을 앓아왔고 몇 가지 약들을 복용하고 있었다. 항우울제인 프로작도 복용하고 있는데, 제이미는 화이자의 졸로프트가 더 낫다며 말을 건다. 병원에서 전화번호를 알아내고는 연락을 하였더니, 매기는 단순한 섹스 파트너로 만나자고 한다.

'파킨슨병(Parkinson's disease)'은 신경퇴행성 질환으로, 뇌의 도파민 분비 신경세포의 소실로 뇌기능의 이상이 생긴다. 1817년 영국 의사 제임스 파킨슨이 손 떨림, 근육 경직 등의 증상을 가진 환자를 '떨림 마비(Paralytic agitans)'라고 진단한 후, 파킨슨병으로 불렸다. 점진적으로 진행하고, 떨림, 강직, 운동 완서 및 자세 불안정 등 4대 증상을 보인다. 우울증이 정신과적 합병증으로 흔히 동반한다. 레보도파(levodopa) 계열의 다양한 약제들이 개발되어 환자들의 삶의 질과 생존율이 향상되었다.

시도 때도 없이 섹스를 하는 만남이 계속되고, 제이미는 연인 관계를 바라지만 매기는 계속 섹스 파트너로 있기를 원한다. 함께 참석한 파킨슨병 환자들의 모임에서 25년을 앓아온 여자 환자의 남편이 제이미에게 헤어지고 건강한 여자를 만나라며 파킨슨병에서 가장 심각한 건 대소변이라고 조언한다.

파킨슨병에서는 자율신경계의 이상으로 다양한 불편함이 나타나는데, 비뇨기과 증상은 배뇨장애와 성기능 장애이다. 배뇨증상으로 소변을 자주 보고, 봐도 시원치 않고, 마려우면 급해서 참을 수 없는 절박뇨를 보인다. 밤에 더 심하게 나타나서 수면을 방해하고, 변비와 함께 증상이 악화된다. 성욕 저하를 비롯한 성기능 장애가 발생하는데, 발기부전, 사정 지연, 절정감 장애가 나타난다.

매기는 화장실을 자주 가지도 않고(영화에서 아쉽게도 화장실 장면은 나오지 않는다), 다행히 성기능 장애도 없어 제이미와의 섹스를 마음껏 즐긴다.

불감증 하나로만 알려졌던 여성의 성기능장애는 최근 성욕 장애, 고조 장애, 오르가슴 장애, 성교통 등 4가지로 분류된다. 19세-59세 여성의 성기능장애 유병률이 43%로 남성의 31%보다 높다는 조사도 있다. 아직까지 여성 성기능의 정상 생리와 장애기전에 대해 명확하게 밝혀지지 않았고, 뚜렷한 해결책이 없다.

한낮에 집에서 중국 음식을 먹다 말고 섹스를 하는데, 제이미가 발기가 되지 않는다.

"이런 적이 없는데... ㅠㅠ" 쪽팔려서 하는 제이미의 말이고,

"진짜?" 매기의 놀리는 듯한 대답이다.

계속 집중을 해도 안 된다. 매기는 괜찮다고 하지만 제이미는 초조해하다가 화를 낸다.

"이럴 때 좀 따뜻이 배려해 줄 수 없어?"

발기부전에는 여자의 배려도 필요하지만 사실은 치료제가 더 절실하다.

아직 비아그라는 발매되지 않았고, 이 장면은 비아그라가 곧 등장함을 암시하는 에피소드이다.

러브 & 드럭스, 진정한 사랑으로 마무리

"빌빌거리는 남자들에게 대박이야."

"이것은 혁명이다."

1998년이 되면서, 드디어 블루 다이아몬드라는 별명을 가진 세계 최초의 발기유발제인 '비아그라'가 발매되었다.

발기부전(Erectile Dysfunction)이란 성행위를 위해 충분히 발기가 되지 않거나 발기를 유지하지 못하는 질환이다. 원인은 당뇨병, 비만, 고혈압, 대사증후군, 심혈관질환 등 다양하고, 흡연이나 과음, 나이도 원인이 된다. 높은 유병률에도 불구하고 1990년 후반까지 발기부전에 대한 치료법은 보철물과 진공 발기기구 정도밖에 없었다.

인류 최초의 발기유발제 '비아그라(Viagra)'의 성분명은 '구연산 실데나필(sildenafil citrate)'로, 협심증 치료제의 임상시험 중 남성의 음경이

발기되는 부작용을 발견한 후 발기 치료제로 개발되었다. 1998년 미국 식품의약국(FDA)의 승인을 받고 출시한 후 세계적인 선풍으로 상품명 비아그라는 발기유발제의 대명사가 되었다.

아들이 요상한 약을 팔고 있는 것은 아닌지 걱정하는 엄마에게 제이미가 설명한다.

"최음제(aphrodisiac)가 아닌 혈관 확장제(vessel dilator)예요."

발기유발제는 성적 흥분을 일으키거나 쾌감을 높여주는 최음제나 정력제가 아니다. 발기유발제 복용 후 정력이 세지거나 흥분이 더 된다고 얘기하는 사람들이 있는데, 이는 잘 될 거라는 자신감에서 일시적으로 나타나는 심리적 효과이다.

비아그라의 인기 덕분에 제이미는 어디를 가더라도 화제의 중심이 된다. 바에서 만난 여자들에 둘러싸여 비아그라 효능을 설명한다.

"여자도 먹나요?" "네"

"여자도 단단해져요?" "분비물이 증가된다는 보고가 있죠."

잘못된 근거들로 구성된 장면이다. 비아그라 발매 초창기에는 여성들이 먹으면 성적으로 흥분한다는 오해도 있었다. 여성의 성은 발기 위주의 남성에 비해 미묘하고 복잡하다. 성기의 반응보다는 파트너의 따뜻한 배려와 공감이 우선이다. 비아그라는 여성에게는 아무런 효과가 없고 두통이나 안면홍조 등 부작용만 심해서 현재는 사용하지 않는다.

"비아그라 좀 줘요. 섹스 좀 실컷 해보게."

여자들이 제이미에게 환호하면서 말한다. 비아그라에 대한 기대는 끝이 없고, 여자들에게도 비아그라는 섹스의 쾌락으로 가는 문을 여는 만능열쇠로 여겨졌다.

비아그라의 등장은 발기부전 치료뿐만 아니라 성문화 자체를 획기적으로 바꿔놓았다. 성은 인간의 기본적 욕구이지만 그동안 성에 대한 관심은 공개적으로 표현되기 어려웠다. 비아그라의 등장은 성 건강을 공론화하였지만 발기가 남성 성기능의 전부로 착각하게 만들고, 성을 단지 육체적인 결합으로 여기는 부작용을 가져왔다.

"계속 빳빳해"

의사 스탠과 함께 제이미는 파자마 파티에 가서 비아그라를 먹고 태국 여성과 섹스를 하다가 불상사가 생긴다. 발기된 음경이 가라앉지 않고 통증이 심해서 응급실을 찾는다.

'음경지속발기증(priapism)'은 성적 자극이 없어도 음경이 지속적으로 발기하여 심한 통증을 일으키는 질환이다. 원인은 확실치 않으나 발기유발제의 과도한 사용도 원인이 된다. 오래 방치하면 음경해면체가 괴사되고 영구적 발기부전이 된다. 음경을 바늘로 찔러 항응고제로 세척하거나, 복재정맥과 음경해면체를 연결하는 혈관문합술을 시행한다.

"사랑해 (I love you)"

제이미가 사랑을 고백하지만 매기는 자신이 짐이 될까 봐 받아들이지 않는다. 다른 파킨슨병 환자들의 살아가는 모습을 보고 난 매기가 드디어 사랑을 받아들이기로 한다. 후반으로 갈수록 영화는 진지해지고 진부해지지만 감동을 주려 애쓴다. 연인이 되기로 한 이후에도 갈등이 있긴 했지만, 둘은 함께 파킨슨병을 극복하려 노력하면서 해피엔딩으로 마무리된다.

파킨슨병을 완치하거나 진행을 막을 수 있는 치료법은 아직 없다. 영화의 진행에 핵심적인 역할을 한 비아그라는 발기부전에서뿐만 아니라 전립선비대증으로 인한 배뇨장애, 고도 2,300미터 이상을 등반하는 경우 고산증을 예방하기 위하여 사용되고 있다. 뇌졸중, 폐동맥고혈압, 파킨슨병 등 다른 질환에 대한 효과가 연구되고 있다.

비아그라 이후 다양한 발기유발제들이 속속 개발되었다. 영화에서 라이벌 제약회사였던 릴리제약의 시알리스(Cialis), 바이엘제약의 레비트라(Levitra), 국내제약회사인 동아제약의 자이데나(Zydena), 중외제약의 제피드(Zepeed), 에스케이케미칼의 엠빅스(Mvix)가 있다. 초창기 개발된 비아그라와 시알리스는 현재 특허 기간이 만료되어 복제약들이 출시되고 있어, 이제는 발기유발제들이 선풍적인 약물은 아니다.

사족 하나. 제이크 질렌할은 소스 코드, 페르시아의 왕자, 봉준호 감독의 옥자에서 주연을 맡았다. 프린세스 다이어리로 스타가 된 앤 해서웨이는 레미제라블, 인터스텔라, 악마는 프라다를 입는다에서 주연을 맡았다.

사족 둘. 제이크 질렌할과 앤 해서웨이의 적나라한 섹스신이 나온다. 청순가련 여배우 앤 해서웨이는 첫 등장에서부터 가슴을 노출한다. (야한 장면은 아니다.^^) 두 배우는 2005년 브로크백 마운틴에서 부부로 출연하였다.

사족 셋. 엔딩 크레딧이 올라가면서 나오는 음악은 Regina Spektor의 Fidelity이다. 가사 중 'breaks my heart'에서 하트를 '아~아~아~'로 꺾어 부르는 후렴구가 중독성이 있고, 영화의 마무리로도 잘 어울린다. 노래 제목 fidelity는 사랑하는 사람에 대한 의리를 의미한다.

미스터 션샤인, 가배(咖啡) 그리고 섹스

"누구 하나 잘 된 사람이 없어 보이가꼬..."

'미스터 션샤인' 16화에서 함안댁(이정은 분)이 한 대사로 드라마의 '새드엔딩(sad ending)'인 결말을 암시한 표현이었다. 시대가 1900년대 초반이었으니, 주인공들의 운명은 결국 안타까운 죽음이고 비극으로 마무리가 될 것임을 잘 알면서도 혹시나 하며 마음 졸이고 마지막 24화까지 봤던 드라마였다.

드라마 '미스터 션샤인'의 시대적 배경은 20세기 초의 근대 대한제국으로, 암울하고 비참했던 시기였지만 새로운 문물이 들어오던 개화기로 낭만의 시대이기도 하였다. 모던 뽀이와 모던 걸들이 가배를 마시고 불란서제빵소에서 무지개떡을 먹고 구락부에서 딴스를 추고, 학당에서

잉글리쉬를 익히고 LOVE를 하던 시대였다.

신식문물의 상징으로 드라마에서 자주 등장하였던 가배(咖啡)는 커피의 과거 우리말 표기로, 가비, 양차, 커피, 코히, 양탕(洋湯) 등으로 불렸다. 우리나라에 커피가 언제 처음으로 들어왔는지는 명확하지 않다. 미국의 천문학자 퍼시벌 로웰의 저서 '조선, 고요한 아침의 나라'에는 1884년경 커피가 유행하고 있었다고 기록되어 있다. 1895년 고종황제가 아관파천 때 러시아 공사관에서 커피를 대접받았다는 기록이 있는데, 최초의 커피로 잘못 알려지기도 하였다.

지금은 길거리에서 흔히 보이는 카페와 커피숍이지만, 1900년대 초반에는 일반인들에게 커피를 파는 곳이 드물었다. 당시 대표적인 커피숍이 손탁호텔(Sontag Hotel)에 있었다. 손탁호텔은 외교관과 정치꾼들이 몰려들었던 사교의 장소로, 1902년 처음으로 일반인들에게 커피를 팔기 시작하였다.

커피의 발견, 개발, 전파에 많은 논란이 있지만, 커피는 6세기경 아프리카 에티오피아 카파에서(이 지역의 이름을 따서 커피라고 불린다) 한 양치기에 의해 커피 열매가 처음 발견되었다. 이후 아랍으로 전파되어 음료로 개발되었다고 알려졌다. 14세기경 지금과 같은 방식으로 커피콩을 불에 구워서 가루로 만들어 걸러 마시기 시작하였다. 17세기 유럽에 커피가 처음 소개되었을 때는 성적 자극제로 알려져서, 독일의 작곡가

요한 세바스찬 바흐는 커피와 성욕을 소재로 '커피 칸타타(BWV 211)'를 작곡하여 커피의 효능을 예찬하였다.

커피가 의학적으로 섹스와 연관이 있다는 근거를 제시하고 있는 연구들이 있다. 한 연구는 중년 이후 하루 한 잔 이상 커피를 마시면, 여성에서는 성생활의 빈도가 증가하고, 남성에서는 테스토스테론의 생성이 증가하고 발기력이 좋아졌다고 보고하였다. 다른 연구에 의하면 커피가 남성과 여성 모두에서 성욕을 증가시키고 성행위 동기를 유발할뿐더러 남성의 음경 혈관을 확장시켜 발기력에 도움이 된다고 하였다. 커피가 성에 관여하는 기전은, 커피가 성적 욕망을 관장하는 신경전달물질인 도파민(dopamine)의 분비를 자극하여 성욕을 증가시킨다. 성욕 증진 효과는 평소 커피를 즐겨 마시는 사람들에겐 효과가 적고, 마시지 않던 사람이 커피를 마실 때 주로 나타난다.

안타깝게도 커피가 성에 나쁜 영향을 끼친다는 연구들도 많다. 커피가 교감신경계의 긴장을 초래하여 성적 흥분을 억제하고, 스트레스호르몬 코티솔(cortisol)을 상승시켜 성기능이 위축된다. 카페인은 남성의 음경해면체에서 발기에 관여하는 아데노신(adenosine)의 활동을 억제하므로, 커피를 마신 후에는 발기 강도가 떨어진다는 연구도 있다. 과도하게 커피를 마시면 남성의 정자 숫자가 감소하고 운동력이 떨어져서 난임이나 불임을 초래할 수 있다. 신경이 예민한 사람에서는 카페인이 자율신경을 자극하여 발기가 되지 않거나 조루 증상이 나타난다.

요로에 미치는 영향으로, 카페인이 이뇨작용을 촉진시켜 방광과 요도를 자극하고 배뇨증상을 유발하거나 악화시킨다. 하루에 커피를 4잔 이상 마시는 여성은 요실금 발생 위험도가 높아진다는 연구가 있다. 전립선비대증 환자가 저녁에 커피를 마시면 야간빈뇨가 늘어나고 소변보는 불편함이 악화된다. 과민성방광, 요실금, 전립선비대증 등 배뇨장애를 가진 사람이 커피를 마시고 성관계를 하면, 잔뇨감과 아랫배 불쾌감이 생겨 성행위에 집중하기 어렵고 소변이 마려워 도중에 화장실을 가야 하는 경우도 생긴다.

역사적으로 커피는 최음제나 흥분제로도 여겨져 왔으나 안타깝게도 아직까지 논란이 많고 성기능에 좋은 영향을 준다는 의학적인 근거는 명확하지 않다. 잠자리에 들면서 커피를 마시고는 괜한 기대를 하지 않는 것이 좋다.

미스터 션샤인, 가배(咖啡) 그리고 건강

   '미스터 션샤인'에서 매력적인 미망인 쿠도 히나(김민정 분)가 사장으로 있었던 글로리 빈관(賓館)의 모델이 손탁호텔이고, 실제의 모습과 비슷한 형태로 만들어졌다고 한다. 서구식 숙박시설인 손탁호텔은 독일인 앙투아네트 손탁이 세웠는데, 그녀는 러시아 공사 베베르의 처형으로 1885년 조선에 들어왔다. 쿠도 히나처럼 영어와 한국어 등 여러 언어에 능통하였고 명성황후의 신뢰를 얻어 황실과 관련된 여러 가지 일들을 하였다. 아관파천 이후 고종황제가 그녀에게 하사한 방 5개짜리 양옥을 서구식으로 개조하여 투숙객을 받은 것이 호텔의 시작이었다.

   1902년 기존의 양옥을 헐고 2층 건물을 지어 정식으로 손탁호텔이라 불렀는데, 1층은 식당과 커피숍, 일반 객실, 2층은 귀빈실로 구성되었다.

러일전쟁 후 러시아가 일본에 패배하자 손탁은 1909년 독일로 돌아갔다. 드라마에서 글로리빈관은 일본군 헌병대의 본부로 사용되다가 여사장에 의해 폭파된다. 문을 닫은 손탁호텔은 이화학당에 팔려서 기숙사로 사용하다가 1922년 철거되고 신축되어 프라이홀로 명명되었다. 새 건물은 한국전쟁 당시 폭격으로 파괴되었다가 복원되었으나 이후 화재로 소실되었다. '미스터 션샤인'의 주 무대였던 글로리빈관의 모델이며, 이화여대와도 인연이 있는 손탁호텔의 터는 현재 중구 정동 경향신문사 근처에 위치한다.

역사적 의미를 가진 손탁호텔이지만 우리나라 최초의 서양식 호텔은 아니었다. 손탁호텔 이전에 서울호텔(정동, 1897년 개업), 팔레호텔(대안문, 1901년 개업) 등이 있었고, 최초의 서양식 호텔은 1888년 제물포에 개관한 대불호텔이었다. 손탁호텔의 1층에는 우리나라 최초의 호텔 커피숍이 있어 서울에 체류하던 외국인들과 조선의 멋쟁이들이 찾았다고 한다.

손탁호텔 커피숍에서 팔았던 가배 한 잔은 15전이었는데 설렁탕 한 그릇이 10전이었으니, 평민들은 쉽게 사 마실 수 없었고 양반과 부자들만이 누렸던 사치품이었다. 다양한 종류의 커피를 누구나 쉽게 마실 수 있는 요즘도 웬만한 전문점의 커피는 한 끼 식사 값보다 비싸니, 그때나 지금이나 비슷한 상황인 것 같다.

카페인은 커피콩, 찻잎, 코코아 콩, 콜라 열매 등에 함유된 자연산 염기성 물질이다. 아메리카노 커피 한 잔에 100-150mg의 카페인이 들어 있는데, 하루에 400mg의 카페인 섭취는 큰 문제가 없으므로 커피는 하루 2-3잔 정도가 적당하다. 커피를 마신 1시간 후에 카페인의 혈중농도가 최대가 되며, 간에서 대사가 되고 반감기는 3-7시간인데 여성에서는 2-5시간으로 남성보다 짧다. 야간빈뇨나 수면장애 등 밤 시간에 요로기관이 카페인의 영향을 덜 받기 위해서는 저녁 6시 이후에는 마시지 않는 것이 좋다.

카페인의 건강에 대한 효과는 대뇌피질에 작용하여 사고력을 높이고 의식을 맑게 해 지각 능력을 높인다. 혈압을 떨어뜨리며, 대사를 항진시켜 다이어트에 도움이 되고, 위액의 분비를 증가시켜 소화 기능을 활발하게 한다. 음주 후 아세트알데히드(acetaldehyde) 분해를 촉진시키고, 운동의 지구력을 높여준다. 중추신경을 자극하여 숙면을 방해하고, 피로를 가중시키거나, 위궤양을 자극하고 장의 연동운동을 촉진하여 복통을 일으킨다. 과도하게 섭취할 경우 심혈관질환이나 부정맥의 위험도가 증가하고 불안감이나 흥분감이 유발되기도 한다.

커피에 풍부하게 포함된 폴리페놀(polyphenol)은 항산화 효과가 있어 세포의 산화 억제, 노화 방지, 기억력 증진과 위암, 직장암, 간암, 피부암, 전립선암 등 암세포 발생을 억제하는 효능이 있다.

건강하게 커피를 마시는 방법은 신선한 원두를 갈아서 마시는 것으로, 원두를 볶은 후 3-4일 사이에 항산화 효과를 가진 폴리페놀이 최상의 상태가 된다. 커피는 기호식품일 뿐이니 건강과 관련지어 너무 많은 기대는 바람직하지 않다. 사람마다 카페인 분해 능력의 차이가 있으므로 개인의 경험에 따라 적당량을 조절해서 마시는 것이 좋다.

커피를 마시는 행위 자체가 사회적 사고나 문화의 일부가 되었다. 17세기 영국에 처음 등장한 커피하우스는 1페니에 커피 한 잔을 시키고 옆사람과 대화를 나누며 유용한 지식을 얻는다고 1페니 대학으로 불렸다. 미국 시애틀에서 1호점으로 시작한 스타벅스는 커피가 아니라, 사회학자 레이 올덴버그가 주장한 집도 직장도 아닌 제 3의 장소를 현대인들에게 제공함을 목적으로 성공한 커피 체인점이다.

'미스터 션샤인'의 결말은 결국 감동이었다. 등장인물들의 연기도 뛰어나서 처음에는 역을 맡은 배우가 누구인지도 몰랐을 정도였다. 여주인공 김태리는 '리틀 포레스트'의 얌전하고 요리를 잘하던 처녀인지 몰랐고, 구동매 역의 유연석은 '응답하라'의 칠봉이인지를 한참이 지날 때까지 몰랐다. 상실의 시대를 살아야 했던 '미스터 & 미스 션샤인'들을 생각하며 달콤 쌉쌀한 가배나 한잔해야겠다.

빨간 구두

영원한 미남 스타 톰 크루즈의 연기력이 돋보였던 영화 바닐라 스카이에서, 인상적인 연기와 매력을 보였던 상대 여배우가 페넬로페 크루즈이다. 스페인 출신으로 여러 영화에서 맡은 역할마다 묘한 분위기를 보여주는 매력적인 여배우이다.

'바닐라 스카이(Vanilla Sky)'는 스페인의 알레한드로 아메나바르 감독의 '오픈 유어 아이즈(Open Your Eyes)'를 카메론 크로우 감독이 2001년 할리우드식으로 리메이크한 영화이다. 원작에서 여주인공을 맡았던 페넬로페 크루즈가 리메이크 영화에서도 같은 배역을 맡아 화제가 되었다. 톰 크루즈가 과거와 현재를 오가며 자신을 찾아가는 이야기로, 멜로, 스릴러, SF 등 여러 장르가 섞여 있다. 집중해서 보지 않으면 꿈과 현실이 교차하는 영화의 줄거리를 놓칠 정도로 다소 혼란스럽고 모호한 영화이다.

페넬로페 크루즈는 맡은 배역마다 색다른 분위기를 보여주는데, 바닐라 스카이에서는 몽환적인 분위기의 여성적 매력을, 우디 앨런 감독의 '로마 위드 러브(To Rome with Love)'에서는 매춘부의 역할이지만 발랄하고 쾌활한 매력을 풍긴다.

가장 강렬한 인상을 풍겼던 영화는 그녀의 배우 인생에 있어 중요한 전환점이 되었다는, 세르지오 카스텔리토 감독의 이탈리아 영화 '빨간 구두(Non ti muovere)'이다. 남부 이탈리아가 배경인 이 영화에서, 그녀는 아름답고 섹시한 이미지를 벗어나 순박하지만 강렬한 시골 처녀의 모습을 보였다. 띠모떼오(세르지오 카스텔리토 분, 감독 겸임)는 시골 마을에서 이딸리아(페넬로페 크루즈 분)라는 여자를 만나고, 애정 없는 아내와의 생활에 지쳐있던 참에 초라하고 천박하긴 하지만 순수한 모습의 그녀와 사랑에 빠진다. 결국 비극으로 마무리가 되지만, 쓸쓸함과 슬픔, 불같은 사랑을 표현한 페넬로페 크루즈의 연기는 인상적이었다. 유산을 하고 난 후 공터에서 빨간 구두를 신고 신나는 음악에 맞춰 춤을 추던 페넬로페 크루즈의 표정은 정말 잊을 수가 없을 만큼 강렬하다.

영화에서 남자 주인공의 직업이 종합병원 의사인데 무슨 전문의인 지는 나오지 않고 단지 수술하는 장면으로 외과의사라고 짐작된다.

페넬레페 크루즈와 여행 겸 함께 참석한 한 세미나에서 다음과 같이 임상증례를 발표하면서 드디어 정체를 드러낸다.

"85년에서 87년까지 76명의 전립선암 환자에서 림프절 절제술과 함께 치골상부 전립선적출술을 시행했다. 조직학적 연구에서 환자의 42%가 전립선암의 글리슨 수치가 평균 6이었고, 병기는 T2, T3, N0 상태였다. 3년 후 무작위로 추출된 환자의 94%에서 PSA가 0.04까지 떨어지고 재발 소견을 보이지 않았다."

관객들은 "어려운 의학용어를 사용하는 세미나 발표 장면이구나."라며 넘어가겠지만, 비뇨기과 의사로서는 너무나 익숙한 내용이고 동업자임을 알 수 있는 대사이다. 주인공이 발표했던 전립선암은 서구에서 가장 흔한 암으로 미국에서 남성 암의 2위에 들 정도로 빈도가 높고, 최근 우리나라에서도 서구형 식생활 및 생활습관으로 인하여 급격히 증가하고 있다.

암은 주변으로의 침윤 상태와 전이 여부에 따라 병기가 결정되고 치료와 예후가 달라진다. 암의 병기 결정에 사용되는 방법이 TNM 분류이다. 전립선암에서 T1은 임상적 증거가 없으나 전립선비대증 수술 후 조직 소견에서 암을 보인 경우, T2는 전립선 안에 국한된 암, T3는 전립선 피막을 넘어서 근접 장기인 정낭이나 방광 경부까지 파급된 경우, T4는 골반 내 다른 장기나 골반 벽으로 침윤된 경우이다. N병기는 임파선 전이 여부를 나타내는 것으로 N0은 임파선 전이가 없는 경우, N1은 임파선 전이가 있는 경우이다. PSA는 전립선특이항원(Prostate Specific Antigen)의 약자로 전립선에서 분비되고, 전립선암이나 심한 염증이 있을 때 핏속으로 분비가 증가되어 수치가 상승된다. 글리슨 수치(Gleason score)는 전립선암세포의 분화도를 나타내는 것으로 수치가 높을수록 악성도가 나쁘다.

전립선암의 선별검사는 혈액검사인 PSA 수치로 측정한다. 수치가 4ng/mL 이상이면 암의 가능성이 높아 확진을 위해 조직검사를 하고, 암세포가 확인되면 암의 단계를 결정하기 위한 CT, 뼈 동위원소검사 등을 시행한다. 치료는 병기에 따라 달라지는데, T1인 경우는 특별한 치료 없이 주기적인 추적검사만을 시행하고, T2, T3의 경우에는 전립선을 제거하는 전립선적출술을 시행한다. T4는 방사선치료를 하고, 임파선이나 다른 장기에 전이된 경우에는 호르몬요법을 시행한다.

영화에서 주인공이 발표한 내용대로 전립선암의 수술 후 완치율은 90% 정도이다. 전립선암은 처음 진단할 때 전이가 있다 해도 천천히 진행하여 비교적 조절이 용이한 암이다. 원인은 아직 명확하게 밝혀져 있지 않지만, 성호르몬의 불균형이 원인으로 생각되고 식생활, 운동부족, 비만, 과음, 흡연, 스트레스 등 생활습관 및 환경요인이 위험요인이다.

전립선암은 조기에 발견하면 완치가 가능하므로, 40대 이후 남성들은

PSA 검사를 매년 받으면 된다. 예방을 위해서는 평소 배뇨 건강을 유지하는 것이 중요하다. 물을 넉넉하게 마시고, 규칙적인 배뇨 및 배변 습관, 금연, 과음, 과식과 기름기 많은 음식을 피하고, 신선한 채소와 과일을 많이 섭취한다. 꾸준한 운동과 일상생활에서 몸을 많이 움직이는 것이 도움이 된다.

매력적인 여배우 페넬로페 크루즈가 출연하며 남자주인공의 직업이 비뇨기과 의사이고 전립선암에 관한 얘기가 나오는 영화 빨간 구두의 제목처럼 빨간색의 토마토가 전립선암 예방에 도움이 된다. 토마토의 빨간색은 풍부한 라이코펜 때문인데 강력한 항산화작용으로 전립선암 발생을 억제한다. 그밖에 콩 관련 제품, 호박씨, 마늘, 녹차가 도움이 되는 식품이다.

페넬로페 크루즈는 1974년생이니 어느덧 중년의 나이이다. 최근에 출연한 영화 트와이스 본(Venuto al mondo; Twice Born, 2012년)에서는 여성의 섹시한 매력과 엄마의 모성애, 두 가지 모두를 실감 나게 연기하였다. 빨간 구두를 연출한 세르지오 카스텔리토 감독의 작품으로 2009년 유럽에서 베스트셀러가 된 '세상 속으로(Venuto Al Mondo)'가 원작이다. 배경인 사라예보의 아름다운 모습이 영화에 잘 담겨 있고, 두 번의 사라예보 여행을 통해 여자, 그리고 엄마로서 다시 태어나는 한 여인의 이야기를 그렸다. 멜로 영화나 성장 드라마는 아니고, 전반부의 사랑 이야기는 후반부 전쟁의 참담함과 슬픈 역사적 사실을 이끌어가기 위한 전개이다. 후반부 전혀 예상치 못했던 반전(反轉)을 통해서 강렬한 반전(反戰) 메시지를 전하는 영화로, 가슴이 먹먹해질 정도로 감동의 여운이 오래 간다.

섹시 배우로 알려진 페넬로페 크루즈의 출연작 중 가장 자극적인 장면이 등장하는 영화는 카운슬러(The Counselor, 2013년)인데 거의 포르노에 가까운 분위기이다. 하지만 너무 기대를 말고 일부러 찾아보지는 말자. 우리가 생각하는 그런 야한 장면은 아니고 표정과 대사로 섹시한 분위기를 연출할 뿐이다.

태양의 제국, 그리고 전립선암

    SF와 모험 영화로 유명한 스티븐 스필버그 감독은 '이티(ET)'와 '인디아나 존스(Indiana Jones)' 시리즈 등 블록버스터 영화뿐 아니라, 다양한 주제의 휴먼 드라마도 연출하였다. 나치에게 희생당한 유대인들에 관한 영화 '쉰들러 리스트(Schindler's List)'는 1994년 아카데미 최우수 작품상과 최우수 감독상을 수상하였고, 제2차 세계대전의 노르망디 상륙작전에 참전한 미군 병사의 구출작전을 그린 '라이언 일병 구하기(Saving Private Ryan)'는 1999년 아카데미 최우수 감독상을 수상하였다.

    1987년 연출한 '태양의 제국(Empire Of The Sun)'은 한 소년의 눈으로 보는 전쟁의 참상을 그린 영화이다. 중국 상하이에서 살던 영국 소년이 태평양전쟁이 일어나면서 부모와 헤어지고 어른들도 버티기 힘든 수용소

생활을 하면서 겪는 이야기이다. 배트맨 시리즈에서 배트맨과 브루스 웨인 역을 맡았던, 어린 시절의 크리스찬 베일이 주인공 제이미를 연기하였고 존 말코비치 등이 출연하였다. 영화평론가들의 호평을 받았고 아카데미에서도 6개 부문 후보에 올랐으나 흥행은 그리 좋지 못했다.

영화의 원작은 SF 작가인 제임스 발라드의 동명 소설이다. 제임스 발라드는 실제 상하이에서 태어나서 자랐고 가족들과 함께 민간인 포로수용소에 수감되었다. 태양의 제국은 제임스 발라드의 작품들 중에서 유일한, SF 분야가 아닌 일반 소설이다.

우리나라에는 많이 알려지지 않았으나 제임스 발라드는 파격적인 구성으로 유명한 뉴웨이브 SF 소설가로, 대표작은 '크래시(Crash)'이다. 크래시는 자동차가 충돌할 때 성적 쾌감을 느끼는 주인공을 통해서 인간의 욕망과 본능을 묘사한 소설인데, 1973년 발표되었을 때 과격한 묘사와 금기를 파괴하는 설정으로 엄청난 논란에 휩싸였다. 제임스 발라드는 2006년에 전립선암의 진단을 받고 투병 생활을 하다가 2009년에 사망하였다.

전립선암은 유명인들이 많이 걸리는 암으로 알려져 있다. 프랑스 대통령 미테랑, 골프 선수 아놀드 파머, 미국 뉴욕 시장이었던 줄리아니, 남아프리카 공화국 최초의 흑인 대통령 넬슨 만델라, 중국 지도자 덩샤오핑 등이 전립선암을 앓았다. 과거부터 황제의 암으로 불렸던 전립선암은,

중세유럽에서는 고지방 육식을 많이 하던 왕족이나 귀족 등 부유층에서 주로 발생하였다. 당시 고기를 많이 먹는 것이 자랑이었고, 치우지 않고 식당 바닥에 쌓아놓은 고기 뼈다귀는 부와 권력의 상징이었다.

육식 중 소고기와 같은 붉은색 고기의 섭취량이 전립선암의 발생률 및 사망률과 밀접한 관계가 있다. 연구에 의하면 지방, 특히 포화지방의 섭취량은 전립선암의 발생률과 비례하는데, 지방 섭취량이 많은 사람은 전립선암의 위험도가 2.6배 높다. 동물성 지방은 남성호르몬의 생성을 높이고 생체 내 이용률을 증가시켜 전립선암의 발생을 촉진한다. 또 포화지방산이 노화나 암의 발생과 관련된 활성산소를 증가시켜 DNA를 손상시키고 단백질 대사에 영향을 끼쳐 암이 발생하게 된다.

육식 위주의 서구식 식단에 비해, 전립선암의 발생 빈도가 낮은 동양은 저지방 고섬유질 식이로 구성되어 있다. 곡물, 채소, 과일 위주의 식이가 전립선암뿐만 아니라 각종 암의 예방에 도움이 된다. 곡물에는 식물성 에스트로겐인 리그난(lignan)이 많이 함유되어 있고, 콩에는 이소플라보노이드(isoflavonoid)가 풍부하여 전립선암의 발생을 억제한다. 마늘에 풍부한 알리신(allicin)은 암세포를 억제하고 면역기능을 강화하는 효과가 있다.

노령화와 함께 식생활의 서구화로 동물성 지방의 과다 섭취, 고열량 식단으로 인한 과체중이나 비만이 생겨서 전립선암의 발생이 증가하고 암으로 인한 사망률도 높아진다. 우리나라에서 전립선암은 증가율 1위의 암이고 신규 환자 수도 20년간 30배 이상 증가하였다.

전립선암을 예방하기 위해서는 총열량 중 동물성 지방을 20% 이하로 하고, 가급적 붉은 고기를 피하고 신선한 채소와 과일을 충분히 섭취하는 것이 좋다. 강력한 항산화 물질인 라이코펜이 풍부한 토마토는 전립선암의 예방에 도움이 된다. 조리해서 먹으면 라이코펜의 체내흡수가 증가하므로, 토마토를 아몬드와 함께 올리브유에 살짝 볶아서 먹으면 훨씬 효과적이다. 조리하기가 번거로우면 방울토마토 몇 개 섭취하는 것도 괜찮다.

팬티 속 건강학

'팬티 속의 개미'는 2000년 개봉한 마르크 로테문트 감독의 독일 코미디 영화로, 사춘기 10대 청소년들이 주체할 수 없는 성욕 때문에 좌충우돌하며 수시로 발기하는 음경과 대화를 한다는 내용이다. 원제는 'Harte Jungs'로 '터프가이'란 의미인데 '팬티 속의 개미'라는 우리말이 더 괜찮고 재미난 제목이다. 혹시 이 영화를 찾아보는 사람들을 위해서 얘기하자면, 섹스 영화를 표방하였지만 야한 장면은 하나도 없으니 너무 기대하지 마시기를 바란다. 같은 소재의 우리 영화로 '몽정기'와 '색즉시공'이 있다.

비슷한 제목의 '팬티 속의 나비'는 장 줄리앙 커비어와 아그네스 오바디아 감독이 공동연출한 2002년 프랑스 영화이다. 원제는 'Du poil sous les roses'로 영어 제목이 'Hair Under the Roses'이니 직역하자면 '장미의 털'이다. 아직 생리가 시작되지도 않은 열네 살짜리 꼬맹이 소녀가 주인공인데, 온통 섹스에 대한 생각뿐으로 빨리 어른이 되고자 하는 소녀의 욕망을 그린다.

두 영화의 제목에서 팬티 속의 '개미'나 '나비'가 무엇을 뜻하는 것인지는 누구나 알 수 있다. 여자나 남자의 소중한 개미나 나비를 보관하는 팬티는 중요한 역할을 한다. 팬티의 정확한 명칭은 언더웨어(underwear) 혹은 이너웨어(innerwear)로 체온을 유지하고 땀이나 분비물에 겉옷이 더러워지는 것을 방지하기 위해 피부와 바로 밀착해서 입는 옷이다.

예전에 바지 안에 입었던 속옷은 팬티라기보다는 속바지였다. 화장실이나 목욕 문화가 발달되지 않았던 중세 유럽의 여성들은 외음부가 습하지 않도록 바람이 잘 통하는 통이 넓은 롱스커트를 입고 속바지는 입지 않았다. 지금과 같은 형태의 팬티는 16세기경 프랑스에서 입기 시작하였는데, 최초의 팬티는 드로즈 스타일이었다. 우리나라 조선시대에는 남자는 얇은 홑바지를 바지 안에 입었고, 여자는 기저귀 형태의 다리속곳을 입고 다시 홑바지를 겹쳐 입었다.

속옷과 겉옷을 언제부터 구분하였는지 알 수 없지만, 신분이 높거나 부자일수록 좋은 속옷을 입었다. 중세 이후 동서양을 막론하고 반바지

형태의 속옷을 입었는데, 입고 벗거나 활동하기에 불편하였다. 1952년 일본의 사쿠라이라는 여성이 손자들의 반바지 팬티가 자꾸 말려 올라가는 것을 보고 삼각팬티를 개발하였다.

남자 속옷은 1930년대 미국 시카고의 속옷 회사 죠키(Jockey)가 사각팬티를 출시하면서 팬티가 본격적인 의류로 자리 잡았다. 흰색이었던 팬티는 1950년대 들어서 무늬와 색을 넣기 시작했고, 스판덱스 소재의 등장으로 크기는 작아지고 1970년대부터 캘빈클라인 같은 섹시함을 내세운 디자인 속옷이 등장하면서 패션 아이템이 되었다. 우리나라에서 남성 팬티는 1970년대까지 쌍방울, 백양, 태창에서 면으로 만들었고, 1980년대 폴리우레탄이 혼재된 소재를 사용하였다. 1988년 서울 올림픽 이후 컬러 팬티와 트렁크가 유행하였다.

지금은 다양한 형태와 색색의 팬티가 팔리고 있고, 음낭이나 음경을 넣는 주머니가 따로 달린 기능성 팬티도 있다. 엉덩이가 처지고 배가 나온 중년 남성들을 위한 보정속옷도 판매된다. '패션의 시작은 팬티'라는 속옷 회사의 광고 문구도 있지만, 골반 건강은 팬티의 디자인과는 전혀 다른 문제이다.

팬티의 역할 중 하나는 남성의 정체성을 나타내는 음경과 음낭의 보관(보호?)이다. 두 기관은 모양은 다르지만 공통점이 많다. 피부가 내용물에 비해 더 넓고, 색소 침착이 많아 색이 어둡고 땀샘이 많아 축축하다.

음경은 생식과 배뇨, 음낭은 생식과 내분비, 두 가지 기능을 하는데, 음낭이 팬티의 영향을 더 많이 받는다.

음낭 안에 들어 있는 고환은 남성 내분비기관으로, 라이디히세포에서는 남성호르몬 테스토스테론, 세정관에서는 정자를 만든다. 고환은 온도가 체온보다 4~5℃ 정도 낮아야 최고의 기능을 발휘하므로, 몸 밖에 위치한 음낭에 담겨 있고 가는 주름이 많은 음낭 피부의 넓은 표면적을 이용하여 열을 발산시킨다.

골반과 엉덩이를 꽉 조여 주는 보정속옷이나 삼각팬티가 섹시한 신체라인을 만들어 주지만 팬티 속에서 압박을 받아야 하는 음낭은 힘들어진다. 열을 발산시키기가 어려워 낮은 온도를 유지할 수가 없고, 혈액 순환이 잘 되지 않아 스트레스를 받아 정자나 테스토스테론의 생성이 감소된다. 남성 건강과 속옷이 관계가 있다 혹은 그렇지 않다는 여러 연구들이 있다. 2018년 하버드대학이 수행한 남성의 정자 건강과 속옷과의 관계에 대한 연구에 의하면, 헐렁한 사각팬티를 입는 남자들이 꽉 끼는 삼각팬티를 입는 남자들에 비해 정상 범위 내이긴 하지만 정액에서 정자의 농도는 25%, 숫자는 17%가량 높게 나타났다.

꽉 끼는 팬티는 역한 냄새를 풍길 수 있다. 생식기 주변에 많은 아포크린샘의 땀에는 지질이나 유기물질이 섞여 나온다. 바람이 잘 통하지 않아 제때 건조되지 않으면 세균에 의해 변질되어 홀아비 냄새 같은 고약한 냄새를 심하게 풍긴다. 냄새를 없애기 위해서인지 아니면 다른 목적이 있는지는 몰라도, 향수를 팬티 속이나 음모에 뿌리는 사람들이 있다. 화학물질이 함유된 향수는 민감한 성기 주변의 피부를 자극하여 불쾌감을 유발하고, 땀이나 소변과 합쳐지면 괴상한 냄새를 만든다. 하반신을 꽉 죄는 속옷이 골반과 엉덩이를 압박하면 근육의 긴장도가 높아지고 혈액순환을 방해하여 만성전립선염, 과민성방광, 방광통증 증후군, 배뇨장애의 위험도를 높인다.

남성 건강을 유지하고 퀴퀴한 냄새를 풍기지 않으려면, 맵시는 덜 나더라도 통풍이 잘되고 땀 흡수가 좋은 면 소재의 헐렁한 사각팬티가 좋다. 더 중요한 것은 자주 갈아입고 샤워를 자주 해서 골반을 깨끗하게 유지하는 것이다.

화장, 중년 남성과 세월의 무게

　'화장'은 임권택 감독, 안성기, 김규리, 김호정 주연의 영화로 2015년도에 개봉되었다. 원작은 2003년 발표된 김훈 작가의 동명 단편소설이다. 뇌종양을 앓던 아내의 죽음과 회사의 젊은 여직원에 대한 사랑이 교차하면서, 중년 남성이 가지는 정신적 갈등과 육체적 스트레스가 주제이다. 영화를 본 원작가 김훈이 소설보다 영화가 더 삶에 가깝고 생활과 닮았다고 할 정도로, 중년이 되어 겪는 남자의 고뇌와 피로를 영화에서는 의학적 근거를 바탕으로 꽤 사실감 있게 표현하였다.

　오랜 세월을 함께 했지만 이제는 죽은 아내의 화장(火葬)과 매일 마주치는 젊고 매혹적인 여직원의 화장(化粧)은 각각 죽음과 삶, 허무함과 욕망을 의미한다. 여직원에 대한 사랑은 상상에 그치지만 아내의 죽음은 현실이고, 50대 후반의 남자가 겪어야 하는 갈등과 세월의 버거움은 '방광의 불편함'으로 표현된다. 중년 남성에게 발생하는 대표적인 두 가지 갱년기 증상은 약해진 성기능과 배뇨장애이다. 아쉽게 보내야 하는 아내나 몰래 훔쳐보는 젊은 여직원보다, 주인공에게는 소변보는 문제가 시급하게 해결하여야 하는 절박한 현실이고 삶이다.

화장품 회사의 상무인 주인공은 55세인데, 영화에서는 나이가 더 들어 보이는 중년 남성이다. 전립선비대증으로 소변을 보지 못해(주인공 스스로 전립선염이라고 한다) 비뇨기과 의원을 찾아 도뇨관으로 소변을 뽑는다. 주인공은 질 세척제와 질 방향제의 개발 책임을 맡고 있으며, 여름철 광고 카피로 내면 여행과 가벼움 중에서 무엇을 선택할지 고민하고 있다. 모처럼 퇴원한 아내와 잠자리를 가지면서 비아그라를 복용해도 효과가 없다. 결국 추은주라는 부하 여직원의 벗은 모습을 상상하고서야 성관계를 마칠 수 있다.

질 세척제 혹은 세정제는 질의 가려움이나 분비물, 냄새를 없애기 위해 여성들이 사용한다. 질의 내부까지 자주 씻을 경우, 질의 산도를 깨뜨리고 정상 상재균의 생태계를 파괴하여 방광염이나 질염의 원인이 된다. 여성의 질은 약산성으로 시큼한 냄새를 풍기는 것이 정상인데, 질 방향제나 향수를 잘못 사용하면 세균이 증식하거나 변질이 되어 오히려 고약한 냄새를 풍긴다.

문학의 중의적 표현을 이렇게 의학적 논리로 분석하는 건 재미도 없고 예의도 아니지만, 그래도 비뇨기과 의사 입장에서는 아닌 건 아닌 거다. 질 세척제와 질 방향제의 오남용은 내면 여행이나 가벼움이 아니라, 상재균 파괴와 불쾌한 냄새를 일으킬 수 있다.

주인공은 모처럼 아내와 관계를 하려고 비아그라를 복용하였음에도 효과가 없다. 비아그라는 세계 최초의 발기유발제인데, 항생제나 소화제처럼 먹으면 저절로 작용하는 약은 아니다. 남성 발기의 생리를 보면, 성적으로 흥분하면 음경에서 GMP 효소가 분비되어 해면체를 팽창시켜 발기가 일어나고, 성적 자극이 사라지면 PDE5 효소가 분비되어 GMP 효소를 분해함으로써 발기가 풀린다. 발기유발제는 분해효소인 PDE5를 억제하여 GMP 효소가 계속해서 해면체를 팽창시키게 한다. 발기를 일으키는 것이 아니라, 발기가 풀리지 않도록 유지하는 것이기 때문에, 성적 자극이 반드시 있어야 한다.

오랜 암 투병으로 성적 매력이 없어진 아내 대신, 주인공은 부하 여직원인 추은주의 벗은 몸을 상상하고서야 약의 효과가 발휘되어 제대로 성관계를 할 수가 있다. 성관계가 끝난 후 아내가 이를 알아차린 듯한 모습을 보이는데, 아내와 젊은 여인, 죽음과 삶, 현실과 상상 등의 의미를 내포한 복잡하면서도 묘한 장면이다.

현실에서 주인공의 가장 무거운 짐은 배뇨장애이고 원인은 전립선이다.

소변보는 불편함을 일으키지만 전립선은 배뇨기관이 아니라 남성 생식기관이다. 정자를 보호하고 영양분을 공급하는 물질을 생산하여 정액의 일부를 구성하는 역할을 한다. 방광 입구에 위치하여 요도를 감싸고 있어서, 비대해지면 요도를 누르게 되어 소변보는 불편함이 발생한다.

주인공이 찾아간 비뇨기과의 의사는 전립선비대증을 병이라고 할 수 없는 일종의 노화현상이라고 대수롭지 않게 말한다. 전립선비대증은 불편함을 그냥 감수해야 하는 단순한 노화현상이 아니라 의학적 도움으로 불편함을 해소할 수 있는 노인성 질환이다. 전립선은 40대 이후 커지기 시작하여 50대 중반이 되면 정도가 심해져서 여러 가지 배뇨증상을 일으키는데 이것이 전립선비대증이다. 60대에는 60%, 70대에는 70% 이상에서 나타날 정도로 흔한 질환이다.

영화에서 비뇨기과 의사는 주인공의 배를 만져보고 '엄청나게 커졌네'라며 마치 전립선의 상태를 진찰한 듯 말을 한다. 아랫배를 만져서는 방광의 팽만 정도만 알 수 있고, 전립선은 만질 수도 없으니 전립선비대증의 상태 파악은 불가능하다. 전립선의 진찰은 항문으로 검지를 넣어 시행하는 직장촉지검사로 한다. 전립선의 크기를 추정할 수 있고, 딱딱함의 정도나 암을 의심할 수 있는 결절이 있는지를 확인한다. 정확한 전립선의 크기는 경직장 초음파촬영으로 측정한다. 남성들이 전립선질환을 민망해하는 이유 중의 하나가 항문을 이용하는 검사 때문이다.

화장의 작가 김훈은 30여 년의 기자 생활을 하다가 불혹을 넘겨서 등단하여 2001년 칼의 노래로 동인문학상, 2005년 언니의 폐경으로 황순원문학상, 2007년 남한산성으로 대산문학상 등을 수상한 이 시대를 대표하는 소설가이다. 영화의 원작인 단편소설 화장 역시 2004년 제28회 이상문학상 대상을 수상하였고, 단편소설집 강산무진에 수록되었다.

미스 러브레이스, 그리고 포르노

　40대 남성 중 '러브레이스'는 몰라도 '목구멍 깊숙이'가 뭔지를 아는 사람들은 꽤 될 것이다. 1972년 2만 5천 달러의 제작비로 6억 달러 이상의 수익을 거두며 흥행 돌풍을 일으켰던 영화 '목구멍 깊숙이(Deep Throat)'는 미국 최초로 일반영화관에서 개봉된 포르노이다. 대부분의 다른 포르노들이 그렇듯이 줄거리는 단순하다. 평소 성생활에 만족감을 느끼지 못하던 한 여성이 우연히 자신의 성감대가 목구멍 안에 있다는 것을 알게 되어 쾌감에 탐닉하게 된다는 이야기이다. 영화 목구멍 깊숙이와 여주인공 린다 러브레이스(Linda Lovelace)에 관한 이야기는 2012년 '러브레이스(Lovelace)'라는 제목으로 영화화되었는데, 레미제라블과 맘마미아의 청순 배우 아만다 사이프리드가 주연을 맡았다.

남들의 은밀한 모습을 엿보고 싶어 하는 것은 인간의 본성이고, 훔쳐보기를 통해 쾌락을 느끼는 증상이 관음증(voyeurism)이다. 현대예술에는 관음증 개념이 도입되는데, 영화가 훔쳐보기 욕망을 충족시키는 대표적인 장르이다. 알프레드 히치콕 감독의 영화가 관음주의의 대표적인 작품으로, 여자에 대한 훔쳐보기를 하는 '현기증(Vertigo, 1958), 벽에 뚫린 구멍을 통한 엿보기를 하는 '사이코(Psycho, 1960)' 등이 관음증을 주제로 한 영화이다. 일반 극영화로는 성적 표현에 제한이 있고, 훔쳐보기의 절정은 타인의 성행위를 몰래 엿보는 것으로 이를 화면에 담은 것이 포르노이다.

포르노(Pornography)의 어원은 그리스어 포르노그라포스(pornographos)로 매춘부(porne)와 묘사(graphos)의 합성어인데 매춘의 기록이란 뜻으로 외설 문학을 의미한다. 1857년 영국 의학 사전에는 pornography를 '매춘에 대한 사회적 현상'이라고 수록되었고, 5년 뒤 웹스터 사전에는 오늘날과 같은 의미인 '성과 관련된 문화'라고 기술되었다. 현대 포르노는 문명의 발달, 자본주의에 의한 상업화, 사회적 규범에 대한 저항 등으로 발전해 왔다. 과거에는 사람이 직접 그린 춘화가 일부 부유층에만 유행하다가 1800년대 중반 사진기술이 발명된 이후에는 음란 사진이 등장하여 대중화되었다.

포르노가 본격적으로 등장한 것은 영화의 발전 덕분이다. 비디오 플레이어의 보급으로 혼자서 은밀하게 포르노를 즐길 수 있게 되었고 인터넷의 발전으로 포르노는 성장하게 되었다. 현대사회에서 포르노는 자본주의적 특성을 가장 잘 나타내는 분야로, 일부 국가에서는 포르노를 합법화하여 하나의 문화이자 산업으로 인식하고 규제보다는 현실적으로 대처하면서 지원하고 있다.

포르노를 습관적으로 자주 보는 사람들은 포르노를 많이 보면 성기능이 약해져서 실제 성관계 시에 문제가 생기거나 쾌감이 줄어들지 않을까 하는 걱정을 한다. 뉴욕대학교의 연구에 따르면 포르노가 성기능장애와 관련이 있다. 여성은 포르노를 보더라도 특별한 성기능장애가 발생하지 않지만, 포르노를 보면서 자위를 자주 하는 남성은 성기능장애의 발생 위험도가 높다. 포르노는 남성과 여성 모두에게 성적 자극을 주지만, 습관적인 자위로 이어지면 실제 성행위에 대한 관심을 잃어버릴 수 있다. 포르노 자체보다는 자위가 문제이다. 포르노를 보면서 자위를 많이 하는 남성의 경우 자위할 때는 아무런 문제가 없지만 실제 성행위 시에는 심리적 발기부전이 생기기도 한다.

포르노와 빈번한 자위로 인해 발생하는 성기능장애나 발기부전에 대한 근거나 기전은 아직까지 명확하지 않다. 외국 통계에 의하면 남성 한 명이 평생 사정하는 횟수는 평균 7,000회 정도이고 자위에 의해 사정하는 횟수는 2,000회 정도이다. 포르노가 아니더라도 남성들의 성생활에서 자위는 상당한 부분을 차지하고 있지만 크게 문제가 되는 것은 아니다.

포르노의 또 다른 문제는 일반적인 성행위가 아니라 현실에서는 어려운 체위나 기교를 보여줌으로써 섹스에 대한 잘못된 환상을 준다. 자극적인 포르노 화면으로 인하여 현실 섹스에서는 더 강한 자극을 필요로 한다. 포르노의 특성은 간편함이다. 자신이 원할 때 언제라도 어떤 상대방이든 선택할 수 있고 성행위 과정 없이 자위를 통해 바로 쾌감을 얻을 수 있다. 손쉽게 성적 충동을 해소하다 보니 성에 대한 신비감이 사라지고 성행위에는 흥미를 잃어버리게 된다.

스마트폰과 인터넷의 생활화로 포르노는 생활 깊숙이 침투해 있어 손쉽게 접할 수 있다. 이제는 포르노를 감추거나 모른 척하지 말고 성문화의 하나로 성의식과 사회적 영향에 대해 분석하여 포르노를 공론화할 필요가 있다.

밤에 우리 영혼은, 어르신들의 사랑

SNS 친구인 모 출판사 대표는, 종종 아버님과 어머님에 관한 글을 포스팅 한다.

엘지아트센터 앞에서 81세인 아빠한테 전화가 왔다.

"엄마하고 프리실라 뮤지컬 보러왔는데 아그들뿐이라 몬 들어갈지 모르겠다. 물 흐린다꼬."

공연 끝나고 76세인 엄마의 흥분된 전화 목소리

"야~ 남자배우들 몸매가 하나같이 끝내주더라"

헐!~

이런 포스팅을 보고는 가만히 있으면 안 되니, 당장 당연한 답글을 달았다.

"대표님! 아빠의 말씀 때문인지 아니면 엄마의 전화 때문인지는 몰라도, '헐~' 이라뇨?"

남성과 여성 모두 40대 이후 성호르몬의 감소로 인하여 여러 가지 갱년기 증상을 나타내는데, 대표적인 기능의 쇠퇴가 성기능이다. 남성은 남성호르몬인 테스토스테론이 갱년기 이후 서서히 감소하지만 평생 분비가 되어, 청춘시절에 비해 감소는 되어도 발기력은 유지되고 정자도 만들어진다. 여성은 성호르몬 분비가 완전히 중단되는 폐경기가 되면 여성으로서의 생식능력이 아예 없어진다. 그래서 여성은 늙으면 성에 대한 기능과 관심이 완전히 없어지고, 남성은 나이가 들어도 숨 쉴 기력만 있으면 여자를 밝힌다고들 얘기한다.

남성뿐 아니라 여성도 성에 대한 관심은 평생 유지된다. 성호르몬의 감소와는 무관하게 50여 년 동안 작동해온 대뇌 성중추의 기능과 역할은 계속된다. 여러 가지 사정으로 실제 육체적인 행동으로까지 이어지지 못하는 것뿐이다. 생각만 있으면 무슨 소용이냐고 할 수도 있지만, 섹스는 행위 자체도 좋지만, 에로틱한 상상만으로도 충분히 재미와 활력을 얻을 수 있다.

재미있는 사실은, 상상에 있어 남성과 여성이 차이를 보인다. 남성은 현실의 여성이 상상의 대상이 되고, 여성은 배우나 가수 같은 백마 탄

왕자님이 상상의 대상이 된다. 왜 그런지에 대해서 해부학적 혹은 성호르몬의 차이만으로는 설명이 되지 않는다. 남성들이 지나가는 여성을 몰래 훔쳐보고, 여성들이 잘생긴 남자배우가 등장하는 드라마에 환호하는 것이 같은 이유이다.

그래서 대표님의 81세 아버님은 자신도 다른 관객들과 함께 어울릴 거라는 상상에 '물'을 걱정하셨고, 76세 어머님은 프리실라 배우들의 '몸매' 감상에 집중하셨을 것이다. 대표님께서는 "정말!?"하며 의심하시겠지만, 이런 훌륭한 말은 전적으로 믿으셔야 한다.^^

그나저나 대표님의 아버님과 어머님께서 프리실라가 여장남자, 트랜스젠더, 게이가 등장하는 성소수자 뮤지컬인 것을 알고 보셨다면, 정말로 성에 대해 개방적이시고 대단하신 분이시다. (프리실라와 성소수자에 관한 이야기는 다른 칼럼에서 따로 할 것이다.)

그렇다고 노년기의 남성이 실질적이고 육체적인 사랑만을 원하고, 여성은 환상적이고 정신적인 사랑만을 하는 것은 아니다. 인생 황혼기의 다양한 사랑에 대해서 이야기하는 영화들이 있다. 로버트 레드포드와 제인 폰다 주연의 2017년 개봉작 '밤에 우리 영혼은(Our Souls at Night)'은 미국 작가 켄트 하루프의 동명 소설이 원작이다. 이웃에 사는 홀로된 노년의 남성과 여성이 서로 사랑을 확인해가는 로맨스 드라마이다.

"가끔 나하고 잠을 자러 우리 집에 와 줄 수 있어요? 밤이 가장 힘들어요."

70대의 남녀가 주인공인 영화치고는 도입부가 대단히 자극적이다. 어느 날 제인 폰다는 옆집의 로버트 레드포드를 찾아가 함께 자자고 제안한다. 고민 끝에 그녀의 집을 찾아간 레드포드가 침대 옆자리에 몸을 눕히면서 두 사람의 대화가 시작된다.

기대(?)와는 달리 한 침대에 누웠지만 황혼기의 두 남녀에게 섹스 행위 자체는 그리 중요치 않은 것처럼 보인다. 영화는 노년의 사랑은 열정적인 청춘들과는 다르고, 품위 있고 순수하고 아름답다는 메시지를 전한다. 문학작품에서 속물적인 생각을 하면 안 되겠지만 그래도 두 사람이 섹스를 할까 어떻게 표현할까 영화 내내 궁금했었다. 결국 어떻게 되었는지는 스포일러가 되므로, 각자 알아서 영화를 찾아보도록 하자.

젊은이의 사랑처럼 노인들의 정열적이고 육체적인 사랑을 그린 영화도 있다. 노년기 사랑을 노친네들의 주책으로 여기곤 하는 우리나라의 영화로, 2002년도에 개봉된 박진표 감독의 '죽어도 좋아'이다. 배우자와 사별한 일흔을 넘긴 두 노인의 실화를 바탕으로 실제 인물들이 출연하였다. 우연히 만나 한눈에 반한 두 사람은 열정적인 사랑으로 매일 밤 뜨거운 사랑을 나눈다. 파격적인 노인들의 성행위 장면으로 비판과 노인의 성과 사랑에 대해 새로운 접근이라는 호평을 동시에 받았다.

노년기에는 정신적인 사랑이나 육체적인 사랑 중 어느 것이 우선이고 더 좋은지에 대한 정답은 없다. 여성은 여성호르몬이 없어지고, 남성은 남성호르몬이 줄어들지만, 사랑이나 성욕은 단순히 호르몬만의 문제는 아니고, 심리적인 요소가 더 강하게 작용한다. 남녀에서 생리와 구조적인 차이가 있지만 여성들 역시 나이가 들어도 성욕이나 사랑의 감정은 유지된다.

성호르몬이 감소하면 성기능 장애 외에도 만성피로, 근력 약화, 의욕 감소 등 육체적 정신적 증상들이 나타난다. 남편이 폐경인 아내를 보고 "이제 여자도 아니네."라거나, 남편의 발기력 감소에 아내가 "에게, 이게 뭐야?"라고 놀리면 심리적으로 주눅이 들게 되어 증상은 더 악화되고 더 빨리 늙는다.

나이 들어 호르몬 감소로 인해 발생하는 불편함을 슬기롭게 극복하기 위해서 가장 중요한 것은 부부간의 솔직함이다. 남녀 간 성 생리의 차이를 이해하고 대화를 통해서 함께 해결책을 찾는 노력을 해야 한다. 과정이 답답하긴 하지만 영화 '밤에 우리 영혼은'에서의 두 어르신처럼 먼저 함께 누워 이야기를 나누는 것이 좋은 비법이 될 수 있다.

대통령에게 사랑을 권하는 사회

오래전 국회에서 '대통령의 연애'라는 발언이 논란이 되었던 적이 있었다. 내용의 진위나 정치적 해석이 무엇인지와는 상관없이, 대통령의 연애에 관해서 이야기하면 안 되는 건지 대통령은 연애하면 안 된다는 건지 알 수 없는 논쟁이 이어졌다. 이후 어떻게 진행되었는지는 모르겠다. 사랑에 대한 비뇨기과적 지식이나 이해가 조금이라도 있었더라면 이런 말도 안 되는 해프닝은 없었을 것이다. 이로 인해 대통령의 연애나 '노년의 사랑'이 왜곡되고 희화화되는 것 같아서 안타깝기 짝이 없다.

외국에서는 대통령의 사랑이 종종 뉴스거리가 되곤 하는데, 대부분 사랑이 아니라 연애 스캔들이다. 대통령의 사랑이라고 가십성이 되거나 특별히 거창한 것이 아니라 일반인들과 마찬가지로 삶의 한 부분이다.

대통령의 사랑에 관한 이야기를 다룬 영화들도 꽤 있다.

'피아노 치는 대통령'은 2002년도에 개봉한 국내영화로 대통령이 평범한 사랑을 하는 모습을 그렸다. 일반 사람들과는 다른 특별한 상황에서 지내는 대통령이 딸의 학교 선생님과 우연히 만나 사랑을 나누는 과정을 통해 인간적인 모습을 보여주었다. 우리나라에서는 일어나기 힘든 상황이라서 현실감이 없지만 독특한 소재를 활용한 유쾌하고 재미있는 영화였다.

대통령의 사랑에 대해 좀 적나라하게 표현한 '대통령의 연인'이라는 미국 영화도 있다. 원제는 'The American President'로 정치 영화로 보이지만 대통령의 사랑을 비교적 현실성 있게 그린 로맨틱 코미디이다. 재선을 앞둔 미국 대통령이 백악관으로 찾아온 환경 전문 로비스트와의 만남에서 사랑을 느끼고 본격적인 연애를 하는 얘기이다. 환경, 선거에 관한 얘기가 나오지만 대통령의 사랑이 주제로 미국 영화답게 침실 장면도 나오고 재미있게 사랑을 묘사한 영화였다.

대통령의 연애 발언 해프닝 당시 많은 논란이 있었고, SNS에서는 대통령을 연애도 못하는 '노인네' 취급하는 것 아니냐는 얘기도 나왔다. 정말로 노인네들은 사랑을 할 능력도 없고, 해서는 안 되는 것일까?

노년층의 성을 얘기하기만 하면 '다 늙어서 섹스는 무슨, 창피하게'

라고 고개를 설레설레 젓거나 부끄럽고 주책이라고 생각하는 경향이 있다. 심지어 노인들에게는 성적 욕구가 존재하지 않는 것으로 무시하는 등 노년기 성에 대해서는 사회적인 편견이 심하다.

나이가 들어도 남녀 모두 성에 대한 기본적 욕구를 가지고 있다. 세계보건기구에 의하면 성적 만족도란 육체적 만족과 함께 정신적, 감성적, 사회적 측면 모두가 포함되며 누구나 성적 행복을 추구할 기본 권리가 있음을 강조하고 있다. 밥을 먹고 물을 마시고 숨을 쉬는 것이 남녀 어느 연령에서나 자연스러운 생리현상인 것처럼, 중년이나 노년의 성 역시 당연히 영위하여야 할 삶의 한 부분이다.

나이가 들면 성기능이 떨어지고 성적 능력의 개인차가 존재하긴 하지만, 성에 대한 정서적인 욕구는 남녀를 불문하고 변함없이 지속된다. 청춘시절에만 열정적인 사랑을 꿈꾸는 것이 아니라 나이에 상관없이 사랑에 대한 욕구는 영원히 유지되고 남녀 간의 사랑은 나이에 따른 한계가 없다. 성기능이나 성적 관심, 호기심은 나이에 관계없이 지속된다.

노년층 상당수가 실제로 활발하게 성생활을 하고 있다. 연구에 의하면 65세 이상 노인 5명 중 1명이 성생활을 지속하고 있으며 빈도는 월평균 1.37회인 것으로 조사되었다. 성생활을 하고 있는 사람들이 하지 않는 사람들에 비해 삶의 만족도가 높아 성생활과 상관관계가 있는 것으로 나타났다. 1,200명의 한국인을 포함, 전 세계 28개국 26,000명의 남녀를 대상으로 성에 대한 태도 및 행동에 관한 국제적 조사에서 40세 이상 80세 미만의 성인남녀 가운데 남성은 80% 이상, 여성은 60% 이상이 인생에 있어서 성생활이 중요한 부분을 차지한다고 응답했다. 많은 사람들에게서 육체적 및 정서적 만족감이 건강 상태와 높은 상관관계를 보였다.

중년 이후의 성생활은 단순히 욕망을 얻기 위한 수단이 아니라 성에 대한 욕구와 친밀감의 표현이다. 나이에 상관없이 남자는 여자로부터 남자다움을 인정받기 원하며, 여자는 남자로부터 여성으로서 사랑받고 싶은 욕구가 있다. 성생활의 역할은 육체적 쾌감과 함께 서로 친밀감을 공유하고 정서적 만족감과 안정감을 주는 것이다. 노년의 성생활은 횟수나 강도보다 상호 존중, 동료애, 정서적 친밀감이 바탕이 되어 이루어지는 남녀 간의 소통이다.

나이가 들면서 남성은 발기력과 강도가 약해지고, 여성은 질의 분비물이 줄고 탄력이 떨어지는데, 남녀 모두 노화에 의한 변화를 이해하고 편안한 마음으로 성생활에 임해야 한다. 남성의 저하된 성적 능력에 대한 여성의 이해와 역할이 무엇보다 중요하다. 신체적 노화로 인해 성생활을 할 수 없는 경우에는 의학적 방법으로 도움을 받을 수 있다. 여성의 경우 호르몬 보충요법을 통하여 해결할 수 있으며, 남성의 경우도 호르몬 보충요법이나 약물, 보조기구, 보형물 등으로 도움을 받을 수 있다.

젊은이들의 사랑만 아름다운 것이 아니라 노인들의 사랑도 존중받아야 한다. 성생활의 기본은 상호 존중과 애정이고, 부부가 함께하는 것이므로, 상대방의 이야기에 귀를 기울이고 문제가 있으면 얘기해서 함께 극복해나가는 지혜가 필요하다.

가수 태진아가 "사랑은 아무나 하나, 어느 세월에 너와 내가 만나 점 하나를 찍을까"라고 노래했지만, 사랑은 여유가 있는 특별한 사람들만이 하는 건 아니고, 서로 사랑하는 마음만 있으면 누구나 할 수가 있다. 기능적으로 좀 문제가 있으면 현대의학으로 해결이 가능하다. 대통령이든 누구든 나이와 관계없이 '사랑은 아무나 하는 것'이다.

프리실라, 성소수자 이야기

스테판 엘리어트 감독의 '사막의 여왕, 프리실라의 모험(The Adventures of Priscilla, Queen of the Desert)'이라는 영화가 1994년 호주에서 개봉되면서 화제가 되었다. 내용은 나이트클럽에서 드래그 퀸 쇼(drag queen show)를 하는 세 남자가 공연 여행을 떠나면서 겪는 이야기이다. 드래그 퀸이란 화장을 하고 하이힐과 드레스를 입고 춤과 노래를 보여주는 여장남자로, 여성형 몸매를 추구하는 트랜스젠더와는 달리 남성의 근육질 육체를 그대로 드러낸다. 현재는 성소수자에 대해 비교적 관대해졌지만, 영화의 시대적 배경인 1980년대 호주는 동성애자에 대한 편견과 반감이 극에 달했었다. 호주 사회가 성소수자들을 어떻게 받아들였는지를 코미디 형식으로 풀어가는 영화이다.

호주의 시드니에서 드래그 퀸 쇼를 하는 틱은 남편을 잃고 슬픔에 잠겨있는 나이 많은 트랜스젠더 댄서 버나뎃과 젊고 잘생긴 게이 아담과 함께 공연을 위해 앨리스 스프링스로 떠난다. 이동 수단으로 낡은 스쿨버스를 구해 '사막의 여왕, 프리실라'라고 이름을 붙인다. 세 사람은 여행 중에 받는 사회의 편견에도 본모습을 잃지 않기 위해 노력을 한다. 결국 사람들은 그들을 이해하게 되고, 스스로도 자신의 삶이 얼마나 아름다운지 깨닫는다.

영화는 1995년 할리우드에서 34세의 여성 감독 비번 키드론에 의해 '투 웡 푸(To Wong Foo, Thanks for Everything, Julie Newmar)'라는 제목으로 리메이크되었다. 패트릭 스웨이지, 손 레귀자모, 웨슬리 스나입스가 주연을 맡았다. 카메오로 고 로빈 윌리엄스가 뉴욕의 드래그 퀸 매니저로, 나오미 캠벨은 중국집 손님으로 등장한다.

뮤지컬 '프리실라(Priscilla)'는 호주 영화를 원작으로 제작되어 2006년 초연되었다. 프리실라 버스를 타고 가면서 겪는 여정을 그린 로드무비 형식의 뮤지컬로, 브로드웨이를 비롯해 전 세계에서 호평을 받았고 토니상, 아카데미상, 올리비에상, 드라마데스크상을 수상하였다. 2시간 30분의 긴 공연 시간 동안 배우들의 의상이 261번 바뀌며 다양하고 화려한 볼거리와 유쾌한 무대를 보여준다. 웨더 걸스의 'It's raining man', 윌리 넬슨의 'Always on my mind', 글로리아 게이너의 'I will survive' 등 유명한 팝송 28곡이 나온다.

우리나라에서는 2014년 7월 LG아트센터에서 공연되었다. 주인공 3명의 설정은 여장남자, 트랜스젠더, 게이로 원작과 같았으나, 포맷을 조정하여 성소수자라는 주제보다는 화려한 퍼포먼스에 치중하면서 뮤지컬의 여왕으로 홍보되었다. 게이인 아담 역에 아이돌그룹 2AM의 조권이 캐스팅되어 성소수자에 대한 비난과 논란이 일기도 하였다.

'성소수자(Sexual minority)'는 1967년 스웨덴 정신의학자 랄스 울레르스탐의 저서 '스웨덴의 성애 소수자(The Erotic Minorities: A Swedish View)'에서 처음 쓰였다. 성적 취향과 성 정체성에서 사회 다수인 이성애자(heterosexual)와 반대되는 개념으로 사용된다. 최근에는 '이상한', '색다른'이란 의미의 '퀴어(queer)'가 모든 형태의 성소수자를 포함하는 용어로 사용된다. 성소수자는 다양하게 분류되는데, 여성끼리의 동성애자는 레즈비언(lesbian), 남성끼리의 동성애자는 게이(gay), 양성애자(bisexual)는 남성과 여성 모두에 끌리는 성향을 보이는 사람이다. 트랜스젠더(trans-gender)는 태어났을 때의 성과 반대되는 성 정체성을 보이는 경우이다.

'에이즈 성교자들은 꺼져라. (AIDS Fuckers go home)'
하루 머물렀던 모텔 주차장에 세워둔 버스에 누군가가 빨간 스프레이로 욕설을 써놓았다. 나중에 핑크색으로 덧칠을 하지만, 세 사람은 한동안 낙서를 지우지 않고 여행을 계속한다. 성소수자들에 대한 편견 중 질병적인 측면에서 후천성면역결핍증(AIDS)은 항문성교를 하는 남성

동성애자들의 전유물로 오해를 받았다. 항문성교를 하면 직장점막이 손상될 수 있어 감염 위험률이 높아지긴 하지만, 에이즈는 이성 간의 접촉으로 감염되는 비율이 가장 많고 구강성교로 전염될 가능성은 매우 낮다. 에이즈는 더 이상 불치의 병이 아니라 적절한 치료를 통해 관리가 가능한 질환이고, 콘돔의 사용으로 예방이 가능하다.

성소수자 연예인 홍석천은 '성 정체성이야말로 본인의 선택이라 생각하지 않는다.'라고 하였고, 반기문 전 유엔사무총장도 '태어날 때부터 동성애 성향을 가질 수 있다.'라고 하였다. 영화 프리실라에서도 성소수자 주인공 3명 모두 어린 시절부터 아무런 이유 없이 여성적 성향을 나타낸 것으로 묘사된다. "크면서 스스로 자기만의 가치관을 갖겠죠." 수인공 틱의 전 아내가, 이제는 아빠의 성향을 이해하게 된 아들을 아빠와 함께 보내면서 걱정되지 않느냐는 질문에 하는 대답이다.

태어날 때 성염색체의 특성과는 다르게, 어떻게 해서 성소수자의 취향을 가지게 되는지를 의학적으로는 아직 명확하게 설명하지 못한다. 본인의 의지와는 상관없이 유전적, 생물학적, 사회적, 환경적 요소들이 복합적으로 작용하였을 것으로 추정하고 있다. 이러한 개념은 성소수자를 이해하고 사회적으로 받아들여지는 분위기에 일조하고 있다.

인종, 성별, 성적지향, 장애 등 소수 약자에 대한 편견을 버리자는 정치적 올바름(political correctness)이 사회적 트렌드로 시작되고 있다.

최근 유명 속옷 브랜드 빅토리아 시크릿은 브라질 출신 트렌스젠더 배우 발렌티나 삼파이우를 모델로 고용하기도 하였다. 자유민주주의 국가의 성숙한 사회라면, 어떤 성향이든지 개인의 삶과 인권은 존중되어야 하며, 어떤 형태로든 소수인 사람들에 대한 사회적 관심이나 배려가 있어야 할 것이다.

세계적으로 유명해진 영화와 뮤지컬로 프리실라가 성소수자들을 의미하는 단어가 되었지만, 원래 프리실라는 영어권에서 오래전부터 사용되던 여성 이름이었다. 라틴어 priscus에서 유래되었고 '오래된' 혹은 '덕망이 있는'의 의미라고 한다.

영화 프리실라의 마지막에 스웨덴의 4인조 혼성그룹 아바(ABBA)가 1975년 발표한 '맘마미아(Mamma Mia)'가 나온다. 연인과의 헤어짐을 얘기하는 노래로, 제목 맘마미아는 이탈리아어로 '내 어머니'란 뜻이지만 당시 유럽에서 놀랐을 때 쓰는 감탄사로 유행하였다. 영화에서는 특별한 의미 없이 당시 호주에서 대단히 인기를 끌었던 팝송이고 드래그 퀸 쇼와 어울리는 춤곡으로, 영화를 신나고 유쾌하게 마무리한다.

블랙스완과 회색 코뿔소, 그리고 혈뇨

2018년 강원도 강릉 아이스아레나에서 열린 평창 동계올림픽 피겨스케이팅 여자 싱글 스케이팅 쇼트프로그램 경기에서 러시아의 알리나 자기토바 선수가 82.92점으로 세계신기록을 세우며 금메달을 차지하였다. 알리나가 연기에 사용한 음악은 영화 블랙스완의 영화음악 Nina's Dream(작곡 Clint Mansell)이었다.

'블랙스완(Black Swan)'은 완벽한 아름다움을 갈망하는 발레리나의 이야기를 다룬, 발레 소재의 스릴러 영화이다. 영화의 모티브는 차이콥스키가 작곡한 발레 '백조의 호수(Swan Lake)'이고, 영화 내용도 백조의 호수 공연을 앞둔 발레단의 이야기를 근간으로 하고 있다. 어린 발레리나가 순수한 소녀(하얀 백조)에서 자신의 성적 매력을 조금씩 발견하며 성숙한 여인(검은 백조)으로 변해가면서 겪는 갈등과 에로티시즘을 표현한 영화이다. 나탈리 포트먼이 주인공 니나 역을 맡아 발레리나의 심리를 잘 표현하였고, 아카데미와 골든글로브를 비롯한 여러 영화제에서 여우주연상을 수상하였다. 대런 아로노프스키 감독의 2011년 작품으로, 뱅상 카셀, 밀라 쿠니스 등이 출연하였다.

목이 길고 몸의 털이 순백색이어서 한자어로 백조(白鳥)라고 불리는 '고니(swan)'는 기러기목 오리과에 속하는 조류이다. 우리나라에는 고니, 큰고니, 혹고니 3종이 겨울철새로 도래하고 천연기념물로 지정되어 있다. 백조는 하얀색이라고 알고 있었다가, 1697년 검은색의 백조가 호주에서 처음 발견된 이후 검은 백조라는 용어는 희귀하다는 의미로 사용된다.

2007년 미국 월가 증권분석가이자 투자전문가였던 뉴욕대 폴리테크닉연구소 교수 나심 니콜라스 탈레브는 그의 저서 '블랙 스완(The Black Swan)'에서 서브프라임 모기지 사태를 예언하였다. 블랙 스완은 도저히 일어날 것 같지 않지만 발생하면 엄청난 충격과 파급효과를 가져오고, 돌이켜 분석하면 충분히 예견이 가능한 사건에 사용되는 경제 용어가 되었다. 미국의 경제 위기, 911사태, 구글의 등장이 대표적인 사례이다.

예상되는 잠재적 위험을 의미하는 '회색 코뿔소(grey rhino)'라는 용어도 있다. 코뿔소는 멀리서도 눈에 잘 띄며 진동으로 움직임을 느낄 수 있지만 두려움 때문에 어떻게든 대처를 할 수 없는 야생동물이다. 회색 코뿔소는 지속적인 경고로 충분히 예상되었지만 간과해 버리는 위험 요인을 의미한다. 세계정책연구소(World Policy Institute)의 대표이사 미셸 부커가 2013년 1월 다보스포럼에서 발표한 개념이다.

검은 백조는 예측과 대비가 어렵지만, 회색 코뿔소는 조금만 주의를 하면 충분히 대처법을 강구할 수 있다. 난해한 경제 용어인 검은 백조와 회색 코뿔소가 방광의 건강에도 존재한다.

방광은 신장에서 만들어진 소변을 300~400cc 저장하였다가 요도를 통해서 봄 밖으로 배출하는 요로기관으로, 점막에 악성세포가 빌생하는 질환이 방광암이다. 주로 60~70대에서 발생하고, 여성보다 남성의 발병 위험도가 4배 높다. 남성에서 많은 이유는 담배를 비롯한 발암물질에 대한 노출의 빈도가 높기 때문인데, 흡연은 방광암의 가장 중요한 위험인자로 흡연자는 비흡연자에 비해 발생 위험도가 6배 높다.

흡연을 하면 담배의 발암물질이 폐를 통해 핏속으로 흡수되고 신장에서 걸러져 소변으로 배출된다. 화학물질이 방광의 점막세포를 자극하여 변형시켜서 암이 발생한다. 담배로 인한 방광암의 위험도는 흡연량과 기간에 비례해서 증가한다. 염색약품 등 화학물질이나 만성 요로감염도 위험요인으로 작용한다.

방광암은 점막에서 발생하는 이행상피세포암으로, 점막 아래 근육층까지 침범했는지의 여부에 따라 비침윤성과 침윤성으로 나뉜다. 초기에 해당하는 비침윤성 방광암은 내시경 수술로 치료가 되지만, 진행된 침윤성일 경우 방광 전체를 제거하는 방광적출술을 시행한다. 방광암은 60-70%의 높은 재발률을 보이고 의학의 발전에도 불구하고 생존율이 낮은 치명적인 암이다.

　방광암은 조기발견, 조기치료로 완치율과 생존율, 치료의 효율성을 높일 수 있지만, 암과 관련된 특징적인 초기 증상이 없어 진행된 후에 발견되는 경우가 많다. 비흡연자나 특별한 위험요인을 가지고 있지 않은 사람이나 발병률이 낮은 여성에서 전혀 예상치 못했던 방광암의 발생은, 모든 사람들을 당황스럽게 만드는 검은 백조와 같은 존재이다.

　예측이 불가능한 검은 백조로만 방광암이 나타나는 것이 아니라, 초기에 경고를 보내주는 회색 코뿔소로 다가오는 경우도 많다. 점막상피에서 발생하는 방광암은 초기증상으로 소변에 피가 섞여 나오는 혈뇨를 보인다. 소변이 빨갛게 보이는 육안적 혈뇨나, 보기에는 맑으나 현미경 검사를 통해서 적혈구를 확인할 수 있는 현미경적 혈뇨를 보인다.

　빨간 소변을 보면 처음에는 놀래지만 계속 나타나는 것이 아니고 수개월 동안 괜찮아서, 대수롭지 않게 생각하고 그냥 지내는 경우가 많다. 혈뇨는 어떤 문제가 있을 것이라는 예상은 하지만 무시해버리는 회색 코뿔소와 같다. 방광암의 발생 빈도가 높아지는 40대 이후 한 번이라도 혈뇨를 보거나 건강검진에서 현미경적 혈뇨가 발견이 되면 병원을 찾아 검사를 받는 것이 필요하다. 정밀검사로 요세포검사와 CT 촬영을 시행하고, 40대 이후라면 방광암 여부를 확인하기 위하여 요도방광내시경 검사를 한다.

모든 혈뇨가 방광암 때문은 아니다. 혈뇨는 누구에게나 나타날 수 있지만, 연령과 성별, 동반증상에 따라 원인 질환이 다르다. 무증상의 현미경적 혈뇨가 있을 때 비뇨기계 질환이 있을 확률은 10%, 방광암 등 비뇨기계 암이 있을 확률은 5% 정도이다. 배뇨통이나 빈뇨를 동반하면 방광염, 옆구리 통증이 있으면 요로결석으로 인한 혈뇨일 가능성이 높다. 심한 운동 후, 옆구리에 충격을 받았을 때, 신장질환, 약물 등에 의해서도 혈뇨가 보일 수 있다.

흡연자이거나 40세 이상에서 그냥 어쩌다 한 번 혈뇨가 보인 것이라고 무시하면 '검은 백조'처럼 어느 날 갑자기 방광암이 나타난다. 어떠한 형태의 혈뇨라도 방광암에 대한 사전 경고인 '회색 코뿔소'일 수 있음으로 정밀검사를 받아 초기에 발견하면 어렵지 않게 치료가 가능하다.

고독한 미식가, 식욕과 성욕

"시간과 사회에 얽매이지 않고 행복하게 사랑을 하는 잠시 동안, 그들은 이기적이고 자유로워진다. 누구에게도 방해받지 않고 누구도 신경 쓰지 않으며 사랑을 나누는 고고한 행위, 이 행위야말로 현대인에게 평등하게 주어진 최고의 힐링이라 할 수 있다."

눈치를 채셨겠지만 일본의 먹거리 탐방 드라마 고독한 미식가의 프롤로그에 나오는 내레이션으로 '음식'을 '사랑'으로 바꾼 문장이다.

'고독한 미식가(孤独のグルメ)'는 월간 PANJA에 1994년부터 연재되고 있는 만화가 원작으로, 스토리는 쿠스미 마사유키(くすみまさゆき), 그림은 다니구치 지로(たにぐちじろー)가 맡고 있다. 2012년 텔레비전

도쿄에서 드라마로 제작되어 방송되고 있으며 현재 시즌 7까지 방영되었다. 1인 무역회사를 경영하는 독신 남성 이노가시라 고로(井之頭 五郎)가 소박한 동네 식당들을 찾아다니며 식도락을 즐기면서 음식을 소개하는 드라마 형식의 프로그램이다.

낯선 동네에서 업무를 마친 고로는 허기를 느끼고 엄청 진지하게 식당을 찾는다. 들어가는 식당은 인터넷에 소개된 맛집도 아니고, 럭셔리한 고급식당이나 젊은이들에게 인기가 있는 예쁜 인테리어 식당도 아니다. 어디나 있을 법한 대중식당에서 보통 메뉴를 골라 먹으며 행복해한다. 시즌 7에서 한국 출장편이 방영되었는데, 9화 전주의 청국장 백반과 비빔밥, 10화 서울의 돼지갈비가 소개되있다.

인간이 가진 가장 기본적인 본능은 살아가기 위한 식욕과 종족 번식을 위한 성욕이다. 식욕과 성욕은 생명체의 존재 이유이자, 건강과 삶의 질에 영향을 미치고 영향을 받는 욕구이다. 나이가 들어 신체적 기능이 떨어짐에도 불구하고, 음식에 대한 육체의 욕구는 여전히 존재하고 사랑에 대한 정서적인 욕구도 영원히 지속된다.

히포크라테스가 저서에서 '음식이 곧 약'이라고 강조하였듯이, 오래전부터 건강에 있어 음식의 역할은 중요하게 여겨져 왔다. 성도 삶에서 중요한 비중을 차지하지만, 관심이나 논의는 은밀하게 이루어져 왔다. 남성들에게 기적을 안겨준 비아그라의 다른 공헌은, 성에 대한 문제를 사회적으로 공론화하고 건강한 성생활에 대한 담론을 이끌어 낸 것이다.

살기 위해서 먹던 시절을 지나, 이제는 무엇을 어떻게 먹느냐로 고민하는 시대이다. 성행위도 임신을 위한 수단에서 행복과 즐거움을 주는 삶의 한 부분으로 자리 잡았다. 비아그라 발매 초창기인 20년 전 "나이 들어서 약 먹으면서까지 그 짓을 꼭 해야 돼?"라는 비난이 있었지만, 이제 성생활은 나이에 상관없이 약의 힘을 빌려서라도 해야 하는 행위가 되었다.

인간의 성은 생명체들이 공통적으로 가진 종족 번식(reproduction)이라는 기능 외에 다양한 목적을 가지고 있다. 애정 표현(affection), 관계 유지(relationship), 갈등 해소(compassion)와 인간만이 가지고 있는 쾌락 추구(recreation), 육체와 정신의 건강에 도움을 주는 치유 효과(healing)가 있다.

성생활이 건강에 긍정적인 효과를 미친다는 사실은 많은 연구에서 밝혀지고 있다. 영국 브리스톨대학의 연구에 의하면 활발하게 성생활을 즐기는 남성이 그렇지 않은 사람들보다 훨씬 건강하게 오래 산다. 성생활을 열심히 해서 장수하는 것인지, 장수하면 성생활도 잘할 수 있는 것인지 구분은 어렵지만, 건강해야 성생활을 즐길 수 있고 성생활을 즐기면 건강해진다는 것은 사실이다.

성생활의 효과는 육체운동으로 조직의 산소량을 증가시켜 신체를 활성화시킨다. 테스토스테론 분비를 증가시켜 뼈와 근육을 강화하고, DHEA 분비를 증가시켜 노화를 방지한다. 행복 호르몬 옥시토신 분비를 증가시키고, 혈중 콜레스테롤의 비율을 긍정적으로 변화시킨다. 부수적 효과로 관절통, 두통 등 통증을 완화시키고, 스트레스를 해소한다. 남성의 전립선 질환을 예방하고, 여성의 요도와 질 점막을 부드럽게 해준다.

드라마 고독한 미식가에서 혼자 식사를 하는 주인공 고로 역에는 밉지 않은 악당 전문 배우인 마츠시게 유타카(松重豊)가 맡고 있다. 먹방프로그램에는 젊고 뚱뚱한 개그맨들이 주로 출연하지만, 유타카는 1963년생으로 56세이고 188cm의 마른 체구로, 어디서든 흔히 볼 수 있는 중년 아저씨이다.

평범한 아저씨가 동네 식당에서 혼자서도 편하게 밥을 먹고 행복해지듯이, 성생활 역시 특별한 사람들만이 하는 것은 아니다. 중년의 성은 극치감을 맛보기 위한 행위가 아니라, 신체적 접촉을 통한 만족감과 친밀함을 얻고 정서적 안정을 얻는 것이다. 성생활은 남녀노소 누구에게나 당연한 삶의 한 부분이다. 중년 이후의 성은 신체의 건강과 행복한 삶을 유지하기 위해서도 매우 중요하고 존재감을 찾고 삶의 활력을 유지할 수 있다.

나이에 상관없이 개인의 성생활에 대해 개방적이고 이해하는 사회 분위기가 필요하고, 건강한 성생활을 위해서는 성에 대한 고정관념이 달라져야 한다. 성이란 혼자만의 것이 아니라 함께 만들고, 함께 즐기고, 함께 만족하는 것이다. 성생활의 기본은 상호 존중, 이해와 배려이고, 나이가 들수록 행복한 성생활을 위해서는 서로의 이야기에 귀를 기울이고 문제가 있으면 함께 극복해나가는 지혜가 필요하다.

백투더퓨처, 종이와 화장실

스타트렉(Star Trek), 터미네이터(The Terminator, 1984), 타임캅 (Timecop, 1994), 미래의 추적자(Time After Time, 1979), 사선을 넘 어(Quantum Leap, 1989), 시간의 주름(A Wrinkle in Time, 2018), 사랑의 은하수(Somewhere In Time, 1980), 핫텁 타임머신(Hot Tub Time Machine, 2010), 엑셀런트 어드벤처(Bill & Ted's Excellent Adventure, 1989).

'어벤져스: 엔드게임 (Avengers: Endgame, 2019)'에서 다시 모인 어 벤져스 멤버들이 시간여행을 위해 준비하고 있다. 헐크, 앤트맨, 워 머신 이 타임 패러독스에 관해 이야기를 나누다가 시간여행을 다룬 영화들의 이름을 언급한다. 가장 대표적인 타임머신 영화가 왜 안 나오느냐 싶던 순간, 드디어 마지막에 거론된다.

'백투더퓨처 (Back To The Future, 1985)'

영화 '백투더퓨처'는 1985년에 개봉된 로버트 저메키스 감독, 스티븐 스필버그 제작, 마이클 J 폭스 주연의 전설적인 3부작 SF 어드벤처 영화이다. 1985년을 기점으로 30년 전후의 과거와 미래를 오가며 서로 연결되어 벌어지는 사건들을 그렸다. 이 영화에서 타임머신은 '드로리안 DMC-12' 모델의 차량으로, 지금은 없어졌지만 유니버설 스튜디오의 인기 있는 놀이기구였다.

1편(1985년 개봉)은 30년 전 과거 1955년, 2편(1989년 개봉)은 30년 후 미래 2015년과 과거 1955년, 3편(1990년 개봉)은 100년 전 과거 1885년의 서부 개척시대가 배경이다. 시리즈 2편은 2015년이 무대로 당시는 아주 먼 30년 후 미래였지만, 2020년 현시점에서는 5년 전 과거이다. 저메키스 감독이 그렸던 2015년의 세상은 실제로 실현된 것들도 많지만, 너무 앞질러서 예상한 것들도 있다. 비행 자동차, 자동 끈 운동화, 건조 및 사이즈 자동조절 의류, 플라잉 호버보드(Hoverboard)는 조만간 실현될 것 같지 않은 기술이다.

2015년 어른이 된 마티는 친구 니들스의 꼬임에 빠졌다가 일본인 후지츠 사장에게 들켜 해고를 당한다. 화상통화를 하는 미래세상이지만 옥의 티인지 감독의 종이에 대한 애착 때문인지, 지난 2015년에는 찾아

보기도 귀했던 도트프린터로 종이에 인쇄된 해고 통보를 받는다.

"YOU'RE FIRED!!!"

　종이(paper)의 유래는 기원전 2500년경 고대 이집트 나일강가에서 자라던 풀의 줄기를 이용해 만든 파피루스(papyrus)이다. 최근 디지털 문화와 4차 산업혁명으로 종이의 활용이 감소되고 있다. 종이매체들은 디지털로 대체되고 동전과 함께 지폐도 머지않아 사라질 것이고, 2019년 9월 16일부터 종이로 된 실물증권이 없어지고 전자증권으로 바뀌었다. 인류와 문명을 함께 만들어온 종이는 이제 그 역할을 다하고 조만간 역사의 뒤안길로 사라질 것으로 보인다.

　실제 종이의 몰락은 오래전부터 예측되어 왔다. 앨빈 토플러는 1980년 '제3 물결(The Third Wave)'을 통해서, 마이크로소프트사의 빌 게이츠는 1999년 '비즈니스@생각의 속도(Business @ the Speed of Thought)'에서 정보화 사회로 이행되면 종이 없는 사무실(paperless office)이 될 것이라고 예측하였다. 미래학자들도 3차 산업혁명 시대를 지나 정보통신기술과 융합되는 4차 산업혁명 시대에서는 더 이상 종이가 필요치 않다고 하였다.

　반면 종이는 종이대로 계속 역할을 할 것이라는 주장도 있다. 실제 종이 소비량은 현격하게 줄지 않고 종이산업은 다양한 형태로 성장하고 있다. 신세대인 '디지털 네이티브(Digital Native)'들도 종이에 익숙한 생활습관을 완전히 버리지 않으니, 디지털 세상에서도 종이는 여전히 유용하고 아날로그 감성은 매력적이다.

　종이책은 사라지지 않고 특성과 장단점, 용도가 다르므로, 콘텐츠와 목적에 따라 전자책과 상호보완적인 역할을 할 것으로 보인다. 종이책의 장점은 손에서 느껴지는 종이의 느낌과 냄새, 익숙함과 편안함이다. 전자책으로는 절대로 할 수 없는 종이책만의 매력이 있다. (물론 농담이지만) 컵라면 끓일 때 뚜껑을 눌러 놓을 수 있고, 냄비 받침대로 쓸 수도 있고, 화장실에서는 전자책보다 종이책이 훨씬 잘 어울리고, 만약의 경우 응급용으로 쓸 수 있다.

　완전한 종이 없는 세상의 구현이 어렵듯이, 비데의 대중화에도 불구하고 '휴지 없는 화장실'은 현재도, 아마 미래에도 실현되기 어려울 것이다. 배변 후 마무리는 남녀 생리의 차이, 개인 습관, 배변의 상태에 따라 다르고, 물과 바람의 온도와 방향, 세기까지 조절하는 전자식 비데의 등장에도 불구하고, 마지막 마무리는 무조건 휴지의 몫이다. 비데 사용으로 남아있는 축축한 느낌 때문에 오히려 휴지의 사용량이 더 많아진다.

　종이가 화장실에 사용되기 전에는 용변 후 짚이나 마른 풀로 뒤처리를 하였다. 동남아시아에서는 왼손에 물을 묻혀 뒤처리를 하였고, 중동 지방에서는 입자가 작은 부드러운 모래를 손가락에 묻혀 항문을 문질러서 닦았다. 아프리카에서는 작은 돌을 이용해 용변 후 뒤를 닦았고 파키스탄에서는 흙판을 사용하였다. 지중해 지역에서는 해조류를, 중국이나 일본에서는 대나무 조각을 이용하였다. 우리나라에서는 등나무, 감나무, 떡갈나무의 넓은 잎을 사용하였다.

종이를 화장지로 사용한 것은 1857년 미국 뉴저지에서 조셉 가예티가 만든 화장실 전용 휴지 꾸러미가 처음이었다. 두루마리 화장지는 1879년 영국의 월터 알콕이 처음으로 만들었고, 미국에서 스콧 형제에 의해 판매되면서 상업적으로 성공을 하였다. 우리나라는 1961년 유한킴벌리에서 무궁화 화장지를 처음 만들었다.

대변을 보고 난 후 처리하는 방법은 남녀가 마찬가지이지만 비데를 사용할 경우에는 물의 세기와 방향을 잘 조절하여 앞쪽으로 튀기지 않도록 세정하는 것이 중요하다. 세정을 마친 후에는 휴지를 이용하여 물기를 말끔하게 제거하여야 한다.

소변의 마무리에도 요령이 필요하다. 남자는 소변이 끝나고 일차로 1-2번 털고, 요도에 남아있는 소변이 나오게 2-3초 정도 기다린 후 다시 털어야 깔끔하게 마무리된다. 여자는 요도가 짧고 질 입구에 위치한 해부학적 특성으로 주름진 음순에 소변이 묻게 되므로 소변 보고 난 후 남자에 비해 처리가 복잡하다. 문지르지 말고 가볍게 두드리듯이 앞에서 뒤쪽 방향으로 닦은 후 주변을 마무리하는 것이 방광염의 위험을 줄이고 깨끗하게 처리된다.

2.

오줌학개론

소변에 관한 아포리즘(aphorism)

"굿모닝! 소변"

아침에 일어나서 소변을 보려면 잘 나오지 않는 경우가 있다. 잠에서 깨자마자 습관적으로 신문을 들고 화장실에 가서 변기에 앉는 사람들에게서 잘 생기는 현상이다. 신체 노화가 시작되는 40대 이후에는 자다가 깨서 혹은 새벽에 일어나서 소변을 보려면 잘 나오지 않는 불편함이 더 자주 생긴다.

아침에 잠에서 깨면 밤사이에 휴식을 취하고 있던 내부 장기와 근육들도 깨어나서 활동을 시작한다. 젊었을 때는 정신과 신체가 동시에 즉각 작동되지만, 갱년기 이후는 본격적으로 움직이기까지 시간이 걸린다. 방광근육이나 요도괄약근과 같은 불수의근의 경우는 더 시간이 필요하다.

아주 급하지 않다면, 5-10분 정도 스트레칭으로 가볍게 몸을 푼 다음 화장실을 가면 소변을 쉽게 볼 수 있다. 신문이나 스마트폰을 들고 변기에 앉는 것도 배뇨 및 배변 건강을 위해서 삼가는 것이 좋다.

"바이! 소변"

가끔 소변을 보고 나면 몸이 부르르 떨리는 느낌을 받는다. 야외에 있는 화장실에서나 날씨가 추울 때 흔히 발생한다. 몸살이 오는 징조로 걱정하기도 하는데, 따뜻한 소변 배출과 함께 소실된 열을 보충하기 위해서 근육이 떨리는 현상이다. 체온 유지에 대한 반사작용으로 크게 문제가 되는 것은 아니다.

소변의 열량이 얼마나 되겠냐고 생각하겠지만 꽤 많은 열량이 포함된다. 한 번에 보는 소변의 양이 400cc이니, 체온과 같은 온도의 소변이 나가면서 소실되는 열량은 약 14Kcal이다. 500m를 5분에 걸었을 때 소모하는 열량이, 소변보는 30초 만에 빠져나간다. 배출되는 소변의 무게는 소변의 평균 비중 1.02로 계산하면 약 408gm으로 99%는 물이다. 열량이라고 해도 단지 체온의 일부가 소실되는 것이니 소변으로 인한 체중 감소 효과는 일시적이다.

"헬로! 소변"

화장실에서 소변을 보다가 실신하는 경우가 있다. 소변을 보다가 혹은 끝난 후에 실신하는 현상을 배뇨실신이라고 하는데, 과음을 한 경우,

서서 소변을 보는 남성이나 전립선비대증 환자에서 흔히 발생한다. 의식의 소실은 전조증상 없이 순식간에 일어나지만 대부분 자연적으로 회복된다. 앉아서 소변을 보는 여성의 경우에도 드물지만 발생하고, 대변을 볼 때 실신하는 배변실신이 상대적으로 많다.

발생기전은 방광에 가득 찬 소변이 배출되면 복압이 급격하게 감소하면서 혈관이 이완되고 혈압이 떨어져서 실신한다. 과음 이외에 배고픔, 피로, 고혈압 약물 복용이 위험요인이지만, 협심증이나 심근경색 등 심장병의 증상일 수도 있으니 배뇨실신을 경험한 사람은 심장의 이상 여부를 검사해보는 것이 좋다.

"스톱! 소변"
방광에 소변이 차지도 않았는데 시험이나 면접 등 긴장된 상황에서 소변이 급하게 마려운 경우가 있다. 심리적 긴장감의 영향으로 방광의 자율신경이 예민해져서 발생하는 증상이다. 긴장이나 스트레스로 인하여 교감신경과 부교감신경의 부조화가 생기고 방광에 과민반응이 발생한다. 방광에 소변이 차지도 않았는데 마렵다는 느낌이 나고 방광근육이 수시로 수축되기 시작한다. 긴장을 하면 신체의 혈액순환이 빨라져서 신장에서 소변의 생성이 증가하여 실제 소변량도 많아진다.

"굿나잇! 소변"
배뇨장애에서 나타나는 대표적인 방광자극 증상이 밤에 자다가 깨서 소변을 보는 야간빈뇨이다. 밤에는 소변이 적게 만들어지기 때문에 자다가는 소변을 한 번도 보지 않는 것이 정상이다. 전립선비대증이나 과민성방광으로 예민해진 방광이 밤에는 소변이 마렵다는 느낌을 상대적으로 강하게 받아들이게 되어, 작은 양의 소변을 자주 보는 야간빈뇨 증상이 생긴다.

소변의 양도 많고 깨는 횟수도 많다면 야간다뇨증(nocturnal polyuria)이다. 밤에는 뇌하수체에서 항이뇨호르몬(ADH; antidiuretic hormone)이 분비되어 소변 생산량이 줄어드는데 보통 밤에는 8시간 동안 하루 소변량의 30% 정도인 400cc 이하로 생성된다. 나이가 들면 뇌하수체의 기능 저하로 항이뇨호르몬의 분비가 감소됨으로써 밤에도 소변이 많이 만들어져서, 낮에 보는 정도로 많은 양의 소변을 자주 보는 현상이 야간다뇨증이다.

야간다뇨증은 항이뇨호르몬제로 치료한다. 알코올이나 카페인은 직접 이뇨작용도 일으키지만, 항이뇨호르몬 분비를 억제하여 소변량을 늘린다. 밤에 소변을 보는 증상을 완화시키기 위해서는 자기 3시간 전에는 가급적이면 물이나 음식을 먹지 않아야 한다.

방광이란?

    소변은 우리의 밀접한 일상사임에도 불구하고 평소에는 소변을 어떻게 보는지 의식하지 못하고 지낸다. 요로에 이상이 생겨서 소변보기가 불편해지면 비로소 소변보는 기능을 하는 장기인 방광이 우리 생활과 얼마나 밀접하고 중요한지를 알게 된다.

    요로는 '소변을 만들고 내보내는 기관' 전부를 말하는데, 혈액 속의 노폐물과 수분을 걸러 소변을 만드는 신장(kidney), 만들어진 소변을 방광까지 전달하는 요관(ureter), 소변을 저장하는 방광(bladder), 몸 밖으로 소변이 배출되는 통로인 요도(urethra)로 구성된다. 방광은 소변을 400cc 정도 저장될 때까지 기다렸다가 방광근육을 수축하여 밖으로 내보내는 역할을 한다.

방광으로 인하여 생기는 문제는 복잡하고 다양하다. 불편함은 우선 크게 네 가지로 분류된다. 소변이 차는 동안 수시로 마려운 느낌이 생기는 방광자극 증상, 소변을 밖으로 배출시키기 어려운 폐쇄 증상, 방광의 근육이나 신경의 이상으로 인한 감각 증상 그리고 소변을 누고 난 후 깔끔하게 마무리가 되지 않는 배뇨 후 증상이 있다. 이러한 증상들 하나하나가 여러 세부 증상들로 복잡하게 다시 나뉘어 있고, 질병에 따라 복합적으로 발현된다.

소변의 불편함을 일으키는 대표적인 질환으로는 전립선비대증이나 과민성방광이 있지만, 아직까지 원인이나 발병과정이 명확하게 밝혀져 있지 않다. 스트레스나 잘못된 배뇨습관, 변비, 비만이 위험요인이고, 노화에 따라 발생 빈도가 증가하지만 노화의 일반적인 현상은 아니다.

소변을 억지로 오랫동안 참게 되면 골반근육 및 방광근육의 긴장도가 증가하고 근육이 경직되어 배뇨증상이 악화된다. 심한 경우 소변이 한 방울도 나오지 않는 급성요폐와 같은 심각한 상태도 발생할 수 있다. 물을 적게 마시면 소변이 진해져서 방광의 자극이 더 심해질 수 있으니, 물을 넉넉하게 마시는 것이 방광뿐만 아니라 신체의 건강에 도움이 된다. 신선한 채소와 과일을 많이 먹고 규칙적인 배뇨습관을 가지는 것이 중요하다.

배뇨장애의 정의로 소변보는 횟수가 하루 8회 이상, 잠자는 동안 2회 이상 등의 기준은 있지만, 무엇보다도 중요한 것은 기준 숫자가 아니라 소변의 불편함 때문에 생활에 얼마나 지장이 있느냐 하는 것이다. 소변 보는 것이 남들과는 뭔가 다르다는 생각이 들고 화장실을 항상 염두에 두고 생활해야 한다면 방광에 문제가 있다. 이런 경우에는 비뇨기과의 진료가 필요하다는 의미이다.

소변을 누는 행위의 느낌은 '시원하다'라고 표현되는 배설의 쾌감이다. 방광에 문제가 생기면 혼자만의 은밀한 쾌감이 일상적인 고통으로 바뀌고, 이런 불편함은 남들에게 쉽게 얘기하지 못한다. 배뇨장애를 제대로 치료하지 않으면, 심리적으로 위축되고 사회활동의 제약을 받기도 하는데, 심해지면 '왜 나만 이럴까?' 하는 생각으로 우울증에 빠진다.

방광의 건강에는 특별한 비법이 있는 건 아니다. 건강한 방광을 유지하기 위해서는 일반적인 건강관리를 철저하게 하는 것이 중요한데, 40대 이후라면 갱년기라는 위험요인이 있기 때문에 더욱 신경을 써서 관리를 하여야 한다.

서거나 혹은 앉거나

동네 헬스장 사우나에 '샤워하면서 소변보지 마세요!'란 안내문이 붙었다. 남자들은 한 번쯤 샤워하면서 시원하게 소변을 본 경험이 있을 텐데, 남들이 보는 대중 사우나에서 대놓고 소변을 누니까 문제가 된 것 같다. 혹시 여자 사우나에도 같은 안내문이 붙어있는지 궁금해졌고, '여자들도 샤워하면서 선 채로 소변을 볼까' 하는 발칙한 생각이 들었다. 당연히 남자는 서서 여자는 앉아서 소변을 본다고 생각하지만, 태초부터 남자와 여자가 다른 자세로 소변을 보았을까 하는 궁금증도 생긴다.

정확하게 기록으로 남아있지 않지만 인류 역사의 초창기에는 남녀 모두 서서 소변을 보았던 지역이 많았던 것으로 추정된다. 기원전 5세기 그리스 역사가 헤로도토스의 저서 '역사학(Historiae)'에는 여성들이 서서 소변을 보는 것이 일반적이라고 기술되어 있다. 화장실 문화가 발달되지 않았던 중세유럽에서는 여성들이 서서 소변을 보기 편하도록 치마폭이 넓었다는데, 베르사유 궁전에는 화장실이 없어 남자나 여자 모두 정원에 서서 슬쩍 소변을 보는 것이 관례였다.

일본도 근대까지 여성이 서서 소변을 보았고, 일제 강점기 때 서울 뒷골목에서 종종 일본 여성들이 서서 소변보는 모습을 볼 수 있었다고 한다. 도쿄의 요요기(代代木) 경기장에는 도쿄올림픽 때 선수촌에서 사용된 주걱턱 모양의 여자용 소변기가 전시되어 있다. 아프리카에는 아직도 여성들이 길거리에서 서서 소변을 보는 모습을 흔히 볼 수 있는데, 공중화장실이 부족하고 야외에 해충들이 많아 자연스럽게 그런 습성이 생겼다고 한다.

외국의 공중화장실에는 '좌변기 위에 올라서서 소변을 보지 마시오'라는 경고문이 붙어 있는 곳이 많다. 여러 사람들이 쓰는 좌변기의 안장이 불결하다고 생각하여 엉덩이가 닿지 않게 변기 위에 올라가서 소변을 보는 여성들 때문이다. 그런 자세로 소변을 보니까 화장실이 지저분해지고 변기가 망가지거나 심지어는 미끄러지는 사고가 난다. 외국에는 여자들이 많이 이용하는 백화점이나 여학교의 화장실에 엉덩이가 변기에 닿지 않고 서서 소변을 볼 수 있는 'sanistand'라는 여자용 소변기가 설치되어 있는 곳이 있다.

바지 지퍼만 내리면 쉽게 소변을 눌 수 있는 남자와는 달리, 요로생식기의 구조적 특성상 여자가 서서 소변을 보는 것은 쉬운 일이 아니다. 여자의 요도는 길이가 5cm로 짧고 비스듬한 'l' 자형을 하고 있어, 서서 소변을 보면 줄기가 바로 아래에 있는 발로 향한다. 옷이나 다리가 소변에 젖지 않으려면 깔때기 같은 도구를 이용하여야 한다. 실제 하반신 장애로 쭈그려 앉을 수가 없는 여성들이 서서 소변을 볼 수 있도록 개발된 의료용 소변 깔때기가 사용되고 있다.

일반여성을 위한 소변 도구로는 네덜란드 암스테르담의 문 집이라는 여성이 개발한 P-Mate가 있다. P-Mate는 '설 수 있는데 왜 앉으세요?', '여성에게 자유를'이란 광고 카피로, 친환경적이고 100% 방수로 소변이 옆으로 새지 않는 안전한 제품이라고 광고하고 있다. 중국 산시성 사범대학의 여자 화장실에는 서서 보는 소변기와 종이 깔때기가 설치되어 있는데, 여성들의 편의를 도모하고 물을 절약하기 위해서라고 한다. 이렇게 소변을 보면 하루 160톤의 물을 절약할 수 있다는 것이다. 여성이 좌변기를 사용할 때 소모되는 물의 양은 6리터로 남성용 소변기의 2배이다.

여성의 요도는 길이가 짧고 요도가 질과 항문에 근접되어 질의 분비물이나 대변에 의해 오염되어 세균에 감염되기 쉽다. 요도 입구 바깥쪽에는 주름진 음순이 위치하고 있어 끝 무렵에 소변줄기가 약해지면서 음순에 소변이 묻게 되므로, 앉든 서든 소변 보고 난 후에는 잘 닦아야 한다. 닦는 것도 아무렇게나 하면 안 되고, 문지르지 말고 가볍게 두드리듯이 앞에서 뒤쪽으로 닦아야 방광염이나 질염의 위험을 줄이고 깨끗하게 처리된다.

남자는 서고 여자는 앉고

언제부터 어떻게 해서 남자는 서고 여자는 앉아서 소변을 보는 자세가 고정되었는지 명확하지 않다. 하부요로의 구조와 생리적 특성 때문에 남자와 여자가 효율적으로 소변을 볼 수 있도록 자세가 형성되었겠지만, 지역별 문화와 생활습관의 영향도 있었다. 요강 등 이동식 변기가 만들어지고 밖에 있던 화장실이 실내로 옮겨지고, 의복이 현대화되고, 속옷을 입기 시작하는 등 문명의 발전에 따라 소변보는 자세도 변화와 발전을 거듭해 왔다.

역사적으로 남자들이 앉아서 소변을 보는 지역이 많았다. 과거 이슬람 문화권에서는 성기를 남들에게 보이면 안 된다는 종교적 이유로 남자들이 앉아서 소변을 보았다. 이유는 명확하지 않지만 고대 이집트나,

중세 아일랜드, 아메리카 인디언들은 남자는 앉아서 여자는 서서 소변을 보았다.

최근에는 서서 소변을 보면 주변으로 튀어서 위생적으로 불결하고, 앉아서 보는 것이 편안하고 남성건강에도 도움이 된다는 주장에, 유럽과 일본의 남성들 상당수가 앉아서 소변을 본다. 정말로 남자들이 앉아서 소변을 보면, 소변을 보는 것이 더 편안해지고 변기 주변으로 소변이 튀지도 않고, 남성들의 골반건강과 성기능에 도움이 될까?

남자의 요도는 길이 20cm에 S자 형태로 두 번 꺾인 모양을 하고 있다. 남자들이 소변을 볼 때 음경을 잡고 앞으로 살짝 들어주어야 이 꺾임이 똑바로 펴져서 소변이 잘 나간다. 좌변기에 앉아서는 음경을 잡을 수가 없고, 음경이 아래가 아니라 앞을 향하기 때문에 소변줄기가 조금이라도 세면 안장과 변기 틈 사이로 소변이 튀어 나간다. 긴가민가 확실치 않으면 지금 바로 화장실로 가서 실험을 해보면 된다.

남성들의 소변 자세를 조사한 연구들에 의하면, 앉아서 보는 것이 좋다는 결과도 있지만, 별 차이가 없거나 오히려 서서 보는 것이 더 낫다는 연구들도 많다. 다만 전립선비대증으로 방광의 수축 능력이 떨어진 경우라면, 앉은 자세가 복압을 올려 배뇨에 도움이 될 수 있다. 이때도 좌변기에 앉는 것보다는 재래식 화장실에서 대변보듯이 쪼그려 앉는 자세가 복압을 올리는 데 더 효과적이다.

서서 보더라도 변기에 방향을 정확하게 잡고, 전통적인 화장실 표어대로 한 발자국만 더 다가가서 제대로 각도를 유지하면 좌변기든 소변기든 소변 방울이 밖으로 튀는 것을 막을 수 있다. 튀는 것은 자세 때문이 아니라 얼마나 신경을 써서 소변을 보느냐 하는 의지와 성의의 문제이다,

서서 볼 때는 요도의 남은 소변을 처리하는 과정에서 소변이 밖으로 튈 가능성이 더 크기 때문에 음경을 잘 털어서 마무리하는 요령이 필요하다. 끝나자마자 한두 번 털고 음경을 바로 팬티 속에 집어넣지 말고, 요도에 있는 오줌이 입구까지 나오도록 2–3초 정도 기다렸다가 가볍게 한 번 더 털어야 깔끔하게 마무리된다. 제대로 털지 못할 경우 변기 주변으로 소변이 튀거나, 옷을 입고 돌아서는 순간 소변 방울이 흘러 속옷이나 바지가 축축해진다.

남자든 여자든 앉아서 혹은 서서 소변을 보는 자세는 구조적인 특징 이외에도 환경과 문화, 관습의 영향을 받았겠지만, 소변보는 자세에 따른 의학적인 효과는 명확하지 않다. 여자들이 서서 소변을 볼 때 깔때기와 같은 도구를 사용하더라도 옆으로 튀지 않으려면 정확하게 조준을 잘하여야 한다. 도구가 필요 없는 남자들도 조준을 잘하여야 하는 건 마찬가지이니, 서서 소변을 볼 때는 위생적인 면에 있어서 남자든 여자든 정확함이 관건이다.

상선약수(上善若水), 물 흐르듯 소변도 흐른다

　'상선약수(上善若水)'는 최고의 선은 물과 같다는 말로, 이상적인 삶은 물 흐르듯 순리대로 사는 것이라는 의미이다. 기원전 6세기경 중국 도가(道家)를 창시한 노자(老子)의 도덕경(道德經)에 나오는 말이다. 노자는 자연을 거스르지 않고 순응하며 자연과 하나가 되어 살아가야 하며, 물의 지혜를 배우고 물의 덕을 본받을 때 물처럼 위대한 존재가 될 수 있다고 역설하였다.

　거창하게 세상의 철학을 논할 필요도 없이, 우리 몸의 신진대사, 생체리듬, 혈액 흐름도 물 흐르듯 자연스럽게 순환되어야 건강하게 생명이 유지된다. 많은 장기들 중에서 소변을 만들고 이동하고 저장해서 내보내는 기능을 하는 요로기관은 자연스러운 흐름이 원칙인 대표적인 장기이다.

  소변은 단순한 노폐물이 아니다. 신장에서 혈액 내의 수분, 대사산물, 전해질, 무기질이 걸러지고 여러 차례의 배설과 흡수 과정을 통해서 만들어진 최종 결과물이 소변이다. 소변이 만들어지는 과정에서 혈액의 이온 농도와 pH, 그리고 혈압이 조절된다. 하루에 신장을 통과하는 혈액의 양은 200리터 정도이고, 배설되는 소변은 2리터 정도이다. 소변은 비뇨기계 건강의 척도이고, 비뇨기계 건강은 삶의 질과 밀접하다.

  수분 섭취, 식습관, 생활형태, 계절에 따라 다르지만, 하루에 소변을 보는 횟수는 여름에는 6회, 겨울에는 8회 정도이다. 대변과 소변을 동시에 보는 경우도 있어, 화장실에서 순수하게 소변만을 보는 횟수는 하루 평균 5-7회로 일 년에 무려 2,000회 정도이다. 아이들은 방광의 용적이 작기 때문에 어른에 비해 더 자주 소변을 본다. 신생아들은 하루에 20회 정도 소변을 보고, 자라면서 횟수는 서서히 줄어서 초등학교 입학할 무렵에는 어른과 비슷한 횟수가 된다.

  물처럼 산다는 건 상황에 아무 생각 없이 따라가는 수동적 삶이 아니라, 상황의 변화에 따라 능동적으로 대처하는 삶이다. 소변 횟수와 상태는 날마다 다르고 변수가 많기 때문에, 소변과 우리의 일상은 수치적 기준보다는 소변으로 인해 생활에 지장이 있느냐는 것이 중요하다. 남들과는 뭔가 다르고 항상 화장실을 염두에 두고 생활한다면 배뇨에 문제가 있는 것이다. 3일 배뇨일지를 기록하면 배뇨 횟수, 절박뇨, 요실금 등 배뇨장애를 파악할 수 있다.

'류불탁수 적수역부(流不濁水 積水易腐)'는 물은 흐르고 있을 때 더러워지지 않으며 고인 물은 썩는다는 뜻으로, 변화가 없으면 부패하거나 퇴보한다는 의미이다. 소변의 흐름에서 고인 물은 썩는다는 뜻이 그대로 적용된다. 소변은 신장-요관-방광-요도로 흐르는데, 폐쇄성 요로질환이 발생하여 흐름이 막히면 소변이 고이고, 고인 소변은 세균에 감염이 되고 염증이 생긴다. 폐쇄가 계속되면 신장에 소변이 고여서 부풀어 오르는 수신증이 발생하여 결국 신장의 기능을 잃어버린다.

'군자지덕풍(君子之德風)'은 군자의 덕은 바람과 같아서 백성들은 은혜를 입는다는 뜻으로, 윗물이 맑아야 아랫물도 맑다는 의미이다. 신장에서 만들어진 소변은 요관을 거쳐 방광으로 이동을 하는데, 상부요로인 신장에 염증이 있으면 자연적으로 중부 및 하부요로인 요관과 방광에도 염증이 파급된다. 윗물과 아랫물은 요로감염에 관련되어 비유적으로 사용되는 용어이다.

신장에서 소변이 만들어지는 과정에 문제가 생기면 요독증(uremia)이라는 치명적인 위험에 빠진다. 소변이 방광에 저장되었다가 몸 밖으로 배설하는 과정에서 문제가 생기면 생활이 불편해지고 삶이 고달파지는 등 삶의 질이 나빠지게 된다. 생명에 위협이 되는 것도 아닌데 좀 불편한 건 참을 수 있지 않겠냐고 생각할 수도 있지만, 환자들의 심정은 "이렇게 살 수는 없다."라고 할 만큼 심각하다. 배뇨장애는 우리 생활과 밀접한 관계가 있고 운동 부족, 흡연, 과음, 비만 등 나쁜 생활습관이 위험요인으로 작용한다. 오랫동안 앉아서 생활하는 경우, 스트레스, 변비도 위험요인으로 작용한다.

자연 그대로의 삶을 강조한 노자의 상선여수처럼, 세상사에 얽매이지 말고 욕심을 버리고 즐기면서 살자고 이야기하는 사람들이 있다. "인생 뭐 별것 있어?" 소변 건강도 별것 없다. 조금씩 자주 넉넉하게 물을 마시고, 소변을 억지로 너무 오래 참지 말고, 마려우면 제때 화장실을 가서 시원하게 소변을 보면 된다.

손자병법(孫子兵法)과 소변의 흐름

중국 춘추전국시대의 병법가 손자(孫子)가 쓴 병서(兵書) '손자병법(孫子兵法)'에는 전쟁을 이기는 방법이 13편에 나누어 6천2백 자의 한자로 기록되어 있다. 논어(論語), 도덕경(道德經), 주역(周易)과 함께 중국 4대 고전으로 분류되는 손자병법은 단순한 군사 전략집이 아니라, 인생, 사회, 경영, 의학 등 모든 분야에 적용되는 삶의 지혜가 담겨 있다.

손자병법에는 물에서 배울 수 있는 세상의 이치를 병형상수(兵形象水), 피고이추하(避高而趨下), 수인지이제류(水因地而制流), 수무상형(水無常形) 4가지로 설명하고 있다. 손자는 물처럼 순리대로 살아가는 것이 사람다운 좋은 삶이라고 하였고, 물이 주는 지혜는 소변 건강에도 적용이 되는 만고불변의 진리이다.

피고이추하(避高而趨下)는 '물은 높은 곳에서 아래로 빠르게 흐른다.' 라는 뜻으로 자연스러운 삶과 겸손함을 의미한다. 소변의 흐름도 신장-요관-방광-요도의 순으로 상부요로에서 하부요로로 흐른다. 물과 마찬가지로 한번 흘러서 아래로 내려온 소변은 다시는 위로 올라가지 않는다.

신장에서 소변이 만들어지는 과정은 복잡하다. 미세혈관과 사구체(glomerulus)가 연결되는 보우만주머니(Bowman's capsule)에서 혈액이 여과되어 수분과 다양한 물질들이 일차로 걸러진다. 근위곡세관(proximal convoluted tubule), 신세관고리(Henle's loop), 원위곡세관(distal convoluted tubule)을 차례로 지나면서 흡수-배설-재흡수-재배설 과정이 반복된다. 집뇨관(collecting duct)을 거쳐 유두관(papillary duct)으로 이동하고, 신장유두(renal papilla)를 통해 소신배(minor calyx)로 배설되면 드디어 소변(urine)이 된다.

소변은 대신배(major clayx)를 거쳐 신장의 최종 구조인 신우(pelvis)에 잠깐 머물렀다가, 연동운동에 의해 25cm 길이의 요관(ureter)을 통해서 방광(bladder)으로 이동한다. 방광은 창고 역할로, 소변을 저장했다가 요도를 통해 몸 밖으로 내보낸다. 방광의 요관-방광 연결부는 밸브 역할을 함으로써 방광의 압력이 상승해도 소변이 요관으로 역류되어 올라가는 것을 방지한다.

병형상수(兵形象水)는 '물은 주변의 상태에 맞추어서 모양이 변한다.'는 뜻으로, 세상의 변화에 따르는 삶과 유연함을 의미한다. 방광은 속이 빈 근육주머니로 소변이 차는 양에 따라 늘어나면서 모양이 바뀐다. 방광의 유연함으로 방광 내부의 압력이 낮게 유지되어 소변이 차는 동안 아무런 느낌도 나지 않는다. 방광은 최대용적인 400cc가 차면 신호를 대뇌의 배뇨중추로 전달하고, 소변을 내보내기 위해 방광근육의 수축을 시작하려 한다.

신호를 감지한 대뇌는 일단 방광수축을 제어한 다음 주변 상황을 파악하고 화장실로 간다. 화장실에서 소변볼 자세와 준비가 완료되면, 대뇌는 방광근육에 대한 제어를 풀고 소변을 봐도 좋다는 명령을 내린다. 척추의 자율신경에 의해 방광근육은 본격적으로 수축하고 요도괄약근이 열리면서 요도를 통해 소변의 분출이 시작된다.

수인지이제류(水因地而制流)는 '물은 앞에 놓여 있는 지형에 따라 물줄기를 바꾼다.'는 뜻으로, 상황에 따라 스스로 변화할 수 있는 적응력과 기다릴 줄 아는 여유를 말한다. 신장에서 방광으로 소변을 전달하는 통로인 요관은 중간에 막히게 되면 꼬이고 늘어나서 요관 내부의 용적을 늘려 압력을 감소시킨다. 폐쇄로 인한 과도한 압력이 신장까지 영향을 주는 것을 최소화하여 신장의 손상을 막는 것이다.

수무상형(水無常形)은 '물은 고정된 모습이 없다.'는 뜻으로, 세상의 변화에 대처할 수 있는 지혜와 겸손함을 의미한다. 방광에 저장된 소변은 요도를 통해서 몸 밖으로 배설되는데, 요도의 길이와 구조는 남녀가 다르다. 남성의 요도는 20cm 길이로 S자 모양이고, 내요도괄약근(방광 입구)-전립선부요도-외요도괄약근-후부요도-전부요도(음경부요도)-요도구의 구조로 되어 있다. 여성의 요도는 5cm로 짧고 직선 형태로 내요도괄약근의 발달이 미약하고, 음순 안쪽 질의 12시 방향에 위치한다.

남성은 소변을 보고 난 후 후부요도에도 2~3방울의 소변이 남을 수 있어 제대로 잘 털어야 한다. 1~2번 털고 후딱 집어넣지 말고, 2~3초 정도 기다려서 후부요도에 있는 오줌이 앞으로 나오게 한 후 털어야 깔끔하게 마무리가 된다. 여성은 요도가 짧아 요도에 소변이 남지 않지만, 끝 무렵에 소변줄기가 약해져 요도 입구의 음순과 주변에 소변이 묻으므로 잘 닦아야 한다. 문지르지 말고 가볍게 톡톡 두드리듯이 앞에서 뒤쪽으로 닦아야 깨끗하게 처리할 수 있다.

과하지만 쓸모 있는 소변에 관한 정보들

"어제 세 번째 본 소변은 언제 어디서 어떻게 보았고, 소변의 상태는 어떠하였나요?"

우리는 평소 전혀 의식하지 않으며 지내다가 불편함이 생기면 비로소 관심을 가지게 되는 일들이 있는데 그중 하나가 소변이다. 꽤 자주 화장실을 가서 소변을 보지만, 언제, 어디서, 어떻게, 얼마만큼의 소변을 어떻게 보았는지, 소변의 형태나 색깔은 어떠하였는지를 일일이 기억하고 있는 사람은 없다.

소변의 성분은 대사과정에서 만들어진 결과물, 신체의 균형을 조절하기 위해 배출되는 전해질과 수분으로 구성되어 있다. 소변을 분석하면 요로계뿐 아니라 신체의 영양, 간 기능, 혈당, 전해질 등 전반적인 건강

상태를 가늠할 수 있다. 생활습관과 건강에 따라 소변의 상태가 달라지 므로 화장실에서 소변을 잠깐 관찰하는 것만으로 충분하다.

대부분 소변이라고 하면 특유의 지린내가 나는 노란색 액체를 떠올린 다. 하지만 바로 받은 신선한 소변은 냄새가 없고, 색깔도 투명하거나 옅 은 갈색이 정상이다. 소변의 양과 상태는 마시는 물의 정도, 음식의 종 류, 활동량, 날씨, 생활환경 등 다양한 요인에 의해서 달라진다. 일반적 으로 하루에 배설되는 소변은 1.5-2리터 정도이고, 산도는 pH 4.4-8.0, 비중은 1.003-1.035이다.

대변 볼 때 반드시 소변까지 함께 봐야 하는 것은 아니고, 남성은 대변 보고 나와서 다시 소변기에 서서 소변을 보는 경우도 있다. 대변과 소변 이 동시에 나오거나, 차례대로 나오거나, 어느 것을 먼저 보던지 크게 이 상이 있는 것은 아니다.

정상 횟수 이상으로 소변을 봐서 생활에 불편을 초래하는 경우는 빈 뇨(frequency), 밤에 깨서 소변을 보는 경우는 야간빈뇨(nocturia ; nocturnal frequency)이다. 밤에 자기도 모르게 이불에다가 싸는 현 상은 야뇨증(enuresis)이다. 빈뇨가 있는 경우 소변량은 정상보다 적고, 양이 적으면 소변보기가 더 힘들다.

감귤, 채소, 유제품을 많이 섭취하면 소변의 산도가 증가하는 알칼리화가 되고, 육류를 많이 섭취하면 산도가 감소하는 산성화가 된다. 어느 정도의 산도 변화는 크게 문제가 없지만, 요로결석은 산성에서 잘 생기고 요로감염은 알칼리성에서 잘 생긴다. 요로결석이 반복되는 경우 소변을 알칼리화시키는 약을 복용하고, 재발성 방광염에 도움이 되는 크랜베리 주스는 소변을 산성화시켜 세균의 증식을 억제한다.

원칙적으로 냄새가 나지 않는 소변이지만 특정 식품에 의해 묘한 냄새를 풍길 수 있다. 혈액순환과 요로 건강에 도움이 되는 아스파라거스를 많이 먹으면, 영양소 아스파라긴산이 분해되어 소변으로 배출되면서 독한 냄새를 풍긴다. 남성건강 및 전립선에 도움이 되는 커큐민이 많은 카레와 알리신이 풍부한 마늘과 양파도 많이 섭취하면 독특한 소변 냄새를 만든다.

소변의 양, 색깔, 냄새, 혼탁도는 요로를 포함한 신체의 건강 상태를 나타내는 지표이고, 소변을 보는 횟수, 급한 정도, 소변줄기, 배뇨시간, 잔뇨감 등은 방광과 요도의 기능 정도를 나타내는 요소이다. 비뇨기계 질환에 의해 소변에 이상이 생기지만 다른 질환 때문에도 소변 상태가 변한다. 우리 일상의 하나인 소변을 볼 때 한번 쳐다보는 것만으로도 소변의 이상 유무를 가늠할 수 있고, 건강의 문제를 짐작할 수 있다.

부부가 함께하는 불면의 밤, 야간빈뇨

충분한 숙면은 건강을 유지하고 노화와 갱년기에도 도움을 준다. 노화와 관련된 호르몬 중 성장호르몬은 자정 전후에, 테스토스테론은 새벽녘에, 숙면을 하는 동안 가장 많이 분비된다. 테스토스테론의 혈중 농도는 오전 8시에서 10시 사이에 가장 높고, 밤 10시경에는 가장 낮다. 나이가 들어 고환이 노화되면 테스토스테론의 생성이 줄어서 하루 중 시간대별 차이를 거의 보이지 않는다. 수면이 부족하면 스트레스 호르몬인 코티솔의 분비가 많아져서, 성장호르몬과 테스토스테론의 분비는 감소한다.

수면은 뇌간에 위치한 송과체(pineal gland)에서 생성되는 멜라토닌 호르몬에 의해 조절된다. 멜라토닌은 밤 11시에서 새벽 2시 사이에 가장 많이 분비되므로, 숙면을 위해서는 밤 11시 이전에는 잠자리에 드는 것이 좋다. 나이가 들면 멜라토닌의 생성이 감소하기 때문에 수면의 질이 떨어지고 시간도 줄어든다. 최소 5-8시간의 숙면이 필요한데, 중년의 수면 부족은 일상생활에 지장을 주어 삶의 질을 떨어뜨리고, 노화도 빨라지고 갱년기 증상이 심해진다.

자다가 한 번 이상 깨어나 소변을 보는 것을 야간뇨라고 한다. 자기 전에 소변을 보거나 소변을 본 후 다시 잠들지 않고 일어나 활동하는 경우는 포함되지 않는다. 40대 이상 한국인 남녀를 대상으로 한 조사에서, 야간뇨는 나이가 들수록 증가하며 대부분 일상생활에 지장을 받지만, 자연적인 노화현상으로만 잘못 알고 있는 경우가 많다.

평소 소변보는 불편함이 있다는 걸 알고 있거나 화장실 간다고 얘기하기 치사해서 그렇지, 밤중에 화장실 가느라고 여러 차례 깨는 바람에 불편해하는 부부들이 많다. 한 사람이 화장실 가게 되면, 다른 사람도 깨게 되어 덩달아 화장실 간다. 갱년기로 숙면을 취하지 못하는데 화장실 때문에 잠을 깨고 불편해지면 부부 사이에 갈등이 생긴다. 하지만 한밤중에 잠을 깨고 화장실을 가는 이유를 상대방의 탓으로만 잘못 알고 있다.

야간뇨의 원인은 야간다뇨, 방광용적 감소, 과민성방광, 전립선비대증 등 복합적이다. 잠들기 전 물을 많이 마시거나 음주나 카페인 섭취 등의 잘못된 생활습관도 원인이다. 갱년기의 수면 장애가 있을 때 밤에 자다가 깨면, 실제로 소변이 차서 마려운 경우도 있지만, 그냥 습관적으로 화장실을 가기도 한다.

가장 흔한 병적인 원인은 과민성방광이다. 여성은 여성호르몬 감소로 요도 및 방광의 노화가 와서 발생하고, 남성은 전립선비대증에 동반하여 나타난다. 방광의 감각이 예민해지는 현상인데, 소변이 마려우면 참을 수 없이 급해지고, 낮이나 밤이나 소변을 자주 본다. 과민성방광이 환자를 불편하게 만들지만, 환자의 배우자도 환자와 같은 정도로 삶의 질이 떨어진다고 한다.

야간뇨를 줄이기 위해서는 잠자기 전 2시간 이내에 음료수나 과일, 카페인, 탄산음료 등을 삼가는 것이 좋다. 15분 정도 아랫배를 따끈하게 찜질을 하는 것도 방광의 긴장을 풀어주어 도움이 된다.

부부는 살면서 서로 닮아간다고 하지만, 수면습관은 익숙해지지도 않아 상대방에게 불편을 준다. 나이가 들면 갱년기 호르몬의 변화와 과민성방광으로 인한 야간뇨가 수면의 질을 떨어뜨린다. 숙면을 방해하는 것은 오래된 사랑만으로 이해가 되지 않고, 뛰어도 흔들림이 없다는 침대도 소용없다. 다른 침대나 방을 쓰지 못한다면, 이불만이라도 따로 덮는 것이 불편함을 줄이는 방법이다.

대변과 소변, 그리고 세균

음식물을 섭취하면, 위에서는 2-5시간, 소장에서는 4-8시간, 대장에서는 10-20시간 머물면서 분해되어 영양분이 흡수된 후 남은 찌꺼기는 직장으로 이동한다. 전체적으로 대략 24시간 정도가 걸리며, 직장에 머물러 있다가 새로운 찌꺼기가 생겨서 내려오면 밀려서 몸 밖으로 나가게 되는 것이 대변이다. 마신 물은 장에서 흡수되어 피에 녹아서 신장으로 이동하여 전해질, 미네랄과 함께 소변으로 만들어지고 방광으로 배설될 때까지는 30-120분 정도 걸린다. 따라서 지금 누는 대변은 하루 전에 먹은 음식물의 찌꺼기가 밀어내기에 의해서 나가는 것이고, 소변은 2시간 전에 마신 물로 만들어진 배설물을 방광이 수축하여 내보내는 것이다.

배설기관이라는 공통점이 있긴 하지만 소화기관과 요로기관은 구조와 기능도 다르고 각각 만들어지는 물질인 대변과 소변의 성질과 역할도 다르다. 대변은 요로기관, 특히 방광과 전립선에 직·간접적으로 영향을 끼치는데, 설사나 변비가 문제가 된다. 변비의 경우 직장에 머물러있는 딱딱한 대변이 직접 방광, 전립선, 골반근육과 신경을 자극해서 배뇨장애나 골반통의 원인이 된다. 설사로 인해 잦은 배변활동 혹은 변비에서 대변을 보려고 과도하게 힘을 주면 골반근육에 무리가 가고 경직되어 방광 및 전립선에 허혈성 장애를 일으켜서 배뇨장애나 골반통의 위험요인이 되고 증상을 악화시킨다.

요로기관에 직접 위험이 되는 것은 대변에 포함되어 있는 세균이다. 소화를 돕기 위해 대장에 존재하는 세균들은 대변에 섞여서 배출된 후 항문 주위에 있다가 요로생식기계로 침입하여 요로감염의 원인균이 된다. 감염질환인 방광염, 전립선염, 신우신염의 가장 흔한 병원균이 대변에서 나오는 대장균(E.coli)이다. 여성들에게 흔한 방광염의 경우, 항문 주변의 장내세균이 질 입구 쪽으로 이동하여 증식하여 군집을 이루고, 성생활, 생리, 배뇨 활동을 통해 요도를 거쳐 방광으로 침입하여 염증을 일으키는 것이다.

소화과정은 위에서 분비된 위산이 음식물을 분해하고 외부에서 들어온 세균들은 파괴된다. 십이지장과 소장에서는 소화효소들이 음식물을 잘게 부수고 영양분을 최대한 흡수한다. 대장에서 본격적인 대변이 만들어지기 시작하는데, 장내세균들이 탄수화물은 발효시키고 단백질을 부패시켜 분해한다. 세균에 의한 음식물의 발효 및 부패과정에서 발생하는 가스가 방귀이다.

한 번에 누는 대변의 양은 100-200g으로 70-80%가 수분이며, 소화되지 않는 음식물 찌꺼기. 세균, 섬유소, 무기질, 지방 등이 섞여 있다. 대변에 섞여서 배출되는 세균은 100종류로 1g에 10^{11}-10^{12}개 정도가 들어있다. 대장에 존재하는 장내세균은 유익균과 유해균으로 나뉘는데 비율은 80:20 정도이다. 유익균에는 비피더스(bifidus), 락토바실러스(Lactobacilli) 등 유산균과 박테로이드(bacteroid), 유박테륨(Eubacterium) 등 편성혐기성균이 있다. 유해균은 대장균, 포도상구균(staphylococcus), 클로스트리듐(clostridium), 프로테우스(proteus) 등이다. 유익균은 소화와 흡수의 보조, 비타민이나 단백질 합성, 병원균의 억제 작용을 하고, 유해균은 면역기능의 강화, 세로토닌(serotonin) 생성 작용을 한다. 유해균은 장내 부패, 독소 생산, 발암물질 생산으로 설사나 장염의 원인이 된다.

현대인의 말 못할 고민 중 하나가 변비인데 일주일에 3회 이하로 대변을 보는 경우이다. 다이어트로 밥을 굶거나 운동 부족인 경우에 잘 생긴다. 변비가 있으면 대변의 단위 부피 당 세균의 밀도가 높아진다. 해결방법은 식사를 거르지 말고 규칙적으로 하고, 섬유소가 풍부한 신선한 채소와 과일을 많이 먹고, 활발하게 움직이고 규칙적인 운동으로 장운동을 정상화시키는 것이다.

물을 많이 마시는 것은 소변의 양만 늘려주므로 변비 해소에는 크게 도움이 되지 않는다. 방광염의 빈도가 높은 여성은 변비 예방과 함께 배변 후 뒤처리를 잘해야 하는데, 휴지로 닦는 방향을 앞에서 뒤로 하여야 세균이 항문으로부터 질 쪽으로 이동하는 것을 줄인다.

보라색 소변

보라는 파랑과 빨강이 섞여서 만들어진 색으로 파랑과 빨강의 비율에 따라 색깔이 조금씩 달라진다. 우리말로 보라색 혹은 자색(紫色)이라고 하는데, 영어로는 빨강에 가까운 보라색은 퍼플(purple), 파랑에 가까운 보라색은 바이올렛(violet)으로 구분한다. 파랑이 아주 짙으면 히야신쓰(hyacinthus)이고, 흰색이 더해져 채도가 낮아지면 연보라 혹은 라벤더(lavender)라고 한다.

예전에는 보라색, 특히 퍼플 염료는 추출이 어려워 매우 비싸고 귀해서 고대 로마시대나 중국에서는 황실이나 귀족들만이 사용하였다. 보라색이 보편화된 것은 합성염료가 발견된 이후였다. 1856년 영국의 유기화학자 윌리엄 퍼킨이 화학실험 중 우연히 보라색 염료화합물을 발견하였다. 아닐린 계열에 속하는 최초의 합성염료인 모브(mauve)로, 모베인(mauvein) 혹은 아닐린 바이올렛(aniline violet)이라고 한다. 보라색 합성염료는 화학산업과 산업혁명에 공헌하였고, 윌리엄 퍼킨은 런던 교외에 합성염료와 향료를 만드는 사업체를 만들어 성공하였다.

부드럽고 화려하며 여성스러운 느낌을 주는 우아한 보라색이지만, 전혀 예상치 못한 상황에서 보라색을 발견하면 놀라고 당황하게 된다. 무색무취가 정상이고 노랑으로 알고 있던 소변의 색깔이 보라색으로 변해버린 경우이다.

하루에 6-8회 보는 소변은 수분 섭취 양이나 활동 정도, 음식이나 복용 약, 날씨에 따라 볼 때마다 다른 모습과 색깔을 보인다. 건강한 소변은 투명하고 맑거나 옅은 갈색을 띤다. 붉은 색소가 함유된 수박을 먹으면 붉은 끼가 돌고 육류를 많이 섭취한 다음에는 인산뇨로 뿌옇게 보이기도 한다. 몸에 수분이 부족하면 소변이 농축되고 유로크롬이 진해져 짙은 노란색이 되고, 비타민 C를 섭취하면 밝은 노란색이 된다.

소변의 색깔로 건강 상태를 추정할 수 있어, 색깔별 의미를 알려주는 인터넷 사이트들이 많다. 투명부터 진한 호박색까지 10여 가지 색깔 도표를 이용하여 상태를 설명하는데, 보라색 항목에서는 대부분 '보라색의 소변은 없다.'라고 되어있다. 하지만 보라색의 소변도 분명히 있다.

보라색 소변에 대한 최초의 언급은 1812년 영국 왕 조지 3세의 주치의가 하였다. 기이한 행동으로 유명한 조지 3세는 변비가 심했고 보라색 소변을 봐서 유리로 된 요강의 테두리가 고리 모양으로 착색되었는데, 이를 '왕의 쪽빛 소변(king's royal indigo urine)'으로 기술되었다. 최초의 의학적 보고는 영국의 바로우와 딕슨이 1978년 의학잡지 란셋지에 보라색 소변주머니 증후군을 게재하였다.

의식불명이나 방광기능 마비로 스스로 소변을 보지 못해 도뇨관을 끼고 지내는 환자에서 소변이 보라색으로 변하는 경우가 있다. 소변뿐 아니라 끼고 있는 소변 줄과 주머니까지 보라색으로 착색이 되는데, 심각하고 나쁜 징조로 생각하여 놀라서 응급실을 찾기도 한다. 이러한 현상을 '보라색 소변주머니 증후군(purple urine bag syndrome)'이라고 한다.

보라색 소변주머니 증후군이 발생하려면, 장에서 아미노산 소화 장애와 요소 분해효소를 생산하는 세균에 의한 요로감염이 있어야 한다. 트립토판(tryptophan)이 덜 소화된 상태로 대장으로 이동하면 장내세균에 의해 인돌(indole) 유도체가 만들어진다. 인돌이 흡수되어 간에서 인디칸(indican)으로 대사되는데 변비가 있으면 장으로 분비되지 않고 소변으로 배출된다. 인디칸은 소변에서 대장균, 폐렴간균, 녹농균 등 요로감염 병원균에 의해 인독실(indoxyl)로 변환된다. 요로감염으로 알칼리성이 된 소변에서 인독실이 산화되어 쪽빛 결정체(indigo blue crystal)가 되면서 소변이 보라색으로 바뀐다.

보통 소변 주머니나 줄이 보라색으로 변한 것을 먼저 발견하게 된다. 도뇨관을 장기간 유치하고 있는 여성에서 단백질 소화불량과 변비가 있으면 잘 나타나고, 요양기관에 거주하고 있는 장기간 도뇨관 유치 환자의 5% 정도에서 발생한다.

예상치 못한 보라색의 소변으로 놀라서 당황하지만, 도뇨관의 착색 이외에 임상증상은 일반 요로감염과 비슷하고 위급한 문제를 일으키는 것은 아니다. 도뇨관을 교체하고 통상적인 항생제를 투여하여 요로감염을 치료하면 해결된다.

보라색은 고귀, 신비, 우아, 화려, 치유 등 긍정적인 의미도 있지만, 우울, 고독, 불안, 갈등, 광기 등 부정적인 의미를 함께 가지고 있는 복잡한 색이다. 색에도 향이 있다면 보라색은 어떤 향기일까? 연한 보라색 꽃의 라벤더 향을 생각할 수 있겠지만, 보라색 향기의 의미는 청순가련이다. 못 믿겠으면 가수 강수지가 리즈 시절 데뷔곡으로 부른 '보랏빛 향기'를 들어보면 된다.

3.

섹스, **영원한 물음표**

총량설과 용불용설

나이 제한이 없는 자유업인 의사들에게도 정년이 있다. 외과계열의 의사들은 나이가 들면 수술능력이 감소하는 것이 일반적이다. 외과의들이 모이면 평생 몇 건의 수술을 할 수 있는지 이야기를 나누곤 하는데, 누군가 평생 동안 수술할 수 있는 총 숫자가 정해져 있다고 주장한다. 젊었을 때 많이 하면 나이 들어서 적게 하고, 젊었을 때 적게 하면 나이 들어서까지 수술을 많이 해야 한다는 것이다.

남성들의 섹스에 있어서도 비슷한 논리가 있다. 한 남자가 평생 동안 하는 섹스의 총횟수가 정해져 있어, 젊었을 때 섹스를 많이 하면 나이 들어서는 능력이 빨리 떨어지고, 젊었을 때 적게 하면 나이가 들어서까지도 섹스를 할 수 있다는 것이다. 반대로 젊을 때부터 열심히 하면

할수록 나이 드는 것에 상관없이 잘 할 수 있다는 주장도 있다. 물론 두 이야기 모두 근거는 없다. 의학적 관점에서는 평생 할 수 있는 섹스의 총 횟수가 정해져 있다는 총량설보다는, 사용하는 기관은 발달하고 사용치 않는 기관은 퇴화한다는 용불용설이 더 맞는 이야기인지 모른다.

에라스무스 다윈이 1796년 저서 '동물학'에서 용불용설에 관해 처음 언급한 이후, 1809년 장 바티스트 라마르크가 '철학적 동물학'에서 진화생물학적 용불용설을 주장하였다. 20세기 들어 급속히 발전한 유전학에서 용불용설은 오류로 판명되고, 자연선택에 의한 대립형질의 발현이 진화의 원인으로 파악되었다. 이런 논리라면 섹스를 할 수 있는 환경이 갖추어지고 궁합이 잘 맞는 상대방이 있다면 얼마든지 섹스의 능력은 유지될 수 있다.

통계에 의하면 남성 한 명이 평생 사정하는 횟수는 평균 7,200회 정도이고 자위에 의해 사정하는 횟수는 2,000회 정도라고 한다. 사정 1회를 섹스 1회로 계산하면 평생 섹스의 횟수는 5,200회 정도로 추정된다. 20대 이후 40년간 규칙적으로 섹스를 했다고 하면 일 년에 평균 130회, 3일에 한 번꼴로 섹스를 하는 셈이다.

젊었을 때는 3일에 한 번, 혹은 더 많은 섹스를 하는 것이 가능하지만 나이가 들어서, 특히 50대 이후에는 거의 불가능해진다. 남성호르몬 감소 때문인데, 테스토스테론은 30대 중반 이후 매년 1%씩 줄어들기 시작한다. 여성의 폐경기처럼 급격한 하락은 없지만, 남성들도 40대 중후반이 되면 남성호르몬 부족으로 인해 성기능장애를 비롯한 다양한 갱년기 증상들을 겪게 된다.

테스토스테론은 고환의 라이디히세포(Leydig cell)에서 만들어지는 스테로이드 계열의 호르몬이다. 고환은 뇌에 위치한 시상하부-뇌하수체의 조절을 받는다. 시상하부(hypothalamus)에서 황체형성호르몬분비호르몬(LHRH)이 분비되어 뇌하수체(pituitary gland)를 조절하고, 뇌하수체는 황체형성호르몬(LH)을 분비하여 고환에서 테스토스테론의 생성을 조절한다.

가장 중요한 테스토스테론의 기능은 성에 대한 것이다. 뇌의 성 중추에서 작용하여 성적인 생각과 행동을 조절하고, 남성의 성기관인 음경, 고환, 전립선 및 정낭에서 직접 성기능의 모든 과정에 관여한다. 성적인 욕구와 성적 자극에 대한 뇌의 반응에 작용하고, 음경해면체의 강직을 만들어 직접 발기에도 작용한다. 남성호르몬이 감소하면 성에 관련된 증상 이외에, 만성피로, 기억력 감퇴, 우울, 근육 감소, 체형 변화 등 전반적인 활력이 감퇴된다.

남성의 생식기관은 고환, 부고환, 근위부 정관, 원위부 정관으로 구성된다. 테스토스테론의 영향으로 고환의 세정관 내에서 원시 정자세포의 세포분열이 시작되어 정모세포를 거쳐 정자로 만들어진다. 정자는 부고환으로 가서 운동성과 수정능력을 획득하고, 근위부 정관에서 성숙해지면서 원위부 정관까지 이동하여 사정을 기다린다. 원위부 정관에서 사정되지 않고 머물러 있는 정자는 보통 2주 정도 지나면 녹아서 몸에 흡수되고 그 자리에 새로운 정자들로 채워진다. 한 번 사정할 때 분출되는 정액의 양은 보통 3–5cc 평균 3.4cc 정도인데, 남성이 평생 사정하는 정액의 양은 53리터 정도라고 한다.

여성은 사춘기 이후 평균 한 달에 한 개의 난자가 성숙되어 배출된다. 배란 후 약 14일경에 월경을 하는데, 배란과 월경은 시상하부와 뇌하수체 그리고 난소에서 분비되는 호르몬에 의해서 조절된다. 매달 난소에서 10여 개의 난포가 성숙하는데, 그중 하나만이 우성 난자로 성장하여 배출되고 나머지는 퇴화한다. 약 35년 동안 배란이 된다면 평생 5,000개의 난포만이 사용되고 약 400–500개의 난자가 성숙되어 배란이 된다. 여성은 태어날 때 난소에 약 40만 개의 난포를 갖고 태어나므로, 폐경 이후에 남은 난포들은 퇴화하여 소멸하게 된다.

성호르몬의 영향을 받는 성 능력은 남녀 간에 차이를 보인다. 육체적으로 남자의 성 능력은 20대에 최고조에 달해서 30대까지 유지되다가 40대부터 감퇴되고, 여자의 성 능력은 30대에 최고조에 달해 40대까지 유지하다가 50대에 가서 감퇴하게 된다. 성에 관한 기능은 남녀 모두 80세 이후까지도 가능하며, 성적 관심이나 호기심은 나이와 관계없이 영원히 지속된다.

남성호르몬의 감소를 지연시키고 건강한 정자를 만들고 남성 활력을 유지하려면 일상의 건강관리가 필요하다. 과음이나 흡연, 과로와 스트레스를 피하고 규칙적인 운동과 건강한 식습관이 도움이 된다. 헐렁한 트렁크 팬티를 입어 음낭을 시원하게 하고 신선한 채소와 과일, 순수 단백질인 닭가슴살을 많이 섭취하는 것이 좋다.

중요한 것이 꾸준한 성생활인데, 주기적인 섹스는 생식기관을 건강하게 유지하고 성호르몬의 생성을 촉진시킨다. 유전학에서는 논란이 있지만 남성 건강에서는 용불용설이 적용된다. 행복한 노후의 성과 젊음이 유지되기를 바란다면 열심히 노력하는 것이 필요하다.

쉘 위 섹스? (Shall We Sex?)

지루한 일상을 보내던 중년 남자가 여자 강사의 매력에 빠져 댄스를 배우면서 삶의 의욕을 되찾게 된다. 1996년 제작된 수오 마사유키 감독의 일본 영화 '쉘 위 댄스?(Shall we dance?)'의 이야기로, 2004년 리처드 기어 주연으로 할리우드에서 리메이크되었다. 주인공은 육감적인 댄스 강사를 몰래 좋아하고 있었는데 혹시라도 아내가 오해를 할까 봐 댄스를 배운다는 사실을 숨긴다. 하지만 남편의 묘한 변화를 알아챈 아내는 사립 탐정에게 남편이 바람을 피우는 건 아닌지 알아봐달라는 요청을 하고 마침내 모든 걸 알게 된다.

중년이 되면 부부 사이가 무미건조해지고 성생활을 등한시하게 되지만 성욕도 차츰 줄어든다. 그러다가 영화에서의 사교댄스처럼, 섹스보다 더 좋은 다른 관심거리가 생기기도 한다. 갱년기 이후는 성호르몬의 감소로 인해 성욕이 감퇴된다. 만성피로나 스트레스, 부부 사이의 익숙함 등으로 섹스에 대한 흥미도 줄어든다. 노화 증상에 심리적인 요인까지 겹치게 되면 자신도 모르게 발기부전이 되기도 하는데, 발기부전이 발생하면 남성의 자존감도 상실하는 경우가 많다. 그래서 노년기에는 성에 대해 열린 마음을 가지고 부부가 적극적으로 얘기를 나누는 것이 필요하다.

예쁜 여자에 설레거나 섹스 충동을 느낄 때, 괜한 주책이 아닐까 걱정하는 중년남성들이 있다. 중년의 여성들도 비슷한 행태를 보이니까 남녀의 차이는 아니다. 기회가 되는대로 사랑을 적극적으로 표현하는 것이 성기능 장애를 예방하고 노화를 늦추는 좋은 방법이다. 행복한 노년기를 위해서는 '쉘 위 댄스?'도 좋지만, 오늘은 집에 가서 '쉘 위 섹스?'도 한 번 시도해보는 것이 더 좋을 수 있다.

섹스에는 원칙이 없다

사람들은 평소 섹스에 관해 이야기하는 걸 쑥스러워하지만, 나름 '베테랑'이라는 40-50대들이 모인 자리에서는 '판도라'의 상자가 열려 자신만의 비법을 자랑하곤 한다. 남자들은 섹스에 관해서는 '허풍'이 무지세다. 남자들만의 술자리에서는 서로 '마스터'급이라고 큰소리를 치다가 누가 진짜로 '더 킹'인지를 다투는 '아수라'판이 벌어진다. 부부 동반 모임에서는 '내부자'인 부인에 의해 진실이 적나라하게 폭로되어 창피를 당하기도 한다.

이왕 하는 거 멋있게 잘해서 최고의 쾌감을 얻기 바라지만, 어느 누구도 태어날 때부터 섹스를 잘하는 '태양의 후예'는 없으며, '도깨비'처럼 날이 좋아서 날이 좋지 않아서 날이 적당해서 다 좋은 것만도 아니다. 섹스는

'밀정'처럼 몰래 접근해서 혼자 하는 '암살'과 같은 일방적인 행위는 아니다. 사람들에게 섹스가 뭐냐고 물으면 대부분은 비슷비슷한 고정관념을 가지고 있는 경우가 많은데, 사실은 남녀가 같이 '공조'하여 큰 기쁨을 함께 나누는 <소통>인 것이다.

흥행에 성공한 우리 영화들의 제목을 이용하여 섹스에 관한 이야기를 해봤는데, '허풍'이라는 영화를 제외한 나머지 영화들은 섹스가 주제는 아니다. 2013년 개봉한 공자관 감독의 영화 허풍은 남자들의 섹스와 관련된 허세에 관한 이야기이다. 오래간만에 모인 친구 4명이 섹스에 관한 무용담을 하나씩 늘어놓는데, 대상이 걸그룹, 여자 국회의원, 처녀귀신과 하룻밤을 보낸 이야기에 이어 외계인과 섹스를 했다는 자랑을 한다. 듣고 있던 친구들은 거짓말이라고 하면서도 은근히 믿는 눈치이고, 결국 다음날 외계인을 만났다는 장소에 모두 몰려간다. 설마 진짜로 그럴까 하는 어이가 없는 이야기들이지만 남자들이라면 공감이 갈만한 내용이다.

절대로 믿으면 안 되는 이야기가 남자들의 섹스에 관한 자랑이다. 모임에서 섹스 이야기가 나오기 시작하면 누구나 귀를 기울이게 되고, 한 친구가 끝나면 이어서 다른 친구가 또 다른 자랑을 시작한다. 하룻밤에 서너 번 했다거나 두 시간을 했다거나 포르노 비디오에서도 보기 힘든 온갖 기묘한 기술이 다 등장한다. 대부분 현실적으로 불가능한 성능력이고 허풍일 뿐이다. 그런데 문제는 '뻥'이라는 걸 알면서도 듣고 있다 보면 정말일지 모른다는 생각이 들고, 혹시 나만 제대로 못하는 건 아닌지 걱정하게 되는 것이다.

정보화 시대답게 인터넷에는 성에 관한 정보가 흘러넘친다. '부부들을 위한 성 총람', '초보자를 위한 섹스 정석', '남성 공략 여성 지침서', '섹스 다이제스트', '강력 오르가슴을 느끼게 하는 섹스기법' 어떤 근거로 만들어졌는지 모르겠지만 이런 책들을 읽은 사람들은 섹스에 어떤 원칙이 있는 것으로 착각하는 수가 있다.

생명체가 존재하는 궁극적인 목적은 종족 번식이고, 더 강하고 더 많은 후손을 퍼뜨리기 위하여 최고의 상대를 선택하여 최선의 노력을 다하는 수단이 섹스이다. 인간은 종족 번식 이외의 다른 목적으로 섹스를 활용하는 유일한 생명체이다. 임신을 위한 섹스를 넘어 쾌락을 추구하는 섹스를 거쳐, 이제는 세계보건기구(WHO)도 성적 건강과 권리를 별도로 인정하고 있다.

섹스에 연상되는 이미지는 침실, 밤, 야릇한 조명이고, 주방, 거실, 대낮과 연관되면 성인물과 같은 느낌을 풍긴다. 섹스란 가장 자유로운 인간 본연의 행위이지만, 알게 모르게 정형화되어버린 섹스는 부담이 되거나 지루하고 재미가 없어지는 것이다. 많은 부부들이 같은 장소, 같은 시간, 같은 환경에서 같은 체위로, 매번 같은 섹스만을 하는 우를 범하고 있다. 섹스란 세상에 구애받지 않고 남녀 둘만이 자유롭게 만드는 사적인 행위임에도 불구하고, 대부분은 섹스에 대한 고정관념을 가지고 있다.

"한 달에 몇 번 할까요?"
"두 달 동안 관계가 없었는데 문제가 없나요?"
"주말에 무리를 해서 3번을 했는데 괜찮겠죠?"

섹스에 관한 얘기에서 숫자가 빠지지 않는데, 특히 신경을 많이 쓰는 것이 섹스의 횟수이다. 실제 연령별, 인종별, 계층별로 횟수를 분석해놓은 의학적 자료들도 많다. 우리나라 통계에 의하면 남성들의 일주일 평균 섹스 빈도는 20대 2.41회, 30대 1.98회, 40대 1.44회, 50대 1.19회, 60대 0.98회라고 하며, 미국인과 비교하였을 때 20, 30대에서는 미국인이 성교 횟수가 훨씬 많고, 40대 이후에는 비슷해진다. 이러한 통계 수치를 가지고 이 횟수만큼 섹스를 못했을 때 혹은 미국인보다 한국인은 사랑이 부족하다거나 섹스를 좋아하지 않는다고 얘기할 수 없다. 부부간의 사랑은 얼마나 많이 했느냐는 섹스의 횟수가 아니라 얼마만큼 충실하였느냐 하는 만족감이 더 중요하다.

섹스를 한 달에 한 번 이하 혹은 3개월간 하지 않는 부부를 섹스리스 부부라고 한다. 결혼 후 시간이 지나면서, 생활 스트레스, 출산이나 육아 등의 이유로 섹스를 등한시하게 되고, 40대 이후 갱년기가 되면 육체적인 기능 저하로 섹스를 소홀히 하게 된다. 섹스리스의 원인은 사랑보다

생활이나 환경 때문인데, 섹스 횟수가 적다고 해서 사랑이 없는 것은 아니다. 섹스는 무조건 많이 한다고 좋은 것이 아니라, 육체 및 심리적인 상태에 따라 적절하게 하는 것이 중요하다.

의학적으로 제시된 섹스의 표준 횟수는 없다. 근거를 규명하는 것도 불가능할뿐더러 횟수가 큰 의미가 없기 때문이다. 섹스리스라는 용어는 의학적으로는 사용되지 않는다. 남성이 한번 사정을 한 후 정액의 성분이 회복되는 기간이 2–5일인데, 이것이 섹스의 기간이나 횟수를 결정짓는 것은 아니다. 섹스는 횟수가 중요한 게 아니기 때문에, 통계 평균치에 못 미친다고 실망할 필요도 없고 평균치 이상이라고 강한 남자는 아니다.

섹스에 관한 이야기는 한도 끝도 없고 결론을 내리기가 쉽지가 않다. 섹스 전문가들이 하는 이야기도 들을 때는 그럴 듯하지만 막상 실전에서는 아닌 경우가 많다. 한마디로 섹스에는 어떤 정해진 원칙이 없다. 건강이 허락되고 두 사람 사이에 사랑이 충만하면 숫자에 구애받지 말고 그냥 마음 내키는 대로 편하게 하는 것이, 이 세상에서 최고의 섹스이다.

편안한 섹스, 좋은 섹스

'크기가 크면 좋은 줄 안다.'
'강하게 하면 좋은 줄 안다.'
'시간이 길면 좋은 줄 안다.'

남자들이 여성과 섹스에 대해서 가지고 있는 착각들이다. 큰소리치는 경우 대부분은 허풍이고 더구나 여성들은 크고 강하고 오래 한다고 무조건 좋아하지 않는다. 여성 생식기의 해부학적 구조나 생리학적 특성으로도 맞지 않는 이야기이다. 남성들은 갱년기 이후 섹스에 대한 전반적인 능력이 떨어지고 사정 후 회복에 시간이 오래 걸린다. 그러다 보니 크고 강하고 오래 하지 못해 아쉬워하는 사람들이 많다.

섹스는 몸의 상태나 심리적인 분위기에 따라 만족감이 달라진다. 할 때마다 다르기는 하지만 극치감에 연연하지 말고 적절하게 잘해서 서로가 편하게 좋은 느낌을 갖는 것이 가장 좋은 섹스이다. 그런데도 남성이든 여성이든 괜히 불편하다고 생각하는 섹스에 관한 편견들이 있다.

"훤한 대낮에 하려고 해서 창피해 죽겠어요."
"피곤하게 아침부터 하자고 해요."

남녀 간의 역사는 밤에 이루어진다는 얘기처럼, 섹스는 밤에 해야 하는 것으로 알고 있다. 시간상으로 여유도 있고 애들이 잠들고 난 후 두 사람만의 분위기를 만들기도 좋고 바로 수면을 취할 수 있으니 밤 시간이 편리하지만 꼭 밤에만 해야 하는 것은 아니다. 밤새 충분한 휴식을 취하고 난 후 아침에 맑은 정신과 체력으로 섹스를 하는 것이 더 큰 만족감을 줄 수도 있다. 새벽에 섹스를 하면 낮에 피로해지지 않을까 하는 걱정은 할 필요가 없다. 한 번 섹스에 소모되는 육체적 에너지는 그리 많지 않고 오히려 만족스러운 섹스가 하루 생활에 활력을 준다. 섹스는 저녁이나 아침이 아니더라도 부부가 원할 때 바로 하는 것이 건강에도 좋고 쾌감도 증가시킨다. 갱년기 이후에는 육체적 기능이 감소되어 정해진 시간에 구애받지 말고 분위기가 조성되면 바로 하는 것이 좋다.

"말도 없이 그냥 덤벼요."
"거실에서 TV를 보다가 느닷없이 하자고 해요."

섹스의 본래 목적은 종족 번식을 위한 수단이지만, 인간만이 종족 번식이라는 본래의 목적 이외에 섹스를 한다. 사랑이나 섹스에 일방적인 행동은 곤란하지만 반드시 지켜야 하는 어떠한 순서나 규칙은 없다. 섹스는 애정의 눈길과 대화라는 기본부터 시작하지만, 순간적으로 서로를 원하는 욕정이 생겼을 때는 중간 과정을 생략하고 바로 본론에 들어가도 아무런 문제가 없다. 중년 이후에는 침실로 자리를 옮기고 마음을 가다듬고 준비를 하는 동안에 욕정이 사라지는 불상사가 생기기도 한다. 전희부터 시작하면서 서로 충분히 대화를 하고 교감을 나누면 좋긴 하지만, 섹스가 무슨 회담을 하는 것은 아니기 때문에 가끔은 과감하게 순서에 관계없이 하는 것이 더 큰 기쁨을 얻을 수 있다.

"어디서 뭘 보고 왔는지, 자꾸 이상한 자세로 하자고 해요."

동양철학에는 남녀 간의 성적 취향과 성생활의 만족도에 관련된 속궁합이 있다. 원래는 정신적 및 육체적 교감을 말하였는데, 주로 섹스에 관련된 의미로 사용되고 있다. 속궁합이 나빠서 이혼도 한다는데, 실제 의학적인 관점에서 서로 잘 맞지 않는 경우가 있다. 치골의 형태나 기울기, 음경의 발기 각도, 질의 형태와 길이에 따라 섹스를 할 때 만족도가 떨어지거나 심지어는 성기나 아랫배에 통증을 일으킬 수 있다. 구조적인 문제는 대부분 서로에게 맞는 적절한 체위를 찾으면 해결할 수 있다.

체위가 중요하지만 쾌감을 극단적으로 증대시켜주는 체위는 없다.

고대의 성 지침서인 소녀경이나 카마수트라에는 수백 가지의 섹스 체위들이 있지만 거의 대부분은 불가능한 자세이다. 킨제이 보고서에 의하면 전 세계적으로 200가지 이상의 섹스 체위가 실제 행해지고 있다고 한다. 남들이 좋다고 하는 체위를 따라 하기보다는 분위기에 맞추어 자연스럽게 하는 것이 더 중요하다. 육체적으로 크게 무리가 안 된다면 부끄러워 말고 가끔은 새로운 체위를 시도해보는 것도 좋다.

"여자가 먼저 하고 싶다고 말하기가 쑥스러워요."

섹스에 있어서 남자는 능동적, 적극적이고, 여자는 수동적, 소극적이라는 생각에 성별 역할을 고정하는 경우가 많지만, 섹스에서 남녀의 역할은 따로 없다. 성능력에 있어 남자는 20대에 최고조에 달해 30대까지 유지하다가 40대부터 감퇴되고, 여자는 30대에 최고조에 달해 40대까지 유지하다가 50대에 가서 감퇴한다. 성호르몬의 차이 때문으로 절정기는 여자가 남자보다 10년 정도 늦다. 하지만 성욕은 대단히 복잡하고 미묘하여, 단순히 성호르몬의 차이만으로는 해석이 되지 않는다. 표현하는 방법이나 사회문화적인 이유로 여성이 소극적으로 보이지만, 성적 관심이나 욕구는 남녀 모두 나이와 관계없이 비슷하다. 누구든 그냥 편하게 요구하고 상대방은 그걸 받아 주면 된다.

"생리 중인데 어떻게 해요?"
"폐경도 지나고 나이도 있는데 그래도 해야 하나요?"

여성이 생리 중일 때 섹스를 해서는 안 된다는 의학적 근거는 없다. 생리 중에는 위생처리나 감염에 대해 주의가 필요하지만 해가 되지는 않는다. 일부 여성들은 생리 기간에 성욕이나 쾌감이 증대되기도 한다. 폐경 이후 여성들은 성호르몬의 분비가 중단되지만, 성욕은 성호르몬 이외에 다양한 요소에 의해 영향을 받는 복잡하고 미묘한 생리현상이다. 여성은 폐경 이후 심리적 위축으로 남성에 비해 성욕이 줄어들지만 성적 관심이나 욕구는 남녀 모두 영원히 지속된다. 섹스는 나이에 관계없이 삶의 존재감을 찾고 활력을 부여하여 건강과 행복을 유지하는 역할을 한다.

"그래서 어떻게 하는 것이 가장 좋은 섹스예요?"

최고의 섹스가 무엇인지에 대한 정답은 없으며, 섹스에는 공식이 존재하지 않는다. 부부의 건강 상태와 주변 환경에 따라 언제, 어디서, 어떻게 몇 번을 하는지가 달라지겠지만 횟수, 시간, 체위, 순서에 대한 정해진 기준치는 없다. 섹스는 부부간의 애정, 믿음과 존중, 그리고 친밀감의 표현이지, 애정이나 친밀감을 얻기 위한 수단은 아니다. 상대방에 대한 이해와 배려가 필요하고 함께 공유하는 것이 진정한 섹스이다.

섹스에 관한 웃픈 이야기

결혼 20년차인 한 중년 남성이 진료실에 찾아왔다. 어쩌다가 야한 영상을 보거나 자위를 할 때면 크게 문제가 없는데, 아내와 잠자리를 가질 때는 유독 발기가 잘 안 돼 고민이라고 했다. 발기유발제를 처방받아 써봤지만 크게 효과를 못 봤다고도 했다.

중년의 남성이 특정 상황에서 발기가 잘 안 되면 대부분 심리적인 요인 때문이다. 특히 부인과의 관계 시 발기에 문제가 생기는 건 오랜 결혼생활로 인해 서로에게 익숙해져 이성적인 자극이 약해진 게 원인으로 꼽힌다.

중년 이후 갱년기를 맞으면 성생활 도중 집중력 감소로 인해 음경의 발기가 풀려 성관계를 계속하지 못하기도 한다. '내일 일찍 출근해야 하는데' '냉장고가 고장 났는데' 하는 식의 딴생각을 하다가 힘이 쑥 빠지곤 한다. 중년의 성생활을 위해서는 분위기도 중요하고, 사랑의 대화도 필요하지만, 딴생각 말고 그 순간에 집중하려는 노력도 있어야 한다.

조금 다른 이야기를 하자면, 진료실에 와서 반대의 경우를 호소하는 사람들도 가끔 있다. 부인과는 잘 되지만 외도를 하려고 하면 발기가 안 된다고 하는데, 이럴 때 의학적인 해결책을 알려주어야 할지, 외도를 하지 말라는 도덕적 권유를 해야 할지 난감한 경우도 있다.

발기력이 일시적으로 감퇴한 것 같다면 스트레스를 잘 관리해보자. 스트레스는 음경에 직접 작용해 발기를 방해한다. 스트레스를 받으면 교감신경은 활성화되고 부교감신경은 억제되어 대뇌에서 보내는 음경 혈관을 확장하는 신호가 제대로 전달되지 못한다. 스트레스로 인한 발기부전도 그냥 방치할 경우 음경평활근이 손상돼 발기부전이 고착화될 수 있다. 건강한 사랑을 위해 평소 스트레스를 받지 않는 것이 좋겠지만, 스트레스를 파악하고 스스로 해소할 수 있도록 노력하여야 한다.

정력에 관해서

　중년남성들이 듣기 싫어하는 말 중의 하나가 '정력이 약해졌다'이다. 흔히 정력(精力)을 '남자의 성적(性的) 능력'으로 생각하지만, 국어사전에는 '심신의 활동력'으로 정의되어 있고, 영어로는 'stamina'나 'sexual potency'로 번역된다. 의학용어로는 'vitality'라 하며 육체와 정신의 모든 면에서의 건강함, '삶의 활력'을 의미한다. 남성의 정력만을 표현하는데 주로 쓰이는 우리말과는 달리 영어나 의학용어에는 남녀의 구별이 없다.

　정력과 비슷한 의미로 사용되는 성욕(性慾)은 '성적 행위에 대한 욕망'으로 영어로는 'libido'이다. 오스트리아의 정신분석학자 프로이트에 의해 주로 성적 욕망(sexual desire)을 뜻하는 용어로 사용되고 있지만, libido의 라틴어 어원은 연정(désir amoureux), 갈망(envie), 선정

(sensualité)으로 섹스에 대한 욕망과는 다른 개념이다.

남성들은 정력을 성 능력으로만 여기고 남성의 자존심으로까지 여기는 경향이 있다. 도대체 정력의 정확한 정체가 뭐길래 남성들이 그렇게 집착을 하고, 여성들에게는 정력이란 존재하지 않는지 궁금하다.

남성의 정력이 강하다는 기준은 애매모호하다. 의학적으로 남성의 성기능은, 성욕, 발기, 사정, 쾌감 4가지로 나눈다. 좋은 정력은 정상적인 성적 능력으로, '왕성한'이 아닌 '적절한 성욕', '강력한'이 아닌 '충분한 발기', '오래' 하는 것이 아닌 '알맞은 사정', '열렬한'이 아닌 '무던한 쾌감'과 이러한 성관계를 수행할 수 있는 '건강한 체력'을 의미한다.

노골적으로 정력에 집착하는 남성들과는 달리 여성들은 성적 능력에 대해 부끄럽게 생각하고 숨기는 경향이다. 성생활에 관한 조사에 의하면 남성과 여성 모두 건강한 성생활이 삶의 행복과 부부 관계에서 중요한 영향을 끼친다고 생각하고 있다. 나이가 들면서 떨어지는 성적 능력은 여성이 남성보다 훨씬 크다. 서서히 성호르몬이 감소하는 남성들과는 달리, 폐경 이후 극단적으로 감소하는 불편함이 여성에서 훨씬 더 많고 더 심하게 나타난다. 남성들에게는 주로 발기 문제가 생기지만, 여성들의 성기능 장애는 성욕 이상, 질 분비물 감소, 성교통, 극치감 저하, 불감증 등 복합적으로 다양하게 나타난다.

성관계 시에 언제나 사정과 쾌감으로 마무리가 되는 남성들과는 달리, 여성들은 오르가슴을 느껴야만 만족하는 것은 아니고 행복감을 느끼는 성생활을 더 원한다. 조사에 의하면 여성이 오르가슴을 느끼기 위해서는 삽입이나 강력한 피스톤 운동보다는 부드럽고 편안한 분위기, 사랑받고 있다는 느낌이 더 중요하다. 여성에게 성생활은 친밀감의 교감이고 사랑받고 있음을 확인하고, 여자로서 정체성을 느끼게 해주는 수단이다. 남성들은 성관계에서 삽입을 서두르기보다는, 달콤한 속삭임, 부드러운 애무로 여성의 몸과 마음을 달아오르게 하는 노력을 하여야 한다.

하룻밤에 몇 번씩 했다는 정력을 자랑하는 남성들이 있는데, 많이 해서 좋다는 건 단지 본인만의 생각일 뿐이다. 현실에서 많은 여성들이 성교 횟수에 크게 신경 쓰지 않는다. 횟수는 섹스의 즐거움이나 만족감과는 관계가 없다. 섹스는 혼자 하는 것이 아니라 상대적인 것이고, 가장 중요한 목적은 두 사람 모두의 만족감이다. 섹스에서 얻어지는 쾌감은 하늘에 별이 보이고 종소리가 들리는 황홀함이 아니라 '상쾌하고 즐거운 느낌'을 받는 것이다. 성생활은 배려와 소통이므로, 상대방의 정신적 육체적 컨디션에 따라 적절하게 하는 것이 좋다.

남성이든 여성이든 정력이 세다는 것에 대한 근거나 수치적인 기준은 없지만, 나이가 들면서 정력 감소로 인한 문제들은 다양하고 복합적으로 나타나며, 육체적, 정신적, 성적 증상들에서 성호르몬의 감소가 중요한 영향을 미친다.

혹시나 하는 기대를 가지고 칼럼을 읽으시는 분들에게는 죄송하지만, 정력은 신체적, 정신적 건강이므로 성적 능력만을 강하게 만들어주는 정력 강화비법은 따로 없다. 평소 건강관리를 잘해서 삶의 활력과 에너지를 높여주고 정신적 안정감으로 남성 혹은 여성으로서의 감정과 느낌을 되찾는 것이다. 균형 있는 식사, 충분한 휴식과 숙면, 규칙적인 배변 배뇨습관, 꾸준한 운동과 적당한 긴장을 유지하는 것이 도움이 된다. 담배는 끊고 과음을 피하고 스트레스를 오래 간직하지 않는다. 한마디로 '건전하게' 사는 것이 최고의 비법이다.

정력 강화 비법

오랜만에 만나서 괜히 트집을 잡는 친구가 있다.

"똥배가 많이 나왔네."

"하체가 부실해졌군."

화장실에 같이 가서는 졸졸거리는 소변줄기를 보더니 결정적인 한마디를 던진다.

"정력이 형편이 없군."

나이가 들면 좋은 말만 하라고 했고 농담도 가려서 해야지, 결국 결정적인 금기를 건드리고 말았다. 중년 남성 최후의 자존감인 정력에 대한 험담으로 친구 사이는 냉랭해질 수밖에 없다.

정력이 어느 정도인지를 한눈에 알아볼 수 있는 방법은 없다. 하지만 똥배라고 불리는 복부비만은 고혈압, 당뇨병 등의 위험도를 높이고 테스토스테론 분비를 떨어뜨려 발기력을 감소시킨다. 중년 이후 등이나 엉덩이, 허벅지의 큰 근육들이 남성호르몬 생성에 도움이 된다. 소변줄기가 세다고 반드시 정력이 강하지는 않지만, 전립선 문제로 소변줄기가 약해지면 정력이나 성기능에 문제가 생길 위험도가 높아진다. 톡 튀어나온 배, 허약한 허벅지, 가는 소변줄기 등 중년 3종 세트를 가지고 있을 경우 정력도 부실할 가능성이 많다.

정력을 강하게 만드는 특별한 묘책은 따로 없지만, 정력을 유지하는 몇 가지 방법들은 있다. 속는 셈 치고 다음에 공개하는 다섯 가지를 열심히 수행하다 보면 질륜 정력까지는 아니더라도 '아직도 대단하다'라는 얘기 정도는 들을 수 있을 것이다. 남성 여성 모두에게 효과가 있다.

첫째, 나이가 들었다고 성생활을 쉬지는 말자. 피로한 삶과 막중한 스트레스에 지쳐서, '이 나이에 무슨'이나 '가족끼리 어떻게?'라고 생각하며 성생활에 무심히 지내는 경우가 많다. 섹스는 안 하면 않을수록 성기관도 퇴화되고 성호르몬 생성도 더 빨리 감소한다. 성에 대한 호기심을 유지하고 지속적인 성생활을 하면 성호르몬의 분비가 촉진되고 성기능이 유지되며, 정신적인 안정감도 얻을 수 있다.

둘째, 매일 적당히 몸을 움직이자. 일부러 시간을 내서 체육관에서 하는 규칙적인 운동만이 아니라 줄넘기나 빨리 걷기 등 가벼운 운동도 좋다.

그것마저도 어려우면, 일상생활에서 많이 움직이는 습관을 들이면 된다. 가급적이면 대중교통을 이용하고, 한두 정거장은 걸어 다니는 것만으로도 훌륭한 운동효과를 볼 수 있다.

셋째, 삼시 세끼 잘 챙겨 먹자. 효과가 있다고 알려진 정력 음식을 일부러 챙겨 먹을 필요 없이, 균형 잡힌 식단을 규칙적으로 먹는 것만으로 충분하다. 제시간에 잘 먹으면 배뇨 배변습관도 규칙적이 된다. 잘 먹고, 잘 싸는 것이 건강습관과 정력 유지의 기본이다.

넷째, 잘 때는 아무 생각 말고 충분히 푹 자자. 숙면은 모든 장기가 휴식하고 회복을 하는 시간이고, 노화와 관련이 있는 성호르몬은 숙면 상태에서 새벽 무렵 분비가 된다. 중년 이후 수면장애는 갱년기 증상의 하나일 수도 있지만 수면장애가 갱년기와 노화를 악화시킨다.

다섯째, 자신감을 갖고 함께 노력하자. '나이는 숫자에 불과하다'는 얘기는 만고불변의 진리이다. 어쩌다가 발기가 잘되지 않거나 만족스럽게 성관계를 하지 못하면 '이제는 늙었구나' 하고 주눅이 든다. '다음에 또 제대로 못하면 어떻게 하나' 하는 걱정에 성욕도 감퇴되고 흥분감도 발기력도 떨어진다. 발기유발제가 도움이 되지만, 부부가 나이 들어 감소되는 성 능력을 이해하고 함께 노력하는 것이 필요하다. 젊었을 때도 마찬가지이지만 중년 이후 성생활은 상대방에 대한 배려와 소통이라는 사실을 잊으면 안 된다.

동서고금을 막론하고 정력에 좋다고 알려진 식품들이 많지만 비아그라 같은 약제가 아닌 이상 특정 식품을 어쩌다가 한 번 먹는다고 당장 효험을 보는 것이 아니다. 건강에 좋다는 식품은 꾸준히 오래 섭취하여야 도움이 된다.

사족으로 한마디 더 하자면, 혹시라도 정력에 좋다는 음식을 보면 부부가 사이좋게 나눠 먹는 것이 좋다. 밤에 힘 좀 써보겠다고 혼자 포식을 했다가는, 자신만 생각한다고 야단을 맞을 수 있고, 배탈이 나서 힘은커녕 화장실만 들락거리는 수가 있다.

크기가 전부는 아니다

공중화장실에서 소변을 보고 있는데, 옆 소변기에 서 있던 중학생 정도의 남자 녀석이 고개를 돌려 내 것을 쳐다보더니 갑자기 "우와~" 소리치면서 쏜살같이 내뺀다. 어이가 없었지만 잡으러 갈 수도 없는 상황이었고, '에게~'가 아니라 '우와~'이니 은근히 뿌듯해지긴 했다.^^

옛말에 남자가 조심해야 할 것은 세 가지 뿌리로, 언제 어디서든 말조심하라는 혀, 만질 것과 안 만질 것을 가려야 한다는 손, 그리고 잘못 써먹었다가는 패가망신한다는 음경이라고 하였다. 하지만 혀나 손과는 달리, 음경은 숭배의 대상이 되기도 하였고 크기가 크면 부러움을 받기도 하였다.

종족 번식이 최우선 목표였던 옛날에는 임신과 출산에 관여하는 남자와 여자의 생식기를 떠받드는 신앙이 있었다. 남성의 음경은 다산과 풍요의 상징으로 여겨져, 자손의 번창뿐 아니라 풍년이나 풍어를 비는 수단이나 마을과 종족의 보존을 기원하는 대상이 되었다. 이런 지역에서는 아직도 남근을 묘사한 조형물이나 비슷한 형태의 암석을 볼 수 있다.

음경(陰莖)은 남성의 외부생식기관인데 같은 의미의 다른 한자어는 옥경(玉莖), 양경(陽莖), 남근(男根)이 있다. 우리말로 자지 혹은 좆이라고 하는데 청소년에게 유해한 비속어로 분류되어 인터넷 검색이 안 된다. 모양이 비슷하다고 해서 어린아이의 경우 고추라고 한다. 영어로는 penis인데, dick이나 cock이 같은 의미로 사용된다.

음경의 내부구조는 2개의 음경해면체(corpus cavernosum)와 1개의 요도해면체(corpus spongiosum)로 이루어져 있다. 요도해면체의 가운데는 소변과 정액이 통과하는 요도가 있다. 음경해면체는 성적으로 흥분되면 혈액이 차서 팽창하여 음경이 딱딱해지는데 이를 발기라 한다. 음경의 끝에는 둥그런 모양의 귀두가 있는데 말초신경이 많이 분포되어 민감하고, 성행위 시 부드러운 귀두가 여성의 자궁 경부에 부딪히는 충격을 줄여준다.

성행위 시 남성의 성기 형태나 크기가 여성에게 어떤 영향을 주는지는 오랫동안 논란이 되어왔다. 길이가 길면 좋다거나 굵기가 중요하다거나 딱딱할수록 좋다는 등 다양한 의견들이 제시되었다. 여성 질의 형태나 여성들이 느끼는 만족감과는 전혀 상관없이, 대부분의 남성들은 음경이 크면 여성들에게 더 큰 성적 쾌감을 준다고 믿는다.

섹스란 남녀가 만족감과 쾌감을 함께 하는 것으로, 음경과 질이 크기와 형태에 있어 서로 맞아야 한다. 여성 질의 깊이는 평소 7cm 정도로 성관계 시에는 남성에 맞춰서 늘어난다. 질의 입구에서 1/3 정도에만 신경이 분포되어 있어, 질 안쪽은 성감에 크게 영향이 없고 입구 쪽의 자극이 작용한다. 남성의 음경이 발기 시 5cm를 넘는다면 여성을 흥분시키는데 아무런 문제가 없고, 여성 질 내부로 사정을 할 수 있어 임신에 큰 문제가 없다.

섹스의 만족도는 구조와 기능으로만 해결되는 것은 아니다. 영국 세필드대 성의학연구팀이 남녀 5만 명을 대상으로 조사한 결과에 따르면, 자신의 음경 크기에 만족하는 남성은 55%에 불과하였다. 여성들 스스로도 남성의 음경 크기와 성적 만족감과의 연관성에 대해 혼란스러워한다. 음경 크기와 여성 성적 만족의 상관관계에 대한 연구에서는 성기의 길이가 길수록 삽입 시 쾌감이 잘 유도된다는 결과도 있지만, 여성의 만족도와 음경 크기는 별로 상관없다는 연구 결과들도 많다.

"내 꺼 크지?"
"내 꺼에 만족해?"

자신감 없는 남성들이 섹스를 할 때마다 묻는 바보 같은 질문이다. 음경이 큰 남자를 좋아하는 여성도 있지만, 가슴이 큰 여자를 좋아하는 남성처럼 취향의 차이이다. 조사에 의하면 여성들은 남성의 음경 크기에는 별 관심이 없으며, 남성이 마음에 들고 사랑스러우면 음경의 형태나 크기에 상관없이 남성의 전부를 매력적으로 여긴다.

음경의 크기는 인종에 따라 다르다. 미국, 영국 등 서양인의 평균 음경 크기는 12.9-14.7cm, 아시아인은 9.3-10.5cm이다. 대체적으로 음경의 길이와 둘레는 아프리카인이 가장 크고 몽골인이 가장 작다고 한다. 대한비뇨기과학회에 의하면 우리나라 남성 평균 크기는 평상시 길이 7.4cm이며, 발기했을 때 길이 12.7cm, 둘레 11.5cm이다.

포르노를 비롯한 성인물 매체로 인해서 남성들에게 음경이 크면 좋다는 막연한 인식을 갖게 하였다. 음경이 너무 크거나 여성의 질이 음경을 받아들이기 힘든, 흔히 말하는 속궁합이 맞지 않는 경우는 종종 볼 수 있다. 여성이 통증을 느끼고 힘들어하면 남성들 역시 만족을 얻을 수 없는 섹스가 되고, 결국 섹스를 기피하게 된다. 성적 만족감에 있어서 크다고 좋은 건 아니고, 여성이 만족할 수 없는 섹스는 남성에게도 좋은 섹스가 아니다.

그래도 큰 것이 좋다면

큰 게 좋다 아니다로 많은 논란이 있지만, 정작 당사자인 여성들의 만족감이나 선호도와는 관계없이 대물(大物)로 불리는 크고 긴 음경은 남성들의 로망이다. 음경이 크면 정력적으로 생각하지만 음경의 크기는 성적 능력과 비례하지 않는다. 연구에 의하면 음경이 작아도 정력이나 발기력에 있어 더 강한, 흔히 말하는 '작은 고추가 더 맵다'인 경우가 많다.

남성들은 자신의 음경이 작다고 느끼고, 왜소음경일지 모른다는 걱정을 많이 한다. 성인에서 '왜소음경(micropenia)'은 정상인의 평균 음경 길이보다 2배의 표준편차 이상 짧은 음경으로 정의되는데, 실제로 정확하게 진단 내리기가 쉽지 않다. 임상적으로 발기 시 음경의 길이가 성행위에 문제가 없는 5cm를 기준으로 그보다 작으면 왜소음경이라고 진단한다.

음경의 크기는 정상이지만 스스로 작다고 생각하는 왜소음경 콤플렉스를 가진 경우가 많다. 다른 사람의 음경은 옆이나 앞에서 보니까 길고 두툼하게 보이지만, 자신의 음경은 위에서 아래로 내려다보기 때문에 실제보다 작아 보인다. 복부비만으로 인해 음경 뿌리 부위가 피하지방에 파묻혀서 작아 보이는 경우도 많다. 많은 남성들이 왜소음경 콤플렉스와 음경의 크기와 성적 능력을 동일시함으로써 자신감을 상실하고 위축되어 우울증으로 이어진다.

음경의 크기가 성적 능력이나 여성의 성적 만족도에 비례하지는 않지만, 많은 남성들이 정력제를 찾듯이 음경이 커질 수 있는 비법을 찾는다. 운동이나 식이요법, 약물로 음경의 크기를 키우는 특별한 방법은 없다. 음경의 크기가 작아서 문제라면 현재는 수술적인 방법이 효과적인데, 현수인대 절제술을 이용한 길이연장술, 실리콘보형물 삽입술, 자가진피지방이식술, 인공진피 이식술, 대체진피 이식술, 미세지방 이식술 등 다양한 음경확대수술 방법이 있다.

길이연장술은 음경을 고정하고 있는 치골의 현수인대(suspensory ligament)를 자르고 주변 조직을 박리하여 현수인대에 붙어 있는 음경의 뿌리 부분을 밖으로 나오게 해서 음경의 길이를 늘려 주는 방법이다. 연장되는 음경의 길이는 평균 2.5cm 정도이다.

실리콘 보형물 삽입술은 오래전부터 사용되던 방법이다. 실리콘 보형물은 다양한 형태로 만들 수 있고 삽입과 제거가 간편하다. 단점으로는 이물감이 있고 외형적으로 보형물이 두드러져 보인다. 최근에는 유방확대술에 사용되는 액상 실리콘이 음경의 굵기를 두껍게 하는 데 사용된다.

자가진피지방 이식술은 음경의 굵기를 굵게 만드는 수술법이다. 엉덩이나 하복부에서 진피와 지방층을 같이 떼어서 음경의 피부와 해면체 사이에 이식한다. 이식 성공률도 높고 확대 효과도 좋으며, 평균 1.5배 정도 굵어진다. 인공진피 이식술은 상품화된 인공진피를 이식하는 방법이다.

대체진피 이식술은 고가의 인공진피 대신 라이오플란트나 이노풀과 같은 대체진피를 이식하는 방법이다. 대체진피는 체내 거부반응이 거의 없는 합성물질인데, 다공성 구조로 시간이 지나면서 자신의 조직이 자연적으로 빈 공간을 채운다.

미세지방 이식술은 불량지방을 거르고 정제된 순수지방만을 이식하는 방법이다. 복부에서 충분한 지방을 추출하며 평상시 음경의 1.5배까지 확대가 되고, 복부의 지방이 다시 재생되면 여러 번 수술이 가능하다.

나이가 들어 성기능도 떨어지고 음경의 크기도 줄어들면서 상실된 남성 자존감의 회복을 위해서, 혹은 단순히 미용 목적으로 음경확대술을 원하는 남성들이 늘고 있다. 음경확대수술은 효과도 있고 비교적 안전한 수술이지만, 성기능을 회복시키는 치료는 아니다. 중년의 섹스에 있어 자신감이 중요한 요소이지만 자신감의 회복만으로 성기능이 강해지지 않는다. 발기력이 감소된 상태에서 음경의 길이나 무게가 증가되면 성행위에 방해가 된다. 섹스에서 너무 과도한 욕심은 금물이고, 어떤 음경확대술이든 정말로 꼭 필요한 수술인지를 충분히 생각해보고 결정하여야 한다.

남근 숭배신앙의 의미는 아니지만 여의도의 국회의사당에 남근석이 있다. 국회의사당 터는 예전에 양마산(羊馬山)으로 조선시대 궁녀들의 공동묘지였는데, 처녀귀신이 자주 출몰한다는 소문이 있어 원혼을 달래기 위해 남근석을 세웠다고 한다. 2008년 5월 국회의사당 후문 앞에 높이 7m 무게 68t에 이르는 거대한 남근석을 세웠다가, 흉물스럽다는 비난에 1년 만인 2009년 5월 헌정기념관 옆으로 옮겨졌다.

남근석을 세운 이후 처녀귀신은 더 이상 나타나지 않는다는데, 남근석을 보기 위해서 처녀귀신들이 더 자주 출몰할 것 같았는데 아닌가 보다. 처녀귀신은 남근석이 민망해서 못 온다면, 과부귀신들이 많이 찾아올 것 같은데, 아닌가?

171

마린보이를 위한 변명

테스토스테론은 단백동화(anabolic) 스테로이드 호르몬 중의 하나인데, 단백질 생산과 저장을 증가시키는 동화작용으로 근육과 뼈를 증가시킨다. 우리 몸에는 테스토스테론 이외에도 많은 스테로이드 호르몬들이 있으며 생명 유지에 필수적이다. 대표적인 스테로이드인 코티솔(cortisol)은 부신에서 생산되어 면역체계를 조절하고 스트레스에 대한 반응을 조절하는 중요 호르몬이다.

근육은 테스토스테론이 작용하는 핵심 부위 중 하나로, 테스토스테론은 근육세포의 크기와 강도를 증가시킨다. 스포츠계에서는 스테로이드가 금지약물로 지정되어 있는데, 운동선수들의 불법사용이 종종 문제가 되고 있다. 많은 양의 테스토스테론을 복용할수록, 일부 운동선수들이 불법으로 사용하는 극단적인 고용량에서는, 근육의 양과 강도가 빠른 시간 내에 급격하게 증가한다. 테스토스테론 농도가 높을수록 근육세포의 강도와 크기를 키우는 데 도움이 될 뿐 아니라 근육 주변의 세포가 근육세포로 바뀌도록 도움을 준다. 불법적으로 사용되는 스테로이드 역시 테스토스테론을 기반으로 하는 단백동화호르몬이지만, 적정 테스토스테론 수준의 수십 배 이상에 해당하는 용량이 사용된다.

남성 갱년기로 테스토스테론 보충을 받은 사람들 중에는 운동능력이 향상되었다고 좋아하는 경우도 있다. 테스토스테론 치료를 받으면 골프 드라이브 샷의 비거리가 늘어나거나 퍼팅이 정교해지는지 묻는 중년 남성들도 있다. 테스토스테론 치료가 골프 능력에 도움이 될 가능성은 충분하다. 환자들 중에는 테스토스테론 감소의 증상이 운동기능의 저하로 나타난 경우도 있고, 치료 후 좋은 결과를 보인다. 테스토스테론 치료가 스테로이드의 불법사용과 다른 점은 테스토스테론 수치를 적정 정상 수준으로 회복시키는 것이다. 테스토스테론 수치가 정상화되면 그 수준에서 할 수 있는 만큼의 능력을 발휘하는 것이지, 불공정하게 과도한 능력을 발휘하게 하는 건 아니다.

테스토스테론 치료가 운동만큼이나 근육을 강화시켜 준다면 뭐하러 힘들게 운동을 하느냐는 의문이 있을 수 있다. 테스토스테론 감소를 가진 남성들이 테스토스테론 치료를 받았을 때 얻는 근육에 대한 효과는 분명히 있다. 운동의 효과는 근육의 강도나 근육량 이상의 것으로,

심리적 효과와 함께 심혈관계나 호흡기계에 주는 효과도 있다. 테스토스테론 치료만으로는 맥박이 빨라지거나 땀이 나지 않으며 진정으로 건강해지려면 시간과 노력이 필요하다.

테스토스테론 보충제인 네비도 주사를 맞은 마린보이 박태환 선수가 약물검사에서 세계반도핑기구의 금지약물인 테스토스테론 성분이 검출되어서, 국제수영연맹(FINA)으로부터 선수 자격정지 18개월의 징계를 받았다. 국제올림픽위원회(IOC)에서 1968년 정식으로 도핑테스트를 도입한 이후 금지약물을 사용해 파문을 일으킨 대표적인 선수는 캐나다의 육상선수 벤 존슨과 미국의 사이클 황제 랜스 암스트롱이다. 두 선수 모두에서 단백동화 스테로이드와 테스토스테론이 검출되었다고 한다.

마린보이의 경우 병원 측에 의하면, 테스토스테론 수치가 일반적인 수치에 비해 낮았기 때문에 투여하였다고 한다. 테스토스테론 감소는 믿을 수 없을 만큼 흔하게 볼 수 있다. 일반적으로 테스토스테론 수치는 약 30대 중후반부터 감소하기 시작하는데, 70세 남성의 50%에서 테스토스테론 감소를 보인다. 당뇨병, 비만, 고혈압, 신장이나 폐질환이 있는 경우 테스토스테론 감소의 위험도가 높다. 나이가 젊다 하더라도 스트레스, 과음, 흡연, 심한 다이어트를 하는 경우에도 감소될 수 있다.

스테로이드 남용과 테스토스테론 감소에 대한 테스토스테론 보충요법에는 중요한 차이가 있다. 테스토스테론 치료의 목표는 생리적 보충,

즉 테스토스테론을 정상 수준으로 복구시켜주는 것이다. 반면 불법사용은 정상보다 몇 배나 더 많은 양의 스테로이드를 투여하는 것이다.

테스토스테론은 만병통치약도 아니고 모든 사람에게 효과가 있는 것도 아니다. 테스토스테론 수치가 완벽히 정상적인 남성이라도 발기장애, 성욕저하, 정력감퇴를 겪을 수 있듯이, 테스토스테론 감소는 단순한 노화의 문제가 아니라 스트레스나 여러 가지 의학적 상태, 정신심리적인 요소, 잘못된 생활습관이 원인으로 작용할 수 있다.

4.

정력, 전립선 그리고 **남성**

전립선 잡학

전립선(前立腺)은 우리나라와 중국, 일본에서 사용하는 한자어다. 앞 '전(前)', 설 '립(立)' 샘 '선(腺)'으로 '앞에 서 있는 샘'인데, 합쳐놓으면 의미가 모호한 이름이다. 중국이나 일본에서 영어 prostate gland를 번역하는 과정에서 pro-state로 나눠서 해석하는 오류 때문으로 추정된다. 예전에 '다스릴 섭(攝)' 도울 '호(護)'를 써서 섭호선(攝護腺)이라고도 하였는데, 이것이 전립선의 기능을 나타내는 더 정확한 용어라고 할 수 있다.

영어 prostate의 그리스어 어원은 guardian으로 보호자 혹은 방어자인데, 실제 전립선 역할이 남성의 생식기능에서 중요한 정자를 보호하는 물질을 분비하는 것이다. 사정 시 배출되는 정액의 30%는 전립선

분비액으로, 정자에 영양분을 공급하고 활동성을 높이고 외부의 나쁜 환경으로부터 보호하는 기능을 하는 물질들이다.

전립선은 기원전 300년경, 이집트 알렉산드리아의 의사 헤로필로스가 처음 발견하였다. 헤로필로스는 해부학의 창시자로 전립선과 십이지장을 처음 발견해서 명명하였고, 최초로 신경과 혈관을 구분하여 구조체계를 밝혔다. 환자의 증상에 맞는 치료를 해야 한다고 주장했던 히포크라테스학파에 속했다.

전립선 질환의 역사도 오래되었다. 기원전 1500년 이집트 파피루스에는 전립선비대증에 약초가 효험이 있다는 기록이 남아있고, 2200년 된 이집트의 미이라에서 전립선암의 치료 흔적이 발견되었다. 고대 그리스와 로마의 약전에는 고수풀이 전립선염의 치료제로 되어 있다. 세종실록에 기록된 세종대왕이 앓았던 임질(淋疾)은 성병이 아니라 증상이나 정황으로 미루어 전립선염으로 추정된다.

전립선은 남성호르몬인 테스토스테론의 영향을 받아 성장하고 기능을 한다. 전립선비대증이나 전립선암의 발생은 테스토스테론과 관련이 있고 고환을 제거한 환관은 이 두 질환이 발생하지 않는다. 감염질환으로 분류되는 전립선염은 남성호르몬과 무관하고 발생기전도 다르기 때문에, 고환이 제거된 환관이나 트랜스젠더들에게도 발생한다.

성기능과 전립선은 밀접한 관계가 있다. 전립선비대증 환자는 배뇨장애가 심할수록 성기능장애가 발생할 확률이 높고 정도도 더 나쁘게 나타난다. 전립선비대증 증상도 없고 소변줄기가 세다고 해서 반드시 성기능도 좋은 것은 아니다. 전립선이 정상인 경우 소변은 소변일 뿐이고 성기능은 전혀 다른 문제이니, 소변줄기가 세다고 자랑할 이유는 없다.

적절한 성생활이 전립선비대증과 전립선염의 예방에 도움이 된다. 영국 노팅엄대학의 연구에 의하면, 젊은 시절 과도한 성생활이나 자위행위가 전립선암의 위험도를 높이고, 섹스 파트너의 수가 많을수록 전립선암에 더 잘 걸린다. 나이가 들어서도 자연스러운 성생활을 유지하는 것이 여러 측면에서 건강에 도움이 되므로 주기적인 섹스는 당연히 권장된다.

이탈리아 베니스에서 태어난 카사노바는 천하의 바람둥이로 명성을 떨치다가 보헤미아(현재의 체코)에서 73세의 나이로 쓸쓸히 생을 마감했다. 회고록에 의하면 카사노바는 잘생겼고, 말솜씨도 좋고, 뛰어난 매너로 많은 여성들의 마음을 사로잡았다. 성기능에 있어서는 심한 조루증에 발기력도 형편없었다고 한다. 회고록에 이에 대한 기록은 없고(누구라도 자신이 조루라는 내용을 자서전에 쓰지는 않을 것이다) 그와 상대했던 여성들의 증언도 남아 있지 않으니, 진실은 알 수가 없지만 카사노바를 질투하는 남성들의 푸념일 가능성도 크다.

카사노바는 노년에 전립선비대증으로 고생을 하다가 사망하였다. 가능성이 아주 없진 않지만 전립선비대증은 사망에 이르게 하는 원인이 되기 힘들다. 과도한 섹스, 많은 섹스 파트너 등으로 봤을 때 전립선비대증이 아니라 전립선암을 앓았을 가능성이 크다. 기록이 없으니 단지 추정일 뿐이고, 전립선암이라고 해도 73세라면 당시의 평균수명보다 훨씬 오래 살았으니 나름 잘 치료받고 잘 관리하였던 것으로 생각된다.

전립선 건강

전립선은 남성 생식기관이므로 당연히 여성에는 없다. 밤톨을 뒤집어 놓은 모양으로 방광 입구에서 요도를 둘러싸고 있는데, 몸 바깥에서 봤을 때 음낭과 직장 사이 회음부 깊숙이 위치한다. 전립선에서 발생하는 대표적인 질환은 30-40대에 흔한 전립선염, 50대 중반 이후의 전립선비대증, 그리고 악성질환인 전립선암이 있다.

요도를 감싸고 있는 전립선의 위치로 인해서 문제가 생기면 요도에 영향을 끼쳐 소변보는 불편함이 먼저 나타나고, 발기력 감소 등 성기능 장애와 다양한 형태의 골반통증이 나타난다. 전립선암은 전형적인 증상이 없는 것이 특징이다. 전립선 질환은 대부분 만성 경과를 보이고 생활에 밀접한 영향을 미쳐 육체적 불편함뿐만 아니라 정신적으로도 나쁜 영향을 준다.

  신체 장기는 쓰면 쓸수록 좋아진다는 용불용설에 해당된다고 알고 있
는데, 전립선도 오래 안 쓰면 못쓰게 되는 건 아닌지 걱정하는 사람들
이 있다. 정자는 고환에서 매일 생산되어 부고환을 거쳐 말단부 정관으
로 이동하여 사정을 기다리는데, 2주 동안 배출이 되지 않으면 사멸하
여 흡수가 되고 새로운 정자들로 채워진다. 전립선액은 사정한 만큼 그
때마다 새롭게 생성이 된다. 자주 사정을 하는 경우 정액의 양이 줄어드
는 '물 부족' 현상을 보일 수 있다. 금욕생활을 너무 오래 할 경우 전립선
이나 정낭이 계속 생성되는 정액으로 흘러넘치는 것은 아니지만 울혈이
될 수 있어 가끔 자위라도 해서 배출하는 것이 좋다. 너무 자주 사정을
하여도 전립선에 무리가 되어 좋지는 않다.

  자전거나 오토바이, 승마는 안장이 회음부를 압박하고 전립선에 자극
이 되어 전립선질환의 위험도를 높인다. 영국 런던대학의 연구에 따르면
일주일에 8시간 이상 자전거를 타는 중년남성은 전립선 질환을 앓을 확
률이 6배 이상 높고, 하루에 30분 이상 자전거를 타면 전립선암의 위험
도가 2배 높아진다. 어쩔 수 없이 자전거를 타야 하는 경우라면 전립선
질환의 예방을 위해서 회음부의 자극을 줄이는 부드러운 안장을 쓰고,
중간에 적당한 휴식을 취하는 것이 좋다.

  전립선염 환자들이 많이 하는 질문 중의 하나가 '혹시 성관계를 하면

여성에게 전염시킬 수 있는가'이다. 전립선염이 감염질환으로 분류되지만, 대부분의 전립선염은 세균을 제대로 규명할 수 없는 비세균성 만성 전립선염이므로 전염에 대한 걱정은 하지 않아도 된다. 세균성 전립선염이라도 일반적인 성병과는 달리 성행위로는 거의 전염이 되지 않는다.

여자는 골반을 따뜻하게 해야 좋고, 남자는 차가워야 좋다고 믿고 있는 사람들이 많다. 음낭의 온도가 낮아야 고환이 원활하게 기능을 하는 것은 맞지만, 전립선 질환에서는 40도 전후의 따끈한 물에 10분 정도 엉덩이를 담그는 좌욕이 도움이 된다. 전립선 질환의 증상은 전립선뿐 아니라 방광과 주변 골반근육의 경직 때문이다. 온수 좌욕을 하면 혈액순환이 개선되고 골반근육이 이완되며 전립선의 부기를 가라앉혀 통증이 줄고 소변보는 불편함이 완화된다. 10분 정도의 온수 좌욕은 고환에서 정자 생성이나 테스토스테론 분비에 크게 영향을 주지 않는다.

전립선 질환은 날씨와 관련이 있다. 차가운 날씨가 전립선과 골반근육을 긴장시켜 증상을 악화시킨다. 겨울철 차가운 공기에 갑자기 노출되거나 오랫동안 야외에 있을 경우, 급성요폐가 발생하거나 회음부 통증이 심하게 나타날 수 있어 최대한 보온에 신경을 써야 한다. 기온이 30도를 웃도는 여름철이라도 에어컨이 켜져 있는 실내에서 장시간 지내면 전립선 질환의 증상이 심해진다. 이럴 경우에는 수건으로 아랫배와 골반을 덮고 있으면 도움이 된다.

여름철 한 잔의 시원한 맥주는 갈증을 없애고 더위를 잊게 해주지만, 배뇨장애를 가진 사람들이 맥주를 많이 마시면 소변보는 불편함이 더 심해진다. 맥주의 원료인 호프에는 플라보노이드(flavonoid) 계열의 영양소 잔토휴몰(xanthohumol)이 함유되어 있다. 이 물질이 전립선에서 단백질 증식을 억제하여 전립선비대증과 전립선암을 예방한다. 이런 효과를 보려면 하루에 15병 이상을 마셔야 한다고 하니, 전립선에 도움이 되기 전에 과도한 음주로 건강을 해칠 수 있다.

테스토스테론과 보헤미안 랩소디

"남성호르몬이 적어서 그렇게 되었을 거야"

영화 '보헤미안 랩소디'의 엔딩 크레딧이 올라가는데 옆 좌석의 50대 부부가 하는 이야기가 들린다. 사랑하는 여자친구까지 있던 프레디 머큐리가 동성애자가 된 이유가 남성호르몬인 테스토스테론 부족 때문이라더니 부인이 한마디 더 한다.

"당신도 갱년기이니까 여자보다 남자를 더 조심해야겠네."

테스토스테론은 남성에서 남자다움과 성을 관장하고, 신체의 전반적인 활력, 욕망과 건강 상태를 조절하는 성호르몬으로, 뇌하수체의 조절에 의해 남성 고환의 라이디히(Leydig) 세포에서 주로 생산되고 남성과 여성의 부신에서도 소량이 분비된다. 중년 이후 뇌와 고환의 노화가 시작되면 테스토스테론의 분비가 서서히 감소되어 나타나는 불편함을 여성의 갱년기에 준하여 남성 갱년기라고 한다.

영국의 록밴드 퀸의 리드싱어인 프레디 머큐리는 실제 독특한 성적 취향을 보였는데, 여자 친구와 사랑을 하면서 동성애 성향도 보였다. 1970년대 서구는 성적 해방과 평등권을 부르짖던 시기로, 1975년 발표된 '보헤미안 랩소디'는 성 정체성의 자유로움을 표현했다고 한다.

의학적으로 테스토스테론 수치가 낮거나 혹은 높다고 동성애를 할 가능성이 커지는 않는다. 프레디 머큐리는 다소 왜소하게 보이지만 실제로는 근육질 몸매를 가졌고, 테스토스테론은 단백질의 생산과 저장을 촉진하는 단백동화(anabolic) 스테로이드로 근육과 뼈를 증가시킨다. 동성애와 같은 성적 취향은 유아기에 형성되고, 테스토스테론이나 성장 환경이 영향을 준다는 근거는 명확하지 않다.

그 밖에도 테스토스테론에 관한 몇 가지 오해가 있다. 남성이 여성에 비해 더 폭력적인 성향에 테스토스테론이 연관되어 있다는 근거도 없다. 성질은 성질일 뿐, 호르몬이 성질을 규명하는 것은 아니다. 물론 테스토스테론이 높다고 범죄를 저지를 가능성이 높아지는 것도 아니다.

여성의 폐경기처럼 급격한 하락은 없지만 테스토스테론은 30대 후반부터 매년 1%씩 줄어들기 시작하여 성기능장애를 비롯한 다양한 갱년기

증상들을 나타낸다. 아무런 이유 없이 만성피로와 정력 감퇴, 체력 저하를 느끼며, 성생활이 더 이상 즐겁지 않고 고역으로 생각된다면 테스토스테론 감소를 의심해야 한다. 하지만 이런 증상들이 있어도 대부분은, 심지어는 의사들조차 나이가 들었으니 당연한 현상으로 생각하는 경우가 많다. 나이 외에 테스토스테론 감소를 촉진하는 요인은 과도한 음주, 흡연, 비만, 수면 장애, 고혈압, 당뇨병 등이고, 가장 나쁜 영향을 미치는 것은 스트레스이다.

갱년기 증상이 있을 때 남성호르몬을 보충해주면 성기능뿐만 아니라 전반적인 신체 상태가 개선되며, 기분이 좋아지고, 의욕적이고, 정력적이고 운동능력이 향상된다. 테스토스테론은 남성력과 성기능 조절과 함께 신체 전반에 걸쳐 중요한 역할을 한다.

당신 많이 변했어

"당신 많이 변했어."

예전에는 열정적이었던 남편이 자신에게 성적으로 흥분하지 않고 성생활에 성의를 보이지 않게 되면, 부인들은 당황하고 이해하지 못한다. 많은 여성들은 이를 자신의 탓으로 돌린다. 자신이 더 이상 매력이 없거나, 뚱뚱해졌거나, 나이 먹었기 때문이라고 생각한다. 심지어는 남편에게 다른 여자가 생겼다고 오해하기도 한다.

테스토스테론 감소의 대표적인 성적 증상인 성욕 감소는 나이에 따른 일반적인 현상인지 다른 건강 이상 때문인지 구별하기 어렵다. 성욕은 수십 년간에 걸쳐 서서히 감소하기 때문에 강렬한 성욕의 기준이 무엇인지 정확하지 않다. 남녀 모두 가장 강렬했던 성욕이나 성기능을 20대였을 때의 느낌으로 기억하고 있는 경우가 많다. 절정에 다다르기 어렵고 쾌감의 정도도 감소한다. 실제 성관계에서는 절정에 도달하기 힘들지만 자위를 할 때는 잘 되는 경우는, 갱년기가 아니라 상대방에 대한 애정 문제때문일 수가 있다.

"어디서 딴짓 하고 온 거 아냐?"

갱년기에는 사정 시 정액의 양도 줄고 강하게 분출되지 않아 부인이 오해하기도 한다. 정액은 테스토스테론의 영향으로 만들어지는 정자와 전립선액, 정낭액으로 구성되는데, 끈적끈적한 젤 상태로 분출되어 30분 정도 지나면 액화된다. 임신을 위해서는 정액이 질 밖으로 흘러나가지 않게, 사정 후 여성은 베개로 받쳐 골반을 높인 자세를 취하는 것이 좋다. 정액이 액화되고 정자가 움직이기 시작하면, 여성의 자세와는 상관없이 질과 자궁에서 1분에 1-4mm의 속도로 나팔관까지 이동하여 난자를 만나면 수정을 한다.

진료를 받으러 온 남성들이나 함께 온 부인들뿐 아니라 정력에 좋은 식품이 있으면 알려달라고 하는 사람들이 많다. 의학적 치료 없이 자연스럽게 테스토스테론이 증가되고 갱년기 증상이 개선되기를 바라는 것이다. 비뇨기과 전문의니까 몰래 좋은 식품을 먹고 있을 거라고 생각하겠지만, 아쉽게도 의학적으로 효과가 확실하다고 밝혀진 식품이나 영양제는 현재 없다. 갱년기에서 성기능 개선을 위해서는 비뇨기과를 찾아 테스토스테론 감소 여부를 검사하고 보충치료를 받는 것이 가장 확실하고 안전한 방법이다.

정력과 소변줄기

외국영화에서는 예술적 목적으로 실제 성행위나 음모와 음부까지 적나라하게 보여주기도 하지만, 한국 영화는 아직 그런 노출은 허용되지 않는다. 베드신이 거의 없었던 80년대 이전 영화는 노골적인 노출이나 정사 장면에서 전혀 관계가 없는 풍경이나 잉꼬 새를 보여주는 것으로 대신하였고, 관객들은 스스로 상상을 해서 해결하여야 했다.

한국 영화의 첫 번째 키스신은 1954년 한형모 감독의 영화 '운명의 손'에서 주인공 윤인자와 이향의 몇 초짜리 키스였고, 이후 윤인자는 1956년 영화 '전후파'에서 목욕 장면을 찍어 최초로 누드 연기를 하였다. 조금이나마 여자 가슴을 보여준 첫 영화는 1957년 영화 '황진이'로 여주인공 도금봉의 젖가슴이 슬쩍 보이는 장면이었다.

정인엽 감독의 1982년 영화 '애마부인'에서, 여주인공 안소영이 연기한 가슴을 노출시킨 나체로 말을 타는 장면은 성적 표현이 자유스러워진 80년대의 상징이었다. 본격적인 에로티시즘 영화의 시대가 열리면서 베드신도 점점 대담하고 노골적으로 묘사되기 시작하였다.

에로영화의 관건은 여자배우는 섹시하게, 남자배우는 정력적으로 보이게 하는 것이다. 여배우의 성적 능력은 풍만한 가슴이나 빵빵한 엉덩이를 보여주거나 끈적이는 신음소리로 표현이 가능하지만, 남성의 강한 정력이나 성행위 실력은 포르노가 아닌 극영화에서는 직접적으로 묘사하기가 어렵다.

흔히 정력이 세다는 말은 섹스를 잘한다는 의미로 사용된다. 남자들이 가진 섹스에 대한 착각이, 크면 좋고, 강하면 좋고, 오래 하면 좋다는 생각이다. 섹스란 혼자만의 즐거움이 아니라 남자와 여자 모두의 만족감이 중요하기 때문에, 잘하고 못하는 것의 차이는 절대적인 기준은 없고 결국 상대적인 개념이다. 그래서 남자의 정력은 성을 함께 하는 두 사람 모두 쾌감과 행복함을 얻을 수 있는 성적 능력으로 정의된다.

음경이 크면 정력도 뛰어날 것으로 생각한다. 영화에서 음경이 크다는 것을 노골적으로 표현할 수는 없고, 속설에 코가 크면 음경이 크고 정력도 세다고 하니까, 코가 큰 배우를 쓰면 되지만 얼굴에서 코만 흉측하게 보여도 매력이 없다. 의학적으로 코와 음경의 크기는 관계가 없고, 음경이 크다고 발기력이 강하거나 여자의 만족도가 높아지는 것은 아니다.

강한 정력을 화면으로 표현한 것이 '세찬 소변줄기'를 대신하여 폭포수나 솟구치는 물줄기였다. 현대물뿐 아니라 변강쇠나 어우동과 같은 고전 에로영화에서 공식처럼 나오는 장면이다.

그렇다면 남자가 소변줄기가 강하고 세차면 정말로 정력이나 성기능도 좋을까?
혹시 여자도 소변줄기가 굵고 세차면 성욕이 강하고 성행위도 잘하는 것일까?

소변을 보는 과정에는 방광, 요도, 요도괄약근의 근육과 신경, 그리고 대뇌의 배뇨중추가 관여한다. 신장에서 만들어진 소변이 요관을 통해 내려와 방광에 400cc 정도 차는 동안, 방광은 감각을 느끼지 않고 요도괄약근은 소변이 새지 않도록 입구를 닫고 있다. 소변이 충분히 차서 마려우면 바로 소변이 흐르지 않도록 대뇌의 배뇨중추가 화장실에 갈 때까지 참도록 제어한다. 준비가 끝나면 배뇨중추의 제어가 풀리고, 방광근육이 수축하고 요도괄약근이 열리면서 소변은 방광에서 요도를 통과하여 몸 밖으로 나가면서 소변줄기가 만들어진다.

소변줄기의 상태는 요류검사에서 요속(urine flow)으로 측정한다. 요속은 방광근육의 수축력과 요도의 저항력에 의해 결정되는데, 속도의 개념이 아니라 초당 나가는 소변의 양(mL/sec)을 말한다. 소변의 배출량은 서서히 시작해서 최대 꼭짓점에 도달했다가 줄어드는데, 요속은 종 모양(∩)의 그래프를 보인다.

요도폐쇄의 진단을 위해서 평균요속(average urine flow)보다는 최대요속(maximal urine flow)을 소변줄기의 평가에 사용한다. 정상 최대요속은 남성이 20-25mL/sec, 여성은 25-30mL/sec이다. 최대요속이 15ml/sec 이하면 전립선비대증이나 요도협착에 의한 요도폐색을 의심하고, 10ml/sec 이하일 경우 요도폐색으로 확진한다.

방광의 소변 400cc가 완전하게 배출되는데 걸리는 시간(voiding time)은 평균 30초 정도이다. 전립선비대증 등 요도폐쇄 질환이나 방광 근육의 수축력 저하 질환의 경우, 처음에 가속이 제대로 되지 않거나 끄트머리에 방울방울 떨어져 깔끔하게 마무리되지 않아 시간은 더 걸린다.

소변줄기를 나타내는 최대요속에 관여하는 방광, 요도, 괄약근은 정력이나 성기능과는 직접적인 연관이 없다. 여성의 최대요속이 남성보다 더 큰데, 그렇다고 여성이 남성보다 정력이 더 세지는 않고, 소변줄기가 굵고 세차다고 반드시 정력이나 성기능이 뛰어난 것은 아니다. 소변줄기만 강하고 완급 조절이나 조준을 제대로 못하면, 소변이 변기 밖으로 튀어 주변을 지저분하게 더럽힐 수 있다.

전립선비대증이나 만성전립선염으로 인해 소변줄기가 시원치 않으면 성기능 장애의 위험도가 높아진다. 전립선에서 발생한 질환이 전립선 옆에 붙어있는 신경과 혈관에 나쁜 영향을 끼치기 때문이다. 소변줄기가 약해지면 다른 비뇨기과적 이상 유무를 확인하여야 하지만, 소변줄기가 세차다고 자랑할 건 아니다. 종종 별 볼 일이 없으면서 소변줄기만 콸콸거리는 사람도 있다는 얘기이다.

전립선이 커졌어요

　중년 이후 소변보는 불편함으로 병원을 방문하여 전립선비대증이 의심되면, 병원에서는 문진과 함께 환자의 증상을 평가한 후 직장수지검사 등 신체검사, 소변검사, 혈액검사, 요속검사, 전립선초음파촬영 등 진단에 필요한 검사를 시행한다.

　전립선비대증에서 시행되는 혈액검사 중 전립선특이항원(PSA; Prostate Specific Antigen) 검사는 전립선암에 대한 선별검사(screening test)이다. 전립선암은 서구에서 흔한 암으로, 우리나라도 서구화된 생활습관으로 발생률이 빠르게 증가하고 있다. 전립선암은 전립선비대증과는 별도로 혹은 동시에 발생하고, 암의 특징적인 증상 없이 전립선비대증과 비슷한 증상만을 보인다. 40대 이후 전립선비대증을 검사할 경우 혈중 PSA 수치를 측정하여 전립선암 여부를 함께 확인한다.

전립선비대증으로 진단되고, 배뇨장애로 일상생활에 불편함을 느끼거나 신장 기능 이상, 반복적인 요로감염, 요폐 등 전립선비대증의 합병증이 발생한 경우에는 전립선비대증 치료를 시작한다. 치료는 환자의 증상과 전신상태, 질병의 진행 정도, 환자의 순응도 등을 종합적으로 검토하여 가장 적절한 방법을 선택한다.

증상이 심하지 않거나 환자의 불편감이 심하지 않은 경우에는 특별한 치료 없이 대기요법을 시행한다. 1년에 한 번 정도 정기적으로 증상의 진행 여부를 확인하고 전립선특이항원검사 등 필요한 검사를 시행한다.

증상이 있는 전립선비대증에서는 일차적으로 약물요법을 시행하는데, 전립선과 방광 경부의 근육을 이완시키는 알파차단제(alpha-adrenergic blocker)나, 전립선 조직 내에서 테스토스테론을 디하드로테스토스테론(DHT)으로 전환시키는 5알파환원효소(5alpha-redictase) 억제제 등의 약제들을 단독 혹은 병행 복용하고, 방광자극증상이 심한 경우는 방광진정제나 항콜린제를 추가로 투여한다.

약물요법에도 불구하고 증상이 호전되지 않거나 합병증이 발생하면 수술적 치료를 시행한다. 수술 방법에는 경요도침소작술, 레이저치료법 등 최소침습적수술법과 요도를 막고 있는 전립선을 제거하여 요도 통로를 만들어주는 근본적 수술법이 있다. 내시경을 이용하는 경요도적전립선절제술(TURP; Transurethral Resection of Prostate)이 주로 사용된다.

　전립선비대증을 적절하게 치료하지 못하고 방치하면 요로폐색으로 인한 합병증이 발생한다. 만성요폐가 유발되고 심해지면 방광 기능이 완전히 소실될 수 있는데, 한번 망가진 방광 기능은 회복이 불가능하다. 방광결석, 방광게실, 방광염, 신우신염 등이 흔한 합병증이고 신장에까지 영향을 끼쳐 수신증이나 신장 기능 부전이 발생할 수 있다. 전립선비대증으로 인한 배뇨장애가 심할수록, 발기부전, 사정장애 등 성기능장애가 동반될 위험도도 높아진다.

　전립선비대증을 앓고 있는 경우 일상생활에서 증상이 악화되거나 급성요폐와 같은 응급상황이 발생할 수 있다. 소변을 오래 참으면 방광근육이 과도하게 늘어나 요폐나 방광 기능 소실로 이어질 수 있으니 오래 참지 않도록 주의한다. 저녁에 수분을 많이 섭취하면 자는 동안 야간빈뇨가 심해지므로 저녁 7시 이후에는 수분이나 음식물 섭취를 자제한다.

　잦은 음주나 흡연은 직접적으로 나쁜 영향을 주고, 매운 음식, 탄산음료나 카페인, 초콜릿, 오렌지나 자몽 주스는 방광을 자극하여 증상을 악화시킬 수 있으니 많이 섭취하지 않는 것이 좋다. 감기약의 항히스타민이나 슈도에페드린 성분이 전립선 요도를 긴장시켜 급성요폐를 일으킬 수 있으므로, 감기약을 처방받을 때는 반드시 전립선비대증이 있음을 의료진에게 이야기하여야 한다.

전립선비대증은 나이가 들면서 발생하는 노화현상과 관련된 질환으로 예방할 수 있는 방법은 없지만, 생활요법으로 불편함을 줄이고 병의 진행을 막을 수 있다. 위험요인인 스트레스, 비만, 운동 부족, 과음, 흡연, 과식, 특히 고지방 고칼로리 식이를 피한다. 일상에서 할 수 있는 전립선 건강 생활습관으로는 균형 있는 식생활, 규칙적인 배변 및 배뇨, 충분한 수면과 물을 넉넉하게 마시는 것이다.

좀비에게 물리고 폭포수가 되었다

"폭포수가 따로 없네."

시골 마을의 좀비 소동을 그린 영화 '기묘한 가족'에서 우연히 좀비에게 물린 할아버지(박인환 분)가 다시 젊어진다. 졸졸거리던 소변줄기가 폭포수처럼 강렬해지고 이를 본 동네 노인들의 부러움을 산다.

"이 친구야, 대체 뭘 먹은 거야?"

추궁 끝에 결국 비밀이 드러나고 동네 노인들도 물리려고 하는데, 좀비는 채식주의자로 좋아하는 건 새콤달콤한 토마토케첩이었다. 좀비에게 케첩을 바른 팔을 내밀어서 물리게 된 노인들은 좋아한다.

"내일부터 폭포수야. 나이아가라."

소변줄기를 정력이나 젊음과 동일시하는 남성들이 많다. 소변줄기가 세다고 정력이 반드시 센 것은 아니지만, 소변줄기가 약하면 대부분 정력이 약하거나 성기능에 문제가 있을 수 있다. 중년 이후 남성들에서, 소변줄기가 약하고, 시간이 오래 걸리고, 자주 보고, 시원치 않고, 잔뇨감이 남는 현상은 전립선 때문이다.

전립선은 남성 생식기관으로, 방광 입구에 위치하고 요도가 관통하고 있어 문제가 생기면 배뇨장애를 비롯한 여러 가지 불편함이 나타난다. 전립선의 모양과 크기는 밤톨과 비슷하고, 정자를 보호하고 영양분을 공급하는 물질을 생성하여 정액의 일부를 구성한다. 전립선에서 분비되는 스퍼민 효소는 밤꽃 향기와 비슷한 독특한 냄새를 풍긴다. 초여름 밤꽃이 하얗게 피어나면 동네 과부들이 바람이 난다는데, 실제 여자들에게 최음 효과를 보이는 것은 아니고 오히려 역한 냄새에 질겁하는 여성들이 많다.

성인의 평균 크기가 15gm 정도인데 40대 이후 성호르몬의 불균형으로 커지기 시작하여 전립선비대증이란 질환이 된다. 60대 이상의 발생률이 60%로 흔하고 우리나라도 노령화로 10년 동안 5배 이상 증가하였다. 전립선암도 예전에는 우리나라에 흔치 않았지만, 식생활 및 생활습관의 서구화로 급속히 증가하고 있다. 전립선비대증이 생기면 요도를 직접 압박하여 일차적으로 배뇨장애를 일으키고, 성욕 감퇴나 발기력 감소 같은 성기능도 나타난다. 전립선암은 특별한 증상이 없는 것이 특징이다.

영화에서 좀비도 좋아했던 토마토는 사랑의 사과라고 불리는 최고의 정력식품이다. 토마토에 풍부한 베타카로틴과 비타민A는 남성호르몬 생성을 촉진하고, 라이코펜과 셀레늄은 항산화 효과로 암을 예방하고 노화를 방지한다. 토마토와 케첩 등 토마토 가공식품은 항산화 작용, 암세포 억제, 항염증 작용으로 전립선 질환, 특히 전립선암의 위험도를 낮춘다. 토마토는 조리를 하거나 가공식품이라도 같은 효과를 보인다. 영양성분들은 주로 붉은색을 띠는 껍질에 많기 때문에 빨갛게 잘 익은 토마토를 골라 섭취하면 된다.

건강한 전립선을 위해서는 평소 충분한 휴식과 규칙적인 운동을 하고 스트레스를 피한다. 전립선비대증에서 배뇨장애가 심할수록 성기능도 약해지지만 성관계를 하지 않는다고 불편함이 좋아지는 건 아니다. 오히려 적절한 성관계가 배뇨증상의 완화에 도움이 된다.

영화에서 노인들의 소변줄기가 강해진 건 좀비에게 물려서인지 토마토케첩의 효과인지 알 수 없다. 괜히 회춘 좀비를 찾기보다는, 토마토를 열심히 섭취하는 것이 중년 이후 전립선 건강을 지키는 비법이다.

임신은 남자 하기 나름

"물구나무서기 체위로 하면 도움이 된다."

아이를 갖기 위해 노력하는 부부들은 성생활의 체위에도 신경을 많이 쓴다. 남녀의 좌우 위치나 어떤 체위가 좋다는 등 속설이 많지만 대부분 의학적 근거가 없다. 심지어는 그냥 자세를 잡기도 힘든 물구나무서기 체위로 하라는 얘기까지 있다. 정말 그런 체위가 도움이 될까?

정액은 남자의 음경에서 끈적끈적한 젤 상태로 분출되어 질에서 액화된 이후 정자가 움직인다. 사정 후 30분 정도 베개를 받쳐서 골반을 높인 자세를 취해, 정액이 질 밖으로 흘러나오지 않게 하는 것이 좋다. 그렇다고 성관계 시나 사정 후 물구나무서기까지 할 필요는 없다. 정자는 일단 움직이기 시작하면 여성의 자세와는 상관없이 질과 자궁에서 1분에

1-4mm의 속도로 나팔관까지 이동하여 난자를 만나 수정을 한다.

　피임을 하지 않고 1년 이상의 정상적인 부부 생활에도 임신이 되지 않으면 불임으로 정의한다. 우리나라 부부 3쌍 중 1쌍이 난임을 경험하는데, 불임이나 난임의 원인은 여성 및 남성 모두에게 있을 수 있지만, 원인불명인 경우도 많다. 난임 부부들은 임신이 잘된다는 비법을 많이 찾는데, 임신에 관한 속설들이 의학적으로 근거가 있는 것도 있지만 전혀 아닌 것들도 많다. 임신에서 여성의 역할 못지않게 남성의 역할도 중요하고, 그것은 건강하고 풍부한 정자를 만드는 것이다. 정자를 만드는 고환의 기능을 최고로 유지하기 위해서는 몇 가지 요령이 필요하다.

　고환이 담겨 있는 주머니인 음낭은 정자를 만드는데 최고의 기능을 발휘하도록 온도를 체온보다 2-4℃ 정도 낮게 유지한다. 음낭의 피부에는 가는 주름이 잡혀있어 넓은 표면적을 이용하여 열을 발산시킨다. 꽉 끼는 드로즈나 삼각팬티는 음낭을 누르고 통풍이 되지 않아 음낭의 온도를 상승시킨다. 모양은 좀 덜 나더라도 헐렁한 트렁크 팬티를 입는 것이 건강한 정자를 잘 만들 수 있다. 스키니진 바지도 마찬가지인데, 골반근육을 긴장시키고 혈액순환을 방해하여 전립선이나 방광에 나쁜 영향을 준다. 어쩔 수 없이 입어야 하는 경우에는 짧은 시간 착용하고 온 좌욕으로 골반근육을 풀어주는 것이 도움이 된다.

정자 생성에 필수적인 남성호르몬은 스테로이드 호르몬으로 콜레스테롤이 원료이다. 콜레스테롤이 너무 적으면 성호르몬에 불균형이 생기고, 단백질이 적으면 정자 생산에 지장을 받는다. 건강한 임신을 위해서는 쇠고기 살코기나 닭가슴살 등 순수 단백질과 지방을 적절하게 섭취하여야 한다.

앉아서 많은 시간을 보내는 현대생활은 골반근육을 긴장시켜서 전립선이나 정낭 등 요로생식기 건강에 나쁜 영향을 준다. 하루에 빨리 걷기 30분, 근육운동 10분 정도를 주 5회 이상 꾸준히 하면 도움이 된다. 적절한 수면은 남성호르몬과 정자의 생성에 있어 중요한 요소인데, 새벽 2-6시를 중심으로 규칙적인 수면을 취하는 것이 좋다.

담배의 유해물질이 고환에 직접 나쁜 영향을 끼치고, 흡연으로 인한 혈류장애가 성호르몬과 정자의 생성을 감소시킨다. 과음이나 빈번한 음주도 성호르몬 생성과 정자의 분비에 장애를 준다. 임신을 계획하고 있다면 1년 전부터는 과음을 피하고 금연을 하는 것이 좋다.

스마트폰에서 나오는 전자파가 고환에 손상을 준다고 하지만, 아직까지 고환 세포나 정자가 전자파의 영향을 받는지는 명확하지 않다. 그래도 스마트폰을 바지 주머니에 넣고 다니는 것은 삼가는 것이 좋다.

하루 중 특정 시간과 임신 성공률과는 전혀 관계가 없다. 횟수는 관계가 있는데, 여성의 배란기에 맞추어서 일주일에 2-3번 정도 부부관계를 하는 것이 임신 성공률을 높인다. 무계획적으로 부부관계를 너무 자주 하면 정자의 수가 줄어들고 정액의 질이 떨어져서, 정작 배란기에는 임신 가능성이 낮아진다.

체위가 임신에는 크게 영향을 미치지 않지만, 어떤 체위가 쾌감이 가장 클까 궁금해하는 남성들이 많다. 중국 소녀경이나 인도의 성서 카마수트라에는 수백 가지의 경이로운 섹스 체위들이 수록되어 있지만 대부분은 불가능한 자세이다. 정형화된 체위를 따라 하기보다는 분위기에 맞추어 자연스럽게 자세를 잡는 것이 좋다. 상대방을 존중하고 사랑의 감정을 충분히 표현하는 자연스러운 자세에서 하는 섹스가 충분한 만족감을 준다.

아니 벌써? 아직도?

　희대의 플레이보이이자 섹스의 달인으로 알려진 카사노바는 잘생긴 얼굴, 달콤한 말솜씨와 매너를 가졌다고 하는데, 성적 능력에 대해서는 논란이 많다. 대단한 성기능을 가졌다고도 하지만, 반대로 심한 조루증과 발기부전이라는 얘기도 있다. 그래서 한 여자와 오래 만나지를 못해 여러 여자들을 섭렵했다고 한다. 본인 스스로 진실 고백을 하지는 않았고, 상대한 여자들의 증언도 남아있지 않으니 뭐가 진실인지는 알 수가 없다.

　카사노바 시대나 지금이나 남성들의 성 능력, 특히 얼마만큼 오래 하느냐 하는 섹스 지속시간에 대한 집착은 대단하여 보통은 몇 시간씩 했다고 허풍을 떨기도 한다. 쉬지 않고 사정을 않고 몇 시간이나 섹스를 한다는 것은 의학적으로 사정장애의 하나인 지루증이란 질환이다. 너무 일찍 사정하는 조루증뿐 아니라 제때에 사정을 하지 못하는 지루증도 성생활에 문제가 되고 남성들의 자신감을 망가뜨리고 여성들을 불편하게 만들기는 마찬가지이다.

남성 성기능장애라고 하면 흔히 발기부전만을 생각하는데, 성욕저하, 발기부전, 사정장애, 쾌감장애 4가지로 분류된다. 발기부전은 '만족스러운 성생활을 누리기에 충분할 정도의 발기가 되지 않거나 유지할 수 없는 상태', 즉 발기가 제대로 안 되어서 성관계를 할 수 없는 경우이다. 실제로 가장 흔한 성기능장애는 사정장애로 '만족감을 느끼기 전에 사정이 일찍 일어나는 조루증'과 '섹스를 오랜 시간 했음에도 제대로 사정을 하지 못하는 지루증'이 있다.

성생활은 상대방에 따라, 환경적, 심리적 요소에 의해 영향을 받으므로, 쾌감의 정도나 사정시간 역시 일정치 않다. 가끔 나타나는 조루 현상은 일시적으로 여겨지나, 반복적으로 조루가 발생하여 만족스러운 성생활을 할 수가 없는 경우도 남성들의 30-70%에서 호소할 정도로 흔하다. 조루증이 반복되거나 심할 경우 이차적으로 발기부전까지 초래된다.

기질적 혹은 심리적 원인에 의해 발생하는 것으로 추정되지만 아직까지 명확하게 밝혀지지 않았고, 정확한 정의나 치료에 대하여도 논란이 많다. 일반적으로 여성은 평균 8분 정도에 절정감을 느낀다지만 조루증의 판별기준은 아니다. 임상에서는 조기 사정으로 성생활의 50% 이상에서 배우자를 만족시키지 못하고 본인의 자존심이 상할 경우로 정의된다. 조루증의 약물요법으로 선택적 세로토닌 재흡수 차단제나 국소도포 마취제가 사용되고 있지만 효과가 확실치는 않다.

지루증은 성행위 막바지임에도 절정감에 도달하지 못하고 사정까지 이어지지 않는 현상이다. 지루증 역시 병태생리학적 원인이 명확하지 않고, 남성의 10% 정도에서 나타나며 50대 갱년기 남성에서 흔하다. 지루증은 문제라기보다는 오히려 주변에서 대단한 성적 능력을 가진 것으로 부러워하지만 엄연히 성기능 장애의 일종이다. 답답하기로는 조루증보다도 몇 배 더 힘들 수 있다. 지루증이 계속되면 성적 흥미를 잃고 성욕이 떨어져 발기부전으로 이어진다. 임신에 대한 불안이나 파트너에 대한 불만 등 주로 심리적 요인에 의해서 발생하고, 당뇨병, 신경계 질환, 수면제나 과음 후에도 나타난다. 자위를 너무 자주 심하게 해도 나타날 수가 있다. 치료는 원인이 되는 요소를 해결하고, 약물요법과 심리적 치료나 성행동요법을 병행한다.

조루증이든 지루증이든 사정장애에서 무엇보다 중요한 것은 본인의 심리적인 압박감을 극복하고, 파트너가 이러한 상황을 이해하고 배려해주는 적극적인 협조가 필요하다. '아니 벌써'라거나 '아직도'라는 반응을 보이면 주눅이 들어 상태가 더 악화된다. 섹스는 삽입이 전부가 아니고, 전희만으로도 즐거울 수 있고 다른 방법으로도 절정감을 얻을 수 있음을 이해해야 한다.

사정장애의 생활요법으로는 항문 조이기를 통한 골반근육강화 운동
과 주 4회 이상 꾸준히 걷는 운동이 사정 능력의 회복과 예방에 도움이
된다. 한두 번의 조루나 지루 현상은 크게 걱정하지 않아도 되지만, 계속
된다면 성생활에 심각한 갈등이 발생하기 전에 전문의를 찾는 것이 필
요하다.

나랏말싸미와 세종대왕

"이 땅의 신령들이 알아듣겠나? 우리말로 하거라."

백성을 신으로 여기고 사랑했던 임금 세종은 많은 업적을 남겼다. 영화 '나랏말싸미'는 한글 창제 과정에서 힘들고 어려웠던 세종의 인간적인 모습을 그렸다. 육식을 좋아하고 앉아서 책만 읽었던 세종은 비만과 당뇨병, 시력장애를 앓았고, 영화에서 요로결석 장면이 나오지만 다른 비뇨기과 질환으로 고생을 하였다.

세종실록에서 세종은 41세 때부터 임질을 앓는다고 스스로 이야기한다. 현대 의학에서 임질은 임균성요도염으로 성매개성질환의 하나이다. 그런데 임금이 "내가 성병을 앓고 있다"라고 이야기할 수 있을까? 어의가 임금의 대변을 맛봐서 건강을 확인하고 왕의 일거수일투족을 기록으로 남겼던 조선시대였지만, 왕후를 비롯한 후궁들에게 임질을 옮겼다는 기록은 없다.

세종은 자신의 증상을 "병이 나았다가 다시 발작한다.", "성질을 내면 통증이 즉시 발작한다.", "말을 타고 행차했는데 병이 도졌다."라고 이야기한다. 조선시대의 임질은 성병만이 아니라, 소변이 시원하게 나오지 않고 통증 등의 증상이 있는 요로생식기의 모든 상태를 아우르는 용어였다. 정황과 증상으로 볼 때, 세종의 임질은 만성전립선염일 가능성이 크다.

만성전립선염은 골반 부위 통증과 배뇨장애, 성기능장애 등 다양한 증상을 보이는데, 여러 증상들이 복합적으로 나타나거나, 한 증상을 치료하면 다른 증상이 나타나고, 이를 치료하면 또 다른 증상이 나타나는 경향을 보인다. 위험요인은 잘못된 생활습관으로, 오랫동안 앉아있거나 자전거나 말타기를 오래 하면 회음부가 자극되어 혈액장애와 근육경직이 일어나 전립선염으로 진행한다. 동물성 지방, 고칼로리 식사, 운동 부족, 비만 등이 위험요인이다. 정신적 스트레스는 만성전립선염을 일으키고, 만성전립선염은 다시 스트레스를 증가시켜서 재발 위험을 높이는 등 악순환을 일으킨다.

생활습관의 교정과 따끈한 물에 엉덩이를 담그는 좌욕이 도움이 되는데, 세종은 온천을 즐겨 하였다. 온좌욕은 골반근육을 이완시키고 혈액순환을 증가시켜 통증과 염증, 부종을 줄여 증상을 완화시킨다.

주 1-2회의 전립선마사지도 효과가 있는데, 조선시대에 감히 임금의 항문으로 손가락을 넣을 수 있는 강심장을 가진 의원은 없었을 것이다.

발기력 저하, 사정 통증 등 성기능장애도 보이지만, 아무런 문제 없이 성생활을 유지하기도 한다. 규칙적인 성관계로 수시로 사정을 하는 것이 치료에 도움이 된다. 세종은 소헌왕후와 아홉 명의 후궁 사이에서 18남 4녀를 두었으니, 활발한 성생활을 한 것으로 보인다.

영화로 논란이 되었지만 훈민정음은 세종이 친히 만들었다고 기록되어 있다. '어벤져스'를 다큐멘터리로 보지는 않을 것이니 영화에서는 재미를, 의학칼럼에서는 건강지식을 얻으면 된다. 이 칼럼 역시 다양한 세종대왕의 지병설 중 하나를 비뇨기과적으로 재구성했을 뿐이다.

5.

여자는 **다르다**

여자에게 소변이란

30여 년 전 중국의 공원에 있는 공중화장실에서 별도의 칸막이 없이, 바닥에 파인 긴 도랑에 사람들이 서거나 앉아서 각자의 볼일에 열중하는 모습에 놀랐다. 우리나라에는 1970년대 초부터 남녀 공중화장실이 분리되기 시작하였고 88올림픽 게임을 거치면서 공중화장실의 시설과 환경이 개선되었지만, 당시는 상당수 남녀 공용화장실이 남아있던 시절이었다.

백제시대의 공중화장실 유적이 복원된 형태가 30년 전 중국의 그것과 비슷하다. 우리나라는 전통적으로 인분을 퇴비로 사용하였으므로 분뇨를 모아서 처리하는 과정은 중요한 일과였다. 삼국시대부터 귀한 대변이나 소변을 모으는 배변 행위는 감추거나 부끄러워해야 할 일은 아니었던 것으로 생각된다.

아직도 여성들은 소변에 관해서 이야기하는 것을 부끄러워한다. 화장실은 여성들에게 사적인 비밀의 공간이고, 소리 없는 대변과는 달리 소변볼 때는 큰 소리가 나기 때문에 그런 것 같다. 사회문화적 차이로 소변을 볼 때 소리를 감추기 위해 물을 내리면서 보는 습성은 서양에는 그리 흔치 않다고 한다.

역사적으로 남자는 서서, 여자는 앉아서 소변을 보는 자세는 남성 우월주의 산물이라고도 한다. 하지만 최근 편하다고 좌변기에 앉아서 소변을 보는 남성들도 늘어나고, 곳곳에 현대화된 여성용 화장실이 제공되는 사회 분위기로 봐서 꼭 맞는 이유는 아니다.

여성들의 소변 질환에 대한 수치심은 다른 질환에 비해 더 크다. 소변이 불편해지면 당연히 비뇨기과에서 진료를 받아야 하지만, 의외로 무슨 과를 가야 할지 고민하는 여성들이 많다. 비뇨기과의 '비뇨(泌尿)'는 무슨 의미인지 알기 힘든 어려운 한자이고 이'비'인후과와도 헷갈린다. 최근 비뇨의학과로 개명되었지만 여성들은 여전히 남성들만을 위한 진료과로 생각하는 경향이다.

여성에게 흔히 발생하는 방광염이나 요실금을 비롯한 소변질환은 여성의 사회활동을 위축시키고 삶의 질을 떨어뜨린다. 대부분의 여성들은 비뇨기질환으로 인한 소변의 불편함을 여성으로서 겪는 당연한 현상으로 여기거나, 창피해서 얘기도 못하고 불편함을 감추며 지내는 경우가 많다. 제대로 관리를 받지 않으면 불편함이 아니라 소변에 대한 두려움으로 자신감 상실, 대인 기피증, 우울증 등 심각한 상황이 초래되기도 한다.

소변은 우리 일상의 자연스러운 한 부분이다. 소변 횟수는 하루에 6-8회를 보니까 일 년이면 무려 2,500여 회 가까이 된다. 남성들과 달리 번거로운 절차를 거쳐야 하는 여성들은 배뇨에 문제가 생기면 불편함이 배가 된다. 여성들 누구나 겪는 소변 질환은 나이와 관계없이 흔하고 복잡한 현대생활과 더불어 더욱 다양하게 나타난다. 배뇨 건강에 따라 여성들 삶의 질과 만족도가 달라진다.

"어릴 때부터 긴장하면 '소변'을 자주 봐요."
"성생활 하면 오줌소태가 와서 '소변'볼 때 따가워요."
"출산 후 밤에 '소변'을 자주 봐서 잠을 설쳐요."
"마흔이 지나니 '소변'이 급해서 참기 어려워요."
"폐경 무렵부터 기침하면 '소변'이 찔끔 새요."

여러 여성들이 호소하는 소변의 불편함일 수도 있고, 한 여성의 소변에 관한 일대기이기도 하다. 여성에게 언제든 소변의 불편함을 일으킬 수 있는 대표적인 질환은 방광염, 과민성방광, 그리고 요실금이다.

오줌소태라고 하는 '방광염'은 소아부터 노인에 이르기까지 모든 연령층에서 발생한다. 여성이라면 누구나 일생에 최소한 한 번은 앓는다고 할 정도로 여성들과 밀접한 질환이다. 과민성방광은 소변을 자주 보고 소변이 마려우면 급해서 참을 수 없어 빨리 화장실을 가야 하는 것이 특징이며, 중년 여성의 30% 정도에서 볼 수 있다. 요실금은 소변을 지리는 증상으로, 마음 놓고 웃지도, 뛰지도 못하고 지린내가 걱정이 되어 외출도 편히 못한다. 결국 삶의 의욕까지 떨어뜨리는 요실금은 40대 이후 여성의 40%에서 경험할 정도로 흔한 질환이다.

여성에서 소변 질환이 잘 생기는 이유는 여성 특유의 하부요로 구조 때문이다. 여성은 요도의 길이가 짧고, 소변을 조절하는 요도괄약근이 덜 발달되어 있다. 요도의 위치가 질과 항문에 가까워서 장내세균에 의해 감염이 되기 쉽다. 임신과 출산을 경험하면서 방광과 골반근육에 무리가 가고 탄력이 저하될 수 있다. 폐경기 이후에는 여성호르몬 감소로 인하여 질이 건조해지고 방광 및 요도점막의 탄력이 저하되고 면역력이 떨어진다.

많은 여성들이 소변보는 불편함을 여자의 숙명으로 받아들여서 체념하거나, 당혹감과 수치심으로 얘기도 못하고 혼자만의 비밀로 숨긴다. 소변은 자연스러운 삶의 일부분이고 삶의 질에 큰 영향을 미치는 불편은 운명에서 오는 문제가 아니라, 적절한 관리와 비뇨기과 치료를 통해서 해결이 가능한 요로계 질환일 뿐이다.

소변건강을 위해서는 규칙적인 배뇨 및 배변습관이 중요하다. 소변을 억지로 오래 참거나 마렵지도 않으면서 일부러 자주 가지 않는다. 배변 후에는 요도로 세균이 침입 되는 것을 막기 위해서 앞에서 뒤로 닦는다. 물을 넉넉하게 자주 마시고, 과식이나 과음, 흡연을 삼가며 적절한 체중을 유지하는 것이 좋다. 몸을 많이 움직여서 활동량을 늘리고 스트레칭을 자주 하는 것이 도움이 된다.

여자에게 냄새란

여자의 향기라고 하면 몰라도 여자에게 냄새라는 단어는 어쩐지 어색하고 불편한 느낌이 든다. 남녀 모두 특유의 냄새를 풍기는데 체취는 털이 많은 겨드랑이나 외음부 주변에 많이 분포되어 있는 아포크린(apocrine) 땀샘 때문이다. 아포크린샘에서 나오는 땀의 성분은 대부분이 물이고 소량의 염화나트륨과 염화칼륨, 지방산으로 냄새가 많이 나지 않는다. 분비된 땀이 1시간 정도 지나면 피부의 박테리아에 의해 지방산과 암모니아로 변질되어 심한 냄새가 난다. 선천적으로 아포크린 땀샘의 수가 많거나 땀의 양이 늘면 냄새가 강해지고, 여성보다 남성에서 냄새가 많이 난다.

남자와 여자의 냄새가 다른 이유는 성호르몬의 차이 때문이다. 남자는 테스토스테론의 분해물질인 안드로스테놀(androstenol)과 안드로스테논(androstenon)을 땀으로 배설한다. 안드로스테놀은 사향 혹은 백단향 나무와 비슷한 냄새로 여성들에게 성적 흥분을 일으키고, 안드로스테논은 지린내 비슷한 냄새가 난다. 여성의 땀에는 테스토스테론 분해물질의 양이 극히 적어 냄새가 많이 나지 않는다.

대신 여성은 질에서 코퓰린(copulin) 호르몬을 분비하여 냄새를 풍기는데, 이 냄새가 여성들을 섹시하고 매력적으로 보이게 하며 남성의 성욕을 자극한다. 이러한 냄새들이 이성을 유혹하는 페르몬이라고 주장하며 향수로 만들어 판매하고 있지만 아직까지 페르몬에 관한 어떠한 과학적인 근거는 없다.

오래전부터 여성들은 체취를 대신하여 과일이나 꽃처럼 냄새를 가진 물질을 이용하여 좋은 향기가 나게 하였다. 성경에도 의복과 침대에 향수를 뿌리고, 침향, 발삼유, 계피가 향수의 원료로 사용되었다는 기록이 있다. 고대에는 향수가 의료용이나 종교 행사에만 사용되었으나, 그리스에서 꽃 향수를 미용 목적으로 처음 사용하였고 로마시대에는 목욕용 향수가 개발되었다. 아라비아에서는 증류기술을 이용한 향수 제조기술이 발달하여 에센스, 장미수, 팅크를 생산하였고, 중국은 사향과 함께 레몬, 오렌지, 만다린 등 감귤류 향수를 사용하였다.

중세 유럽에서는 종교적인 이유로 목욕을 하지 않아 사람들이 몸에서 심한 악취를 풍겼는데 대신 향수 산업이 발전하였다. 독일의 소설가 파트리크 쥐스킨트가 1985년 발간한 소설 '향수-어느 살인자의 이야기(Das parfum)'는 후각에 천재적인 능력을 가진 주인공이 향수로 세상을 지배하게 되는 과정을 그렸다. 2006년 톰 티크베어 감독에 의해 더스틴 호프만, 벤 위쇼 주연으로 영화화되었다.

고대부터 여성들이 이성을 유혹하는 향수로 많이 사용한 것은 암컷 사향노루의 배꼽 근처에 있는 향낭에서 추출한 사향이었다. 이집트의 클레오파트도 사향을 즐겨 사용하였고 매일 장미 향수로 목욕을 하였다고 한다. 프랑스의 황후 조세핀, 중국 당나라 현종의 총애를 받았던 양귀비, 그리고 조선시대의 명기 황진이도 사향의 애용자였다.

향수보다 몸에서 나는 체취가 더 매혹적으로 여겨지기도 하였다. 영국의 에드워드 7세는 여름날 애인에게 두꺼운 옷을 입혀 땀을 흘리게 한 후 냄새를 맡으며 사랑을 나눴다. 중세유럽에는 사과를 겨드랑이의 땀에 흠뻑 젖게 하여 냄새를 즐기며 먹었다는 풍습이 있었다. 남성들이 가장 매력적으로 느끼는 냄새는 배란기에 있는 여성들이 입은 티셔츠에서 나는 냄새라는 연구도 있다. 프랑스 황제 나폴레옹도 황후 조세핀의 체취를 좋아해서 전쟁터에서 몸을 씻지 말고 기다리라는 편지를 보내기까지 했다.

나폴레옹의 연인, 조세핀의 체취는 독특하여 까망베르(Camembert)

치즈의 향과 비슷하였는데 실은 질에서 나는 냄새였다. 여성의 질에서 분비되는 남성을 유혹하는 코퓰린 호르몬은 강렬한 냄새가 나지 않는다. 독특한 치즈 냄새와 함께 치즈나 두부 으깬 것과 같은 분비물이 나오면 칸디다 질염(Candida vaginitis)에 감염된 경우이다. 여성의 질염은 대단히 흔한 질환이지만 대부분은 잘 모르고 지내거나 부끄러워서 방치하는 수가 많다. 정상적인 여성의 질은 외부의 나쁜 세균의 침입을 막아 주는 젖산균(Lactobacillus)이 분비하는 젖산 때문에 산도 3.8-4.2의 산성으로 약간 시큼한 냄새가 난다.

질염은 난잡한 성생활, 항생제 남용, 피임기구, 폐경, 잘못된 질 위생관리, 스트레스, 과로로 인해 젖산균 등 정상 상재균(common flora)의 균형이 깨지면서 발생한다. 대부분 세균성 질증, 칸디다 질염, 트리코모나스 질염이고, 염증성 질염, 위축성 질염 등도 있다.

냄새와 가장 관련이 있는 질염이 세균성 질증(bacterial vaginosis)이다. 세균에 의한 점막의 염증이 없이 증상만을 일으키므로 '질염(vaginitis)' 대신에 '질증'이라고 한다. 다른 질염과는 달리 성관계에 의해 전염이 되는지는 논란이 많고, 아직 성병으로 분류되지 않아 상대방 남성에 대한 치료는 필요하지 않다. 혐기성 세균이 분비하는 아민(amine) 때문에 생선 썩는 냄새 혹은 오징어 냄새가 나는 것이 특징인데, 정작 본인은 모르고 지낸다. 성관계 시 냄새가 악화되어 상대방 남성이 냄새를 맡고는 질겁하는데, 여성 채취를 좋아하듯이 이 냄새를 좋아해서 일부러 찾는 남자들도 있다고 한다.

　질염을 제대로 치료하지 않을 경우 골반염으로 진행되거나 나팔관이 막혀 불임이 되고 임신 중에는 유산이나 조산을 한다. 치료는 각 원인균에 따라 맞는 약제를 복용하거나 질정을 질에 삽입한다. 트리코모나스 질염은 성관계로 전파되는 질염으로 섹스 파트너도 반드시 치료를 받아야 한다. 치료가 되더라도 질염은 재발이 잘되기 때문에 예방이 중요하다.

　질염을 예방하려면 질의 청결을 유지하고 건전한 생활습관이 중요하다. 젖산균 등 정상 상재균이 잘 유지되도록 질 세정제나 비데는 자주 사용하지 말고 질 내부를 비누로 씻지 않는다. 레깅스, 스키니진, 거들 같은 꽉 끼는 옷을 피하고, 통풍이 잘 되는 옷을 입고 속옷은 땀 흡수가 잘 되는 천연섬유나 면제품이 좋다. 지나친 과로나 스트레스, 불규칙한 생활, 과음이나 흡연을 삼가고, 건전한 성생활을 하는 것이 필요하다.

급해서 참을 수가 없다

오늘 몇 번 소변을 봤는지, 언제, 어디서, 얼마만큼이었는지 전혀 기억하지 못할 정도로 소변은 자연스러운 일상의 하나이다. 마려우면 누는 단순한 생리현상으로 보이지만, 소변을 보는 과정은 대단히 복잡하고 섬세하다.

소변이 차는 동안 방광은 서서히 늘어나서 압력을 느끼지 않게 한다. 400cc 정도 소변이 차면 마렵다는 신호가 대뇌의 배뇨중추에 전달되고, 대뇌는 일단 방광을 제어하여 바로 소변을 싸지 않게 한다. 화장실에 가서 준비가 되면 척추의 자율신경이 방광에게 소변을 보라는 명령을 내리고, 요도괄약근이 열리면서 방광이 수축하여 요도로 소변이 분출된다.

배뇨의 과정에서 다양한 문제가 생길 수 있다. 전립선이 커지면 소변을 보기 힘들고, 요도괄약근이 약해지면 소변이 새는 요실금이 생긴다. 방광에 소변이 차는 동안 감각의 제어가 망가져서 생기는 문제가, 소변이 마려우면 참기 어렵고 급하게 화장실로 뛰어가야 하는 '과민성방광'이다. 밤낮으로 소변을 자주 보고, 소변이 찔끔 새거나 화장실에서 미처 준비하기 전에 왈칵 쏟아지는 낭패를 겪는다.

과민성방광은 방광의 감각이 예민해지고 방광근육이 급박하게 수축해서, 소변이 조금만 차도 갑자기 마렵다는 절박함을 느끼는 질환이다. 소변을 못 참고 자주 보는 것이 치명적이지는 않지만 소변에 대한 초조함으로 삶의 질이 망가진다. 수시로 화장실을 급하게 들락거리니 업무능력이 떨어지고, 밤에 자주 화장실을 가니 수면 부족으로 항상 피곤하다. 나만 왜 그럴까 하는 우울증과 수치심이 생겨 사회생활에 지장이 온다. 언제 소변이 마려울지 모르는 불안감으로 성관계를 기피하여 부부생활에도 지장을 준다.

발병원인은 명확하지 않지만 스트레스, 운동 부족, 비만, 음주, 흡연. 변비가 위험요인이다. 30-40대 여성에 많고, 남성들은 50대 이후 전립선비대증의 2차 증상으로 동반된다. 치료는 약물요법, 물리치료와 방광재활훈련을 병행하여 방광 기능을 회복하고, 잘못된 생활습관을 개선한다. 카페인이나 탄산음료의 섭취를 삼가고 신선한 채소와 과일을 많이 먹는 것이 도움이 된다. 과민성방광 환자가 커피나 탄산음료, 자극성 있는 음식을 섭취하면 소변량이 증가하고 방광과 요도가 자극되어 증상이 심해진다. 담배는 방광에 허혈성 염증을 일으키므로 반드시 금연을 하고, 변비가 생기지 않도록 한다.

물은 한 번에 많이 마시지 말고 조금씩 자주 마시는 것이 좋고, 밤에는 수분 섭취를 최대한 자제하여 야간빈뇨를 줄인다. 아랫배를 따끈하게 찜질해주면 방광과 골반근육의 긴장이 풀어져서 증상이 완화된다. 도움이 되는 식품에는 호박과 콩이 있다. 호박씨에는 폴리페놀, 콩에는 이소플라본 성분이 풍부하여 방광 진정효과가 있고, 마그네슘, 아연, 비타민E가 도움이 된다.

정조대와 방광염

"내가 외출할 때는 언제나 아내에게 '베르가모식 자물쇠'를 채운다."

16세기 프랑스 작가 라블레의 소설 '가르강튀아와 팡타그뤼엘'에 나오는 내용이다. 베르가모식 자물쇠는 정조대(chastity belt)를 말하며 이탈리아 북부 베르가모 지방에서 만들어져서 붙여진 이름이다.

여성 억압의 상징물인 정조대는 성을 소유물로 전락시킨 인류 역사의 치부였다. 정조대의 유래에 대해서는 아직도 논란이 많다. 최초의 정조대는 고대 그리스에서 여성들을 성폭행으로부터 보호하기 위하여 가죽으로 만든 장치였다. 이후 여성 노예들의 노동력을 최대로 이용하기 위하여 정조대를 채워 임신하지 못하게 하였다. 역사적인 근거가 명확하지는 않지만 가장 널리 알려진 속설은 중세 십자군 전쟁 때 만들어졌다는

것이다. 장기간 전쟁에 나가는 기사들이 아내의 부정을 막기 위하여 정
조대를 채웠다고 한다. 십자군 기사들이 사용한 정조대는 사라센의 하
렘에서 탈취한 것이라고 하지만, 현재 유럽 박물관에 전시된 십자군 시
대의 정조대는 후세에 만들어진 모조품이라고 한다.

정조대는 가죽이나 강철로 만들어진 코르셋으로 한번 착용하면 자물
쇠를 채워서 벗지 못하였다. 요도와 항문이 있는 위치에 용변용 구멍 하
나씩 조그맣게 뚫어놓았고 주변에는 쇠못을 박아 손가락도 들어갈 수
없게 하였다. 이를 착용하여야 했던 여성들은 성적 욕망의 억제 외에도
많은 불편함과 심각한 위생적 문제를 겪어야 했다. 용변을 볼 때 소변이
제대로 흘러나가지 못했고 대변은 거의 정조대 안에 묻어서 처리하기도
어려웠다. 중세는 목욕을 금기시하던 시대였기 때문에 피부병이나 욕창
이나 골반염, 요로감염의 위험에 그대로 노출되었다.

요로감염은 외부에서 세균이 침입하여 발생하는 감염질환이다. 원인
균은 대부분이 대장균(E.coli), 포도상구균(staphylococci), 협막간균
(Klebsiella), 프로테우스균(Prosteus)으로 대변에 섞여서 배출되는 장
내세균이다. 세균은 항문 주위에 머물렀다가, 회음부와 질을 거쳐 요
도를 통해 방광에 침입하여 점막에 염증을 만들어 방광염을 일으킨다.
치명적인 감염질환인 급성신우신염은 방광에 있던 세균이 요관으로 들
어가 상행성 경로에 의해 신장에 침입하여 발생한다. 중세시대 여성들
이 착용한 정조대 내부는 대변과 소변이 묻어있었고 청결하게 씻지도

못했으니 완전히 세균 덩어리였다. 질염이나 방광염의 위험에 노출된 채 살아야 했고 신우신염이 발병하면 패혈증이 합병되어 사망에 이르게 되었다. 근대의 정조대 폐지운동의 목적은 여성 해방과 위생적 문제의 해결이었다.

오줌소태는 '요도가 쓰라리고 소변을 자주 보는 현상'을 의미하는 우리말이다. 가장 흔한 원인이 방광염이기 때문에 보통 오줌소태를 방광염으로 지칭한다. 방광염이란 몸 밖에 있는 세균이 요도를 통해 방광에 침입하여 염증을 일으킨 상태, 즉 방광의 세균성 감염질환이다. 발생 빈도는 여성이 남성의 8배이고 20~40세의 연령대에 많이 발생하는데, 여성들은 누구나 일생에 한 번은 경험하게 될 정도로 흔한 질환이다. 18세 이상의 여성의 10%는 최근 1년 내에 한 번 이상 걸렸었고, 여성의 30%는 24세가 될 때까지 최소한 한번은 방광염으로 치료를 받는다.

여성이 방광염에 잘 걸리는 이유는 생리, 잘못된 배뇨습관, 임신, 성생활 등 여성들만의 생활 형태가 위험요인이다. 중요한 환경적 요인은 세균이 질 입구에서 집락화하여 증식하고 요도가 짧고 직선 모양이기 때문에 세균의 침입이 용이하다. 영향을 미치는 것은 항문 주위에 있는 세균이 요도까지 얼마나 잘 이동할 수 있나 하는 것이다. 세균의 이동 거리와 관련이 있는데, 항문에서 질 입구까지 길이가 2cm보다 짧을 경우 방광염의 위험도가 높아진다는 연구도 있다. 성생활과의 관계는, 한 달에 성관계 횟수가 8회 이상이거나 지난 1년간 섹스 파트너의 수가 2명 이상일 경우 위험도가 높아진다. 폐경기 이후 여성들은 질과 요도가 건조해지고 탄력이 떨어짐으로써 방광염의 위험도가 높아진다.

증상으로는, 소변을 급하게 자주 보면서 배뇨 시 요도가 따가운 작열감을 느끼고, 하부요통이나 치골상부의 통증이 있다. 절박성 요실금이나 혈뇨를 보이지만, 전신증상인 발열은 없는 것이 특징이다. 단순방광염일 경우 3-7일간 항생제 요법으로 치료가 되는데, 방광자극 증상을 완화하기 위하여 진통소염제나 방광진정제를 함께 투여하며, 온수 좌욕이 도움이 된다.

6개월에 2회 이상, 1년에 3회 이상 재발되는 경우 재발성 방광염으로 분류하고 적극적인 예방조치를 한다. 수차례 재발하고 제대로 치료가 되지 않으면 방광의 기능 이상이 유발된다. 재발성 방광염의 예방을 위해서 저용량 항생제 장기요법을 사용하지만, 최근에는 항생제에 대한 세균의 내성이 증가하고 있어 건강한 생활습관과 규칙적인 배뇨습관이 더 중요하다.

방광염 예방에 도움이 되는 행동요법은 다음과 같다.
① 물을 넉넉하게 섭취하여 충분한 소변량을 유지한다.
② 소변이 마려울 때 억지로 오래 참지 않는다.
③ 배변 후 휴지를 사용할 때 앞에서 뒤 방향으로 닦는다.
④ 섹스 전후에 생식기 주위를 깨끗이 한다.

⑤ 섹스 전후에 소변을 봐서 방광을 비운다.

⑥ 규칙적인 배변 및 배뇨 습관을 가진다.

⑦ 질 세정제는 너무 자주 사용하지 않는다.

⑧ 신선한 채소와 과일을 충분히 섭취하여 변비를 피한다.

⑨ 하복부와 다리를 꽉 조이는 속옷이나 바지는 삼간다.

뇌섹남은 없고 뇌섹녀는 있다

뇌섹남은 뇌가 섹시한 남자의 줄임말로 지적인 매력이 있는 사람을 가리키는 신조어이다. 2015년 5월 모 여성 잡지의 특집 기사에서 '주관이 뚜렷한 남자', '책을 많이 읽고 말을 잘하는 남자'로 소개되며 알려졌다. 언론매체에서 인용되며 자연스럽게 유행어가 되었고 국립국어원이 발표한 신조어에 포함되었다.

여러 매체에서 무분별하게 뇌섹남이 언급되지만 이를 이해 못하는 사람들도 많다. 섹시가 매력의 요소로 인정받는 사회이지만, 뇌가 섹시하다는 의미가 무엇인지 논란이다. 섹시(sexy)란 '성적 매력이 있는', '요염한', '성적으로 흥분한'을 의미하는 영어단어이다. 뇌섹남은 뇌가 매력적이라고 하니, 뇌로 하는 섹스능력도 뛰어날까? 풍만한 F컵 가슴이나 늘씬한 각선미를 자랑하는 섹시한 여성이 반드시 성욕이 강하거나 섹스능력이 뛰어난 것은 아니다. 남성의 성 생리적 특성으로 볼 때, 오히려 뇌섹남은 머릿속에 생각만 많고 섹스 능력은 '빛 좋은 개살구'일 가능성이 더 크다.

뇌와 섹스에 관해서 이야기를 시작했으니, 좀 더 궁금증을 가져보기로 하자.

섹시한 뇌의 능력을 발휘하는, 뇌로 하는 섹스는 있을까?

뇌 섹스는 전통적(?)인 방법에 의한 섹스보다 더 좋을까?

성적 만족은 육체적, 정신적, 감성적, 사회적 행복 전부를 의미하지만, 섹스의 과정과 형태는 남자와 여자가 다르다. 남자의 성 생리에는 정신보다는 섹스 과정에서 느끼는 육체적 감각이 더 중요하게 작용한다. 그래서 육체적 행동이나 자극이 없이 뇌로만 섹스를 하는 남자는 드물다.

남성과 달리 여성은 섹스를 통해서 상대방과 친밀감을 느끼려고 한다. 여성은 섹스에서 배려와 공감, 분위기 등 정서적 요인을 더 중시하기 때문에 육체적인 자극보다는 뇌가 먼저 작동하여야 성적 흥분이 따른다. 대부분의 여자는 뇌로 섹스를 하고, 뇌로 섹스를 할 수 있는 여자들이 육체적인 성적 능력도 뛰어나다.

'여권(女權)의 승리', '삶이 변한다.', '신세계가 열린다.', '사랑에 한 알

이면 충분'

2015년 10월 미국에서 시판된 여성을 위한 신약의 광고인데, 문구와는 달리 아직까지 기대에 미치지 못하고 사용자들의 반응도 회의적이다. 이 신약의 정체는 여성용 비아그라로 알려진 '애디(Addyi)'이다. 애디는 남성용 발기유발제 비아그라와 비교되지만 기전과 목적은 완전히 다르다. 비아그라는 남성의 음경에 작용하여 혈관을 확장시키는데, 애디는 여성의 뇌에 작용하여 성욕을 증진시킨다. 여성의 성욕은 대단히 복잡하여 성호르몬이나 몇 가지 신경 물질로 해결되지 않는다. 여성 성욕 개선제 애디는 아직까지 효과가 뚜렷하지 않고 어지럼증 등 부작용으로 논란이 많다.

섹스에서 쾌감이 목적인 남성과는 달리, 여성은 소통과 상대방의 만족감을 더 중요하게 생각한다. 여성들은 섹스를 '자신의 즐거움을 위한 육체 활동'보다는 '서로 교감하고 함께 느끼는 행위'라고 생각한다. 그래서 남자는 몸으로 섹스하고, 여자는 뇌로 섹스를 한다고 말을 한다.

성 경험이 있는 여성들의 60% 이상이 신체를 만지지 않고 성적인 상상만으로 절정에 도달할 수 있다는 연구가 있다. 절정감은 클리토리스나 외음부의 자극에 의한 쾌감과 비슷하고 심장박동과 혈압도 비슷하게 상승되었다. 성적 상상은 남성이 여성에 비해 두 배 정도 더 많지만, 남녀에 있어 상상의 양상이 다르다. 남성은 흔히 말하는 야한 생각으로 육체적 행위에 관한 적나라한 상상을 하고, 여성은 로맨틱한 감성적인 상상을 한다.

결혼 10년 차 이상인 남녀를 대상으로 한 성적 환상에 대한 조사에서, 배우자가 아닌 다른 이성을 대상으로 성적 상상을 해본 적이 있다는 대답이 남녀 모두 80% 이상이었다. 상상의 대상은 남녀가 달랐는데, 여성은 영화배우나 아이돌 등 유명 연예인이었고, 남성은 실제 주변에서 볼 수 있는 여성이었다. 어떠한 형태든 성적 환상은 남성과 여성 모두에서 성의 활력에 도움이 되고, 상상을 많이 하는 사람들이 성생활의 횟수도 많고 쾌감의 정도가 더 크다.

여성들이 뇌 섹스를 중요시한다고 해서, 육체적인 노력은 등한시하고 립 서비스로만 때우면 안 된다. 여성의 성적 만족을 위해서 남성의 배려와 존중이 우선되어야 한다는 것이지, 여성에게 육체적 자극이 필요 없다는 이야기는 아니다. 성적 흥분을 위해 적당한 분위기와 사랑의 속삭임이 필요하지만, 침대에서 흘리는 남자의 땀이 최고의 최음제 역할을 한다. 오감이 다 중요하지만 여성은 특히 냄새에 민감하다. 향수도 있지만 여성은 남성의 건강한 땀 냄새에서 성적 충동을 가장 크게 느낀다.

남성은 육체 중심으로, 여성은 정신 위주의 섹스를 하니까, 남자가 여자보다 더 힘들 거라고 생각하고 피로감도 남성이 더 많이 느낀다. 체위나 적극성에 따라 다르지만, 실제로는 남성보다 여성의 칼로리 소모가 더 많다. 여성이 덜 힘들게 보이는 이유는 여성은 섹스를 하는 동안 부교감신경이 활성화되어 평소보다 많은 에너지가 공급되어 회복이 빠르기 때문이다. 남자가 숨이 차고 힘이 드는 건 평소 운동이나 건강관리를 하지 않은 탓이지, 섹스 자체가 힘든 노동이기 때문은 아니다.

여자의 의무방어전

챔피언이 쉬운 상대만 골라 경기를 하지 못하도록 경기단체가 지명한 도전자와 가져야 하는 타이틀전이 의무방어전이다. 의무방어전은 남성들이 본인은 하고 싶은 생각이 없거나 컨디션이 좋지 않지만, 오랜만에 여성을 위해서 '섹스를 해준다'라는 착각에서 쓰는 말이기도 하다.

결혼 후 섹스에 관심이 없어지는 이유는 임신, 육아, 직업, 스트레스 등 생활환경의 변화나 심리적 피로 때문이다. 40대 이후 갱년기가 되면 육체적인 기능 저하와 자신감 결여로 성생활을 소홀히 하게 된다. 이를 극복하기 위해서 솔직하게 문제를 이야기하고 함께 노력해야 하지만, 근본적인 해결보다는 의무방어전으로 적당히 지내는 경우가 많다. 마지못해도 섹스를 하는 이유는 상대방의 욕구 만족을 위해서나 분위기를 망치고 싶지 않기 때문이다. 의무로 하는 섹스는 남녀 모두가 즐겁지 않고 행위는 곤혹스러운 노동이 된다.

남성들은 성생활을 성기의 결합인 성교와 동일시하다 보니까 횟수에 집착하고 의무방어전이라는 강박관념을 가진다. 섹스의 만족도는 얼마나 많이 했느냐가 아니라 섹스를 통해 충분히 교감을 나누었는지가 중요하고 이는 절정감의 정도와는 다르다. 여성은 성행위 자체보다 분위기를 더 중요하게 여기므로, 절정에 달하지 못해도 심리적으로 만족한 성생활이 될 수 있다.

섹스에 있어 남성은 육체적 감각에 충실하고, 여성은 정서적 교감과 사랑의 느낌을 중요시한다. 남성의 섹스는 비교적 단순하지만 여성은 복잡하고 미묘하다. 남성은 음경에서 섹스가 시작하고, 여성은 뇌가 우선적으로 반응을 해야 성적 흥분이 되고 몸이 반응한다.

남성은 음경의 발기가 필수적이지만 여성은 신체 구조상 언제든 성관계가 가능하다는 생각으로, 많은 남성들이 의무방어전은 남자들만 한다고 착각한다. 여성들도 육체적, 생리적으로 반응을 하여야 하고, 사랑의 감정, 친밀감, 분위기 등 정신적 요소도 필요하다. 마음에서 내키지 않는 의무방어전을 하는 건 남자든 여자든 마찬가지이다.

남자들의 또 다른 착각은 성관계 시 여자는 그저 가만히 있고 남자가

다 한다는 것이다. 섹스에서 남자보다, 온몸으로 반응하는 여자가 훨씬 더 많은 칼로리를 소모한다. 섹스 시 여성의 자율신경이 활발하게 작용하여 충분한 에너지가 공급됨으로써 피로감을 덜 느낄 뿐이다.

여성들이 성생활을 기피하는 이유는 다양하다. 출산을 하고 나면 몸매에 자신감을 상실하고 심리적 위축으로 섹스를 멀리한다. 폐경기 이후 여성호르몬이 중단되면 질과 요도의 콜라겐이 줄어들어 질 내벽이 얇아지고 탄력이 없어진다. 노화로 인한 위축성 질염과 질 건조증이 발생하고, 질 분비물도 줄어들어 통증 때문에 성관계가 힘들어진다. 질 건조증은 비누나 세정제로 너무 자주 질 세척을 하는 경우에도 발생할 수 있다.

방광과 요도의 점막에도 위축성 변화가 오고 과민성방광이나 요실금이 발생한다. 질내 pH가 증가하고 상재균인 젖산균(lactobacillus)의 감소와 질 입구 세균 집락화의 증가 등 질 생태계의 변화로 방광염이 자주 발생한다. 소변의 불편함 때문에 성관계 중 불안해지고 쾌감도 줄어들어, 성생활을 멀리하게 된다.

배뇨장애는 생활요법과 적절한 치료로 해결이 가능하고, 질 건조증은 질 보습제나 여성호르몬제 연고로 완화된다. 성행위 시 분비물이 부족한 경우 침을 바르면 효과도 없고 이차감염의 위험성이 있다. 수용성 윤활제를 사용하고 시간을 갖고 준비를 하여 질이 충분히 이완된 후 삽입을 하는 것이 좋다.

섹스에 있어 가장 중요한 장애는 배려가 없고 존중되지 못하는 것에 대한 불만이다. 섹스는 부부간의 애정, 믿음과 존중, 그리고 친밀감의 표현이지, 애정이나 친밀감을 얻기 위한 수단은 아니다. 상대방에 대한 이해와 배려가 필요하고 함께 즐거움을 나누는 것이 진정한 섹스이다.

성은 대단히 복잡하고 미묘한 것으로 표현하는 방법이나 사회문화적인 이유로 남자는 능동적, 적극적이고, 여자는 수동적, 소극적으로 보인다. 그러나 의학적으로 성적 관심이나 욕구는 남녀 모두 나이에 관계없이 비슷하게 유지되고, 성에 있어 남녀의 역할은 따로 없다.

남성과 여성 모두 편안한 마음으로 집중해야 하며, 중년 부부라면 떨어진 성적 능력과 육체적 문제를 이해하는 것이 필요하다. 성 건강을 위해서는 정신적 및 육체적 건강을 유지하며 규칙적으로 성생활을 시도하고, 평소에 적당한 운동, 적절한 식이요법과 충분한 휴식이 필요하다.

여자는 무엇으로 흥분 하는가?

지금은 상상하기도 어렵겠지만, 1970년대 말에는 남성의 머리가 귀를 덮거나, 여성의 치마가 무릎 위로 올라가면 경범죄로 파출소에 잡혀갔다. 시간은 흘러 세상은 변하고, 성문화와 도덕적 가치 기준도 바뀌고 있다. 성은 인간의 기본적인 욕구로 삶의 활력을 유지하여 건강과 행복을 주는 삶의 한 부분이지만, 그동안 성에 대한 관심이나 논의는 은밀하게 이루어져 왔다. 더구나 여성의 성은 얘기하기 어려운 주제였고, 여성 성기능장애 역시 무지와 무관심으로 불감증 정도만 거론되어 왔다.

여성 성기능에 대해서도 많은 연구들이 이루어졌고, 여성 성기능장애는 성욕이 생기지 않거나 성행위를 혐오하는 성욕장애, 질의 윤활작용이 원활치 못하고 외음부의 감각이 둔화되는 흥분장애, 절정에 도달하지 못하는 극치감장애, 성교통이나 질의 경련이나 통증을 호소하는 통증장애 등 세부적으로 분류되었다.

여성 흥분장애는 지속적인 자극에도 음핵과 음순의 해면체가 팽창되지 않으면서 성적 반응을 보이지 않는 현상이다. 비아그라를 이용한 많은 연구들이 시도되었는데, 남성과는 달리 유의한 효과를 보이지 않았다. 여성의 성생리는 다양한 요소들이 작용하고, 성욕이 우선되지 않으면 성적흥분이나 극치감에 이르지 못하기 때문이다.

최초의 여성용 성욕 증강제 '애디(Addyi)'가 2015년 발매되고, 2019년에는 주사제 '바이리시(Vyleesi)'가 미국 FDA의 승인을 받고 연내 출시가 예정되었다. 여성용 성욕 기능개선제의 발매는 많은 여성들에게 큰 기대를 주었지만, 약효와 부작용에 있어 많은 논란이 있다. 대단히 복잡하고 미묘한 여성의 성욕은 성호르몬이나 신경전달물질로는 해결이 어렵다.

여성의 성욕 증강제 혹은 흥분제는 최음제(aphrodisiac)로 여겨져 왔는데, 그리스 신화의 사랑과 미의 여신 아프로디테(aphrodite)에서 온 말이다. 일반 식품부터 마약류에 이르기까지 최음제라고 믿고 사용된 물질들은 무수히 많았다. 역사적으로 가장 오래되고 가장 흔히 사용된 사랑의 묘약은 술이다. 알코올은 중추신경에 작용하여 이성적 사고를 억제하여 용기를 주고 성적흥분을 일으킨다. 과음을 하면 성욕이 아예 없어지고 혈관과 신경의 마비로 성행위가 어렵고 절정감에 도달하기도 힘들다.

실베스터 스텔론과 산드라 블록 주연의 영화 '데몰리션맨(Demolition Man)'(감독 마르코 브람빌라, 1993)의 시대적 배경은 2032년이다. 출산은 인큐베이터를 이용하고 성병 예방을 위해 신체적 접촉이 금지된 사회이다. 주인공 남녀가 섹스를 하는데, 머리에 헬멧형 전자 장비를 쓰고 뇌파를 통한 가상섹스이다. 지금도 포르노 VR기기가 있으니까 아주 비현실적인 장면은 아니지만, 이런 방식으로 과연 섹스의 참맛을 느낄 수 있을지 모르겠다.

테니스가 우리나라에 처음 소개되었을 때 어떤 양반이 선수들이 땀을 흘리며 뛰는 모습을 보고는 "저렇게 힘든 건 아랫것들에게나 시켜라"라고 하였다. 섹스는 뒷짐 지고 점잔을 빼는 것이 아니라, 육체적 만족감과 정신적 행복함이 함께 성취되어야 한다. 여성들에게는 남성이 섹스에 열중하면서 온몸으로 흘리는 땀이 최고의 최음제이자 향수가 된다.

섹스는 여성과 남성의 애정, 믿음과 존중, 그리고 친밀감의 표현이지, 쾌감을 얻기 위한 수단은 아니다. 상대방에 대한 이해와 배려가 필요하고 함께 즐기는 것이 진정한 섹스이다. 만족한 성생활을 위해서는 흥분이나 쾌감을 높여주는 최음제나 정력제보다 정신적, 육체적 건강이 우선되어야 한다.

18세기 이탈리아의 전설적인 플레이보이, 카사노바는 자서전 '회상록 (Mémoires)'에서 "나는 언제나 여자를 사랑할 뿐 아니라 그 여자들로부터 사랑받고자 최선을 다했다."라고 하였다. 이런 마음가짐에 호감을 갖지 않는 여성은 없었을 것이다. 카사노바의 러브 마케팅은 특별한 최음제가 없어도, 비싼 선물이 아니더라도 여성들을 흥분시키고 행복하게 만들었다. 완전한 사랑을 위하여 여성들 가까이 '한 걸음 더 들어가서, 최선을 다하는 것'이 최고의 비법이다.

소변이 속궁합에 미치는 영향

섹스 스타일에는 친밀감, 감정, 느낌, 대화, 분위기 등 정신적인 요소와 성감대, 애무, 체위, 오르가즘, 그리고 실제 섹스의 도구인 성기 등 육체적인 요소가 포함된다. 많은 남자들은 성기의 크기, 삽입, 성교의 시간이 섹스 코드의 전부라고 생각하는 경향이 있고, 일부 여성들도 질의 압력이나 분비물을 우선으로 생각한다.

남자들은 음경이 크면 여자들이 좋아하고 속궁합도 잘 맞을 것이라는 착각을 갖고 있다. 의학적으로 음경의 크기는 여성의 만족도와 상관관계가 없다는 연구 결과들이 많다. 여성의 질은 깊이가 평소 7-8cm 정도로 성관계 시 흥분의 정도와 남성의 음경에 맞춰 이완된다. 쾌감을 느끼는 감각은 질 입구에서 1/3 부위까지만 있기 때문에, 음경의 길이가

5cm 이상이면 삽입과 피스톤 운동에 문제가 없고 여성에게 충분한 만족감을 줄 수 있다.

질의 수용력에 한계가 있는 여성은 큰 성기를 받아들이기가 부담이 되고 통증을 느낄 수도 있다. 음경의 길이가 과도하게 길면 자궁경부를 심하게 자극하여 복통이 생기거나 성관계 도중 대변이나 소변이 마려운 느낌이 온다. 과민성방광을 가진 여성의 경우는 강한 자극을 받으면 소변을 지리기도 하는데, 이를 남성은 절정감에 분출되는 애액으로 착각하기도 한다. 음경이 너무 굵고 여성의 분비액이 적은 경우에는 질 입구나 소음순에 생채기가 생기거나 부종이 생겨 심한 통증을 유발할 수도 있다.

섹스는 혼자서 하는 행위가 아니다. 섹스에 있어서 음경의 크기, 길이, 굵기, 모양, 발기 각도, 그리고 질의 위치, 모양, 상태가 중요하다. 성기의 결합에 영향을 미치는 골반, 특히 치골의 형태나 체위, 골반의 비만 정도도 행위와 만족도에 중요한 영향을 미친다. 구조적으로 맞지 않으면 불편함이 있을 수 있지만, 이러한 차이는 서로에게 맞는 체위나 스타일을 찾아 얼마든지 해결할 수 있다.

여성들은 섹스에 있어 정신적인 만족이나 교감을 추구하고, 남성들은 행위나 쾌감을 중요하게 생각한다고 하지만, 만족한 섹스를 위해서는 상대방이 원하는 바를 함께 이해하고 맞추려는 노력이 중요하다.

속궁합과 관련된 비뇨기과적 요소가 하나 있다. 여성은 요도가 5cm 정도로 짧고 직선 형태이다. 질의 위쪽 소음순 안에 요도 입구가 위치해 있고, 질은 항문과의 거리가 불과 2cm 정도로 가깝다. 이러한 외성기의 구조적 특징 때문에 여성은 방광염에 잘 걸리는데, 생리, 임신, 잘못된 배뇨 배변 습관 등 여성들의 일상생활 자체가 위험요인으로 작용한다. 20-40대 여성에서는 성생활 후 방광염 증상이 나타나는 경우가 많다.

대장균(E.coli), 포도상구균(staphylococci), 협막간균(Klebsiella), 프로테우스균(Prosteus) 등 장내세균들은 대변에 섞여서 배출되어 항문 주위에 머물렀다가 회음부를 이동하여 질 입구에서 증식하여 군락을 만든다. 군락을 이루고 있는 세균들이 요도를 통해 방광에 침입하여 점막에 염증을 만드는 질병이 방광염이다. 증상으로는 소변을 자주 보고, 봐도 시원치 않고, 소변볼 때 요도에 작열감이 있고, 심하면 혈뇨를 보이고 아랫배에 통증도 일으킨다.

성생활을 할 때 질 입구의 세균 군락을 음경이 자극하여 요도로 밀어 넣을 수 있다. 알칼리성인 정액이 약산성인 질에 분출되면, 생태환경이 바뀌어 세균이 증식된다. 1달간 성관계 횟수가 많을수록, 섹스 파트너의 수가 여러 명일수록 방광염의 위험도가 높아진다. 성 경험이 별로 없던 여성이 결혼 초기에 방광염에 자주 걸리기도 하는데 신혼의 성생활과 관계가 있다고 해서 '밀월성 방광염(honeymoon cystitis)'이라고 한다.

섹스와 관련된 방광염은 상대방에 따라 혹은 같은 남성이라도 체위나 성생활의 형태에 따라 발생하는 빈도가 달라진다. 회음부 위생관리를 철저히 하고 체위를 바꾸었는데도 불구하고 방광염이 자주 재발하는 경우, 성관계 직후 항생제를 복용하는 예방요법을 쓴다. 성관계 전과 후에 소변을 봐서 방광을 비우는 것도 도움이 된다.

핑크 비아그라

블루 다이아몬드(blue diamond)라고 불리는 비아그라는 성분명이 구연산 실데나필(sildenafil citrate)로, 음경 발기를 일으키는 발기유발제이다. 성적으로 흥분하면 GMP 효소가 분비되어 음경해면체가 혈액으로 채워져 발기가 일어나고, 자극이 사라지면 PDE5 효소가 GMP를 분해해서 발기를 풀리게 한다. 발기유발제의 기능은 PDE5 효소를 억제함으로써 GMP 효소가 계속해서 발기를 유지한다.

여성도 성적 자극을 받으면 음핵(clitoris)과 음순(labium)의 해면체가 팽창되고, 자극이 이어지면서 극치감에 이른다. 남성의 발기부전과 마찬가지로 해면체가 충분히 팽창되지 않으면 흥분장애와 극치감장애가 발생한다. 여성의 성기능장애에 비아그라가 효과가 있는지에 대한 연구 결과는 두통 등 부작용만 심하고 아무런 효과가 없었다. 여성의 성기에서 PDE5 효소의 역할이 남성의 25%밖에 안 되고, 복잡한 여성 성기능장애는 성기의 혈류 개선만으로 해결이 되지 않는다.

비아그라 이후 많은 신약과 복제약들이 판매되고 있는 발기유발제에 비해서, 아직 여성 성기능장애에 대한 확실한 치료제는 없다. 이러한 문제점을 여성단체들은 성적 행복권의 차별과 소외라고 주장한다. 하지만 여성의 성욕과 성적 흥분감을 높이기 위한 많은 노력들이 오래전부터 있어왔다. 다만 음경의 발기가 전부인 남성에 비해 여성의 성기능은 미묘하고 복잡하여 아직도 완전히 밝혀지지 않았고 치료제의 개발도 어려운 실정이다.

2015년 최초의 여성 성기능 치료제가 미국 FDA 승인을 받고 발매되었다. 상품명은 애디(Addyi)이고 성분명은 플리반세린(flibanserin)으로 약제 분류는 여성 성욕증강제이다. 애디는 미국 스프라우트 제약회사에서 우울증치료제로 연구하던 중 여성의 성욕을 높이는 부작용이 발견되어 여성 성기능개선제로 개발되었고, 분홍색의 타원형 알약으로 '핑크 비아그라(Pink Viagra)'라는 별칭으로 불렸다.

작용기전은 뇌에서 세로토닌의 분비를 감소시키고 도파민과 노르에피네프린의 분비를 촉진시켜 성욕을 높여준다. 어지럼증, 두통, 졸림, 메스꺼움 등의 부작용이 있고, 알코올이나 항진균제와 함께 복용하면 혈압이 급격하게 떨어질 수 있다. 두 달 이상 매일 복용하여야 효과를 볼 수 있어, 최음제로 기대하였던 남성들이 실망하기도 하였다. 애디의 평가는 복용 후 삶이 달라졌다는 호평과 효능은 없고 부작용만 심하다는 부정적인 의견으로 나뉘고 있다. 아직 국내에서는 판매가 되지 않고 있다.

2019년 미국 FDA는 또 다른 여성용 성욕증강제를 승인하였다. 미국 AMAG 제약회사의 '바이리시(Vyleesi)'로 성분명은 브레멜라노타이드(bremelanotide)이다. 바이리시는 먹는 약이 아닌 주사제로 성관계 45분 전에 주사를 한다. 작용기전은 신경계를 흥분시킴으로써 성적 반응에 관여하는 뇌수용체를 활성화하여 여성 성욕감퇴를 개선한다. 미국에서는 2019년 중 발매될 예정이며, 우리나라에는 국내 임상시험을 거친 후 2022년경 발매가 될 것으로 예상된다.

여성용 비아그라라고 부르고 있지만 애디나 바이리시 모두 비아그라와는 작용 부위와 기전, 효능이 다른 약제이다. 비아그라는 남성의 음경해면체에서 혈류량을 증가시켜 발기를 일으키는 발기유발제이고, 애디와 바이리시는 여성의 중추신경에서 신경전달물질을 증가시켜 성욕을 높이는 약제이다. 성욕증강제는 최음제와도 다르다. 성욕증강제는 성기능의 생리 과정에 작용하는 약제이고, 최음제는 쾌감이나 흥분도가 증가된 것처럼 환각을 일으키는 약물이다. 최음제에 의해 착각으로 만들어진 쾌감은 깨고 나면 기억이 나지 않는 허상이다.

여성용 비아그라에 대한 부정적인 의견은 여성의 성기능, 특히 성욕은 육체만이 아니라 심리적 요인과 주변 환경 등 다양한 요인이 복합적으로 작용하여 이루어지는 생리현상이므로, 몇 가지 신경전달물질로 해결되기 어렵다는 것이다. 남성의 성욕도 마찬가지로, 상대방에 대한 무관심이나 불만, 서운함, 증오가 있으면 비아그라가 아니라 어떤 약도 소용이 없다.

섹스에서 남성들은 쾌감이나 육체적인 요소를 우선적으로 생각하고, 여성들은 감정적 친밀감을 더 중요하게 생각한다. 남성은 몸으로 섹스하고, 여성은 뇌로 섹스하고, 남성은 음경으로 쾌감을 얻고 여성은 마음으로 만족을 얻는다고 한다. 음경해면체의 혈류량 증가가 주된 기전인 남성 발기와는 달리, 여성의 성적 흥분은 육체적, 정신적, 심리적 요인들의 복합적인 작용에 의해서 이루어진다.

섹스는 서로에 대한 애정과 믿음, 친밀감의 표현이고, 상대방에 대한 이해와 배려가 필요하다. 부부가 서로 대등한 관계에서 함께 사랑을 나누는 것이 진정한 섹스이고, 최고의 여성 비아그라는 남성의 공감과 존중이다.

엄마라는 공장, 여자라는 감옥

박후기는 경기도 평택 출신으로 서울예술대 문예창작과를 졸업하고 2003년 작가세계에 '내 가슴의 무늬'로 등단한 시인이다. 시집뿐 아니라 산문사진집 '내 귀는 거짓말을 사랑한다', 고향인 평택의 기지촌을 배경으로 하는 장편소설집 '옆집에 사는 앨리스' 등 활발한 창작활동을 하고 있다. '엄마라는 공장 여자라는 감옥'은 2016년 4월 발표한 시집으로, 엄마라고만, 혹은 여자라고만 알고 있는 여자 혹은 엄마에 관한 이야기이다.

엄마라는 여자에 관해서 아는 게 없지만, 쓴다
엄마인 여자, 여자인 엄마에 대해서.

엄마와 여자는 하나의 운명이라고 시인은 말하지만, 비뇨기과적으로 여자는 세 번의 다른 삶을 산다. 태어나서 사춘기 이전까지의 소녀시대, 생리가 시작되면서 임신과 출산을 반복하는 가임기, 그리고 폐경 이후 노인으로 이어지는 중년으로 나누어진다.

여성의 인권은 신장되었지만 아직도 많은 여성들이 소변에 관한 문제는 쑥스러워하고 숨기려는 경향이다. 소변의 불편함은 여성들에게 숙명처럼 발생하지만 수치심과 자격지심으로 사회생활이 위축되고, 친구와 가족들과 거리감이 생겨 우울증으로 이어진다. 요로생식기의 노화에 대한 의도적인 무관심으로, 요실금, 과민성방광, 방광염, 질 건조증 등 퇴행성질환이 반복되고 결국 방광의 기능이 소실되고 삶의 질이 떨어지게 된다.

생이
문 닫는 날까지.....
엄마라는 공장은
쉬지 않고 돌아갑니다. (13 엄마라는 공장)

화장실에서 소변을 보는 배뇨는 단순해 보이지만 실은 대단히 복잡하고 섬세한 과정이다. 소변이 차는 동안 방광은 느낌이 나지 않도록 하고, 400cc 정도가 차면 마렵다는 신호를 배뇨중추에 보낸다. 화장실로 가서 준비가 완료되면 척추 자율신경에 의해 요도괄약근이 이완되고 방광근육이 수축되어 소변은 요도를 통해 뻗어 나간다. 소변은 신장에서 쉬지 않고 만들어지고, 계속 만들어지는 소변을 저장하고 내보내는 방광의 역할도 쉬지 않는다.

여자는 일생 동안 탈옥을 꿈꾸고
엄마는 일생 동안 출소를 꿈꾼다 (14 여자라는 감옥)

여성들의 소변 질환은 평생에 걸쳐 다양한 형태로 나타난다. 여성에서 방광과 요도는 자궁과 질 가까이에 위치해 있고 요도가 짧고 요도괄약근이 덜 발달되어 생리나 성생활의 직접적인 영향을 받는다. 소변을 보기 위해서 다소 복잡한 과정을 거쳐야 하는 여성들은 배뇨장애가 발생하면 불편함은 더 심하고 삶의 질에 끼치는 영향이 크다.

어느 날 갑자기
잘 돌아가던 엄마가 멈추고
병원엘 가서 엄마를 뜯어보면
이미 주요 부품이 망가진 뒤다 (22 엄마라는 기계)

여성에서 소변의 불편함이 더 흔한 이유는 요도의 구조적인 특징 때문이다. 항문 주변의 장내세균에 의해 감염이 쉽게 일어나고 임신과 출산 과정에서 방광과 골반근육에 무리가 가고 손상을 받을 수 있다. 가장 큰 변화는 폐경기 이후 여성호르몬이 중단되면 방광과 요도, 질의 점막에서 콜라겐이 줄어들어 탄력이 없어지고 면역력이 저하된다. 방광이 탄력을 잃게 되면 소변을 저장하는 능력이 떨어져 소변을 자주 보거나 시원하게 보지 못하고, 요도괄약근의 약화로 소변이 새는 요실금이 발생한다.

여자는 어느 날
인생에 속았다는 생각이 들었다
물론,
인생 약관을 숙독하지 못한 탓도 있었다 (23 여자와 종신보험)

소변을 보는 횟수는 여름에는 6회, 겨울에는 8회 정도이니 일 년이면 무려 2,500회 가까이 될 정도로 배뇨는 일상의 많은 부분을 차지한다. 평소에는 특별히 의식하지 않고 지내다가 불편함이 생긴 후에야 생활과 얼마나 가까이 있고 중요한지를 알게 되는 것이 소변이다. 어렵고 힘들게 운동을 하고 영양제를 복용하는 것도 좋지만, 소변건강을 위해서는 하루에 한 번씩 자신의 소변을 확인하는 것이 필요하다.

너도 이 다음에 시집가서
자식 낳아 길러보면
내 마음 알게 될 거다 (29 엄마의 예언)

임신과 출산 과정에서 자궁과 질에 가까이 있는 방광과 요도가 영향을 받는다. 여성 요실금의 15-25%는 이로 인해 발생하는 것으로 알려져 있다. 드물긴 하지만 출산 후 방광근육 무력증으로 소변을 보지 못하는 경우도 있다. 임신과 출산의 어려움은 남성은 아무리 해도 알 수 없지만, 출산의 고통은 요관결석으로 인한 옆구리 통증과 비교될 정도이니 요로 결석을 앓은 적이 있는 남성은 조금이나마 이해할 수 있을 것이다.

어떻게 살아왔는가보다는
어떻게 사랑할 것인가에 대해
생각을 집중해야 해요 (42 다시 시작하는 여자에게)

많은 여성들은 소변보는 불편함을 여자이기 때문에 겪는 당연한 현상으로 여기고 체념하고 지내는 경우가 많다. 조금만 신경 써서 생활요법을 한다면 얼마든지 방광의 건강을 유지할 수 있다. 배뇨 및 배변을 규칙적으로 하고, 소변을 억지로 오래 참거나 일부러 자주 가지 않는다. 배변 후에는 요도로 세균이 침입하는 것을 막기 위해서 앞에서 뒤로 닦는다. 물을 적절하게 마시고, 과식이나 과음, 흡연을 삼가며 적절한 체중을 유지하는 것이 좋다. 몸을 자주 움직이고 스트레칭을 생활화하는 것도 도움이 된다.

엄마가 여자로 산다는 건
사라지는 빛을 간직하려는 일이고
여자가 엄마로 산다는 건

빛이 없어도 살아지는 것이다 (71 엄마와 여자에 관한 아포리즘 18)

나이 들어도 스스로 젊다고 생각하고 아저씨나 아줌마임을 거부하는 '노무족(No more uncle)', '노마족(No more aunt)'이 대세이다. 세계보건기구도 65세까지를 청년, 65세 이상을 중년이라 분류하고 있으니, 현대사회에서 노년이란 개념은 없다. 하지만 마음만 젊어서는 아무런 소용이 없고 건강해야 하는데, 배뇨장애는 불편함과 활동의 제약을 준다. 요실금 같은 경우 성인용 기저귀가 판매되고 있지만 아무래도 불편하고 근본적인 해결책이 되지 못한다.

이미 지나간 삶, 거기엔 더 이상 해결할 그 무엇도 남아 있지 않은 경우가 대부분이다. 한 여자의 삶이 거기 엄마라는 운명 앞에 놓여 있었듯이, 시 또한 여기 내 앞에 그저 놓여 있을 뿐이다. (작가 발문 중)

시인의 눈에는 삶에서 남아있는 것이 없다 하더라도, 현대의학에는 해결책이 있다. 나이가 들어 어쩔 수 없이 생기는 질환이라도 치료를 하면 불편함을 줄이고 진행을 늦춘다. 완치를 위해서는 조금이라도 불편하면 미리 병원을 찾아 증상에 따른 진료를 받는 것이 좋다.

남녀평등의 시대이지만 요도의 구조, 길이, 위치의 차이로 인해 소변의 생리에 관련해서는 남자와 여자가 다르다. 필자의 첫 번째 의학칼럼집의 제목이 『남자는 털고 여자는 닦고』였다. 박후기 시인이 흔쾌히

추천사를 써주어서 항상 감사한 마음이었다. 감히 박 시인의 시에 대한 평을 하기는 어려우니 대신 비뇨기과적 해석을 달아 보았는데 실례가 아니기를 바란다.

　박후기 시인은 시도 쓰고 소설도 쓰고 사진도 찍는데, 건강식품 회사에서 근무한다. 종종 지리산으로 출장을 가는데, 워낙 정열적으로 사는 걸로 봐서 뱀을 잡으러 가는 건지도 모르겠다.^^

6

전문과목 비뇨의학과

마지막 황제의 암, 신장암

    청나라의 마지막 황제인 선통제(宣統帝) 아이신쥐러 푸이(愛新覺羅
溥儀)는 1908년 세 살의 나이에 12대 황제에 즉위하였다. 1911년 신해
혁명(辛亥革命)으로 청나라가 멸망하고 퇴위당한 후, 성인이 될 때까
지 자금성에서 지냈다. 1924년 군벌 풍옥상(馮玉祥)의 북경정변(北京
政變)으로 자금성에서 쫓겨나고, 1932년에는 일본 관동군이 세운 만
주국의 꼭두각시 황제로 추대되었다. 일본의 패망 후 14년 동안 감옥살
이를 하였고, 1959년 53세에 석방되어 식물원의 정원사로 일하였다. 평
생 자신의 의지와는 상관없는 기구한 삶을 살았던 마지막 황제 푸이는
1967년 10월 17일 베이징의 인민병원에서 제대로 된 치료도 받지 못한
채 신장암으로 세상을 떠났다. 병원에 입원하였을 때는 암이 다른 장기
로 전이된 말기였다고 한다. 신장암은 얼마 전 밴드 봄여름가을겨울의

전태관이 신장적출술을 받은 후 투병 끝에 사망하게 된 비뇨기계 암이다.

신장은 대사과정에서 만들어진 물질들을 걸러내어 물에 녹여서 소변으로 만들고, 수분, 산과 염기, 전해질을 조절하는 기능을 하는 필수적인 생명 유지기관이다. 외부에서 봤을 때, 신장은 좌우측 갈비뼈 아래 옆구리에 위치하고 있으며 무게는 150g 정도로 주먹과 비슷한 크기이다.

신장암은 신장의 소변을 만드는 세포들이 위치한 실질에서 발생하는 신세포암(renal cell carcinoma)이다. 우리나라 남성의 암 중에서 2.0%로 10위, 여성에서 1.2%로 15위를 차지하는 아주 흔한 암은 아니나 지속적으로 증가하는 추세이다. 60-70대의 노년층에서 주로 발생하고, 흡연, 비만, 고혈압, 동물성 지방과 고칼로리 식품의 과다 섭취가 위험요인이다. 유기농매, 가죽제품, 카드뮴 등 중금속에 장기간 노출된 경우, 다낭종신(polycystic kidney)이나 신장결석을 앓고 있거나, 혈액투석을 하는 환자에서 위험도가 증가한다.

암과 관련된 초기증상이 없기 때문에 신장암의 조기발견은 어렵다. 비특이적인 증상으로 혈뇨, 옆구리 통증, 급격한 체중 감소, 이유 없는 피로감을 보인다. 50대 이후 갑자기 고혈압이 발생하거나 남성의 음낭에 정계정맥류가 발생하는 경우 신세포암을 의심할 수 있다.

암의 크기가 어느 정도 커지게 되면 나타나는 가장 흔한 증상은 혈뇨로 환자의 60%에서 나타난다. 암세포가 생산하는 물질에 의해 고혈압, 고칼슘혈증, 간 기능 이상 등 전신증상이 발생하는데, 이런 소견으로 내과적 검사를 받다가 신장암이 발견되는 경우가 많아 내과의사 암이라는 별칭으로 불리기도 한다. 진단 시 환자의 30% 정도는 이미 전이된 상태이고, 전이된 부위에 따라 호흡곤란, 기침, 두통 등 전이 증상이 나타난다.

복부초음파촬영에서 신장에 혹이 발견되면, CT나 MRI로 종양에 대한 정확한 평가와 혈관, 신장 주위 임파선 및 다른 장기에 대한 전이 여부를 파악한다. 치료는 일차적으로 신장과 주변 조직을 광범위하게 절제하는 신장적출술을 시행하고, 전이가 있는 경우에는 항암화학요법, 면역요법, 호르몬요법, 방사선 치료법을 추가로 시행하지만 그렇게 효과적이지 않다.

신장암을 초기에 발견하여 신장적출술을 시행하면 5년 생존율은 80~100%이지만, 임파선에 전이된 경우는 5년 생존율이 30% 미만, 폐나 뼈에 전이가 있는 경우는 1년 생존율이 50% 미만에 불과하다. 40대 이상은 복부초음파촬영이 포함된 건강검진을 정기적으로 받으면 신장암을 조기에 발견할 수 있다. 신장암의 예방법은, 담배를 끊고, 동물성 지방의 섭취를 줄이고, 신선한 채소와 과일을 충분히 섭취하고, 비만이 되지 않도록 체중을 관리하는 것이다.

파란만장하였던 푸이의 이야기는 자서전 '황제에서 시민으로(From

Emperor To Citizen, 我的前半生)'를 바탕으로, 1987년 이탈리아 감독 베르나르도 베르톨루치에 의해 '마지막 황제(The Last Emperor)'라는 영화로 제작되었다. 이탈리아, 영국, 프랑스, 중국의 합작인 영어 대사 영화로 유럽인의 시각에서 중국의 역사를 그렸다. 자금성에서 촬영되어 화제가 되었고, 1987년 제60회 아카데미 영화제에서 작품상을 포함하여 9개 부문을 수상하였다. 푸이 역은 홍콩 출신의 배우 존 론이 맡아 황제에서 시민으로 변해가는 과정을 담담하게 연기하였다.

영화의 마지막 장면은 푸이가 입장권을 사서 자금성에 들어가 과거를 회상하는 모습이다. 황제 즉위식을 가졌던 조화궁의 태화전에서 '출입금지(內入止禁)' 테이프를 넘어가 옥좌에 앉으려는 푸이에게 경비원 복장의 소년이 다가와 누구냐고 묻고 푸이가 대답하면서 영화의 막이 내린다. "나는 중국의 황제였다.(I was the emperor of China.)"

사족 몇 개, (1) 마지막 황제 역을 맡았던 배우 존 론은 성룡 주연의 영화 러시아워2 (2001년, 브렛 래트너 감독)에서 악당 두목 리키 탄 역을 맡았다. 이 영화에는 리키 탄의 심복 경호원으로 홍콩 미녀 배우 장쯔이도 출연하였다. (2) 푸이의 일대기는 '마지막 황제의 전설(末代皇帝传奇)'이라는 제목으로 2014년 중국에서 60부작 드라마로 제작되었다. (3) 2014년 중국 중영국제영화제에서 영화 '옌밍후즈롄(雁鸣湖之恋)'으로 여우주연상을 수상한 배우 아이신줴러 치씽(愛新覺羅 啓星)이 청나라의 마지막 황제, 아이신줴러 푸이의 사촌 손녀로 알려져 화제가 되었다.

차카게 살자, 전립선암

2000년대 초반 깡패 영화가 유행하였다. 많은 영화에서 깡패들은 의리와 인정도 있고 나름대로는 정의롭기도 하였다. '친구'는 대표적인 한국 누아르 영화로 주연을 맡은 미남 배우 장동건 때문에 깡패가 로망이 될 정도였고 대사 "니가 가라. 하와이"는 유행어가 되었다. '신라의 달밤'은 고등학생 때 일진에게 당하던 모범생은 깡패로 변신하고, 일진이었던 학생은 고등학교 체육 선생이 되어 다시 만나 한 여자를 두고 경쟁한다. 여자 깡패가 주인공인 '조폭 마누라'도 있었고, '두사부일체'는 때늦게 고등학교에 다니면서 학원 부조리와 맞서는 깡패가 등장한다. 조직에 첩보원으로 잠입한 언더커버(undercover) 경찰이 진짜 깡패 두목이 되는 '신세계'와 지능형 깡패가 카지노를 운영하면서 아들을 검사로 키우는 '범죄와의 전쟁'은 깡패 성공신화를 보여주었다.

영화에서 깡패를 깡패답게 보이기 위해 문신 분장을 하는데, 종종 맞춤법이 틀린 '차카게 살자'라는 글자 문신으로 웃음을 자아낸다. 깡패들조차 이런 문신을 새기고 나름 착하게 살기 위해 노력을 하는 것처럼, 생명을 위협하는 악성질환에도 '착한 암'이라고 불리는 암이 있다. 일반 암에 비해 진행이 느리고 생존 기간이 길어서 착한 암 혹은 순한 암으로 알려진 대표적인 비뇨기과의 암이 전립선암이다.

전립선암은 일찍 발견이 되면 예후도 좋고 생존율이 높아 비교적 괜찮은 암으로 알려져 있다. 그렇다고 치료하지 않고 방치해도 되는 암은 아니고, 규칙적으로 검진을 하고 필요 시 적절한 치료를 시행하여야 한다. 조기에 발견하면 전립선적출술이나 방사선치료로 완치되고 5년 생존율이 100%에 가깝지만, 진단이 늦어져서 뼈나 임파선으로 전이된 이후에 발견되면 5년 생존율은 40% 정도에 불과하다.

전이성 전립선암은 남성호르몬을 억제하는 호르몬요법으로 치료하는데, 부작용이 적고 효과도 좋은 편이다. 치료를 하다 보면 남성호르몬 수용체나 종양 유전자가 변형되어 호르몬요법에 반응하지 않는 '거세 저항성 전립선암(Castration-resistant Prostate Cancer)'으로 진행된다. 호르몬 억제제를 바꾸거나 도세탁셀(Docetaxel) 항암화학치료를 시행하지만 생존율이 떨어지고 예후도 좋지 않다.

전립선암은 특징적인 초기증상이 없는데, 소변보기가 불편한 가벼운 배뇨증상만을 보여 전립선비대증으로 오인된다. 소변이나 정액에 피가 섞여 나오는 혈뇨나 혈정액증을 보이지만 일시적인 증상으로 무시되기도 한다. 후복막 임파선으로 전이가 되면 요관폐쇄에 의한 수신증이나 뼈 전이에 의해 요통이나 좌골신경통이 발생한다.

전립선암의 가장 중요한 위험인자는 나이로, 50세 이상에서 전립선암의 발생률이 급격히 증가한다. 50세가 넘으면 특별한 증상이 없어도 매년 전립선암에 대한 검사를 받는 것이 필요하다. 전립선암의 선별검사로는 전립선특이항원(prostatic specific antigen; PSA)이라는 피검사를 이용한다. PSA 수치에 이상이 있으면 경직장초음파촬영이나 MRI를 시행하고, 경직장 전립선 조직검사(transrectal prostate biopsy)를 통해 전립선암 세포를 확인한다.

PSA는 전립선의 상피세포에서 생성되는 물질로, 끈적끈적한 상태로 분출된 정액을 액화시키는 단백 분해효소이다. 대부분 정액으로 배설되고 소량만이 혈중으로 분비되는데, 전립선암에서는 혈중 분비가 증가되어 PSA 수치가 높아진다. PSA 수치는 전립선암의 선별검사와 예후 판정에 중요한 종양지표(tumor marker)로 사용되지만, 전립선비대증이나 전립선염에서도 증가하는 경우가 있어 상태에 따라 감별이 필요하다.

혈중 PSA 수치가 높다고 반드시 전립선암이 존재하는 것은 아니고, 높은 PSA 수치는 '전립선암에 대한 정밀검사가 필요하다'는 의미이다.

전립선암의 발병 위험도가 높아지는 50세 이후에는 매년 혹은 2년 간격으로 PSA 수치를 측정하는 것이 전립선암을 조기 발견하는 가장 좋은 방법이다. 특별한 증상이 없는 75세 이상에서는 새로운 암의 발생 가능성이 높지 않기 때문에 정기적인 PSA 검사가 필요하지 않다.

전립선암으로 진단되더라도 '저위험(low-risk) 전립선암'의 경우에는 전립선적출술이나 방사선치료 등 적극적인 치료를 하지 않고, 추적감시(active surveillance)만 하더라도 생존율이나 예후에 크게 문제가 없다는 연구 결과들이 보고되고 있다. 저위험 전립선암의 조건은 – 혈중 PSA 수치가 10ng/ml 이하, – 전립선의 12군데에서 채취된 조직 중 암세포가 있는 조직이 2개 이하, – 전립선 조직검사에서 악성도를 나타내는 글리슨 점수(Gleason score)가 6 이하, – 임파선이나 다른 장기에 전이가 되지 않은 T2a 병기 이하인 경우이다.

영화 '롱 리브 더 킹'은 용역 깡패가 미모의 여자 변호사 때문에 좋은 사람이 되어 세상을 바꾼다는 내용이다. 영화는 영화이고, '차카게 살자'라는 문신을 한다고 진짜로 착해지지 않는다. 치료가 잘되고 진행이 느리다고 해도 암은 암이기 때문에 꾸준히 관리하고 추적검사를 하여야 한다. 착한 깡패가 등장하는 현실과는 동떨어진 영화보다는, 근육질 형사가 조선족 깡패를 깡그리 때려잡는 '범죄도시' 같은 영화가 훨씬 통쾌하다.

미세먼지와 방광암

계절에 관계없이 미세먼지가 사회적으로 문제가 되고 있지만, 예전에는 봄이면 중국에서 날아오는 황사가 횡포를 부렸다. 황사란 중국 북부나 몽골의 사막지대와 황토고원에서 강력한 회오리바람에 의해 공중으로 휩쓸려 올라간 작은 흙먼지가 우리나라로 이동한 것이다. 3-5월경에 발생하고, 강한 서풍을 타고 일본까지도 날아간다. 황사의 주성분은 토양성분의 흙먼지로, 화석연료, 공장, 자동차 등 사회활동으로 발생하는 대기오염물질이 주성분인 미세먼지와는 차이가 있다.

황사의 역사는 오래되었다. 중국의 역사서 죽서기년(竹書紀年)에는 기원전 1150년경 상(商)나라 제신(帝辛) 5년에 허난성 호(毫) 지역에 우토(雨土)가 내렸다는 황사에 대한 최초의 기록이 있다. 우리나라 삼국사기

(三國史記)에는 174년 신라에 흙비(雨土)가 내렸다고 기록되어 있고, 조선왕조실록(朝鮮王朝實錄)에도 여러 번 황사에 대한 기록이 있다. 조선시대 천문기상학자 성주덕(成周悳)은 1818년 서운관지(書雲觀志)에서 '사방이 어둡고 혼몽하고 티끌이 내리는 것 같다'라고 황사에 대해 기술하였다.

먼지란 대기 중에 떠다니는 입자상 물질로, 크기에 따라 50μm 이하인 총 먼지(Total Suspended Particles)와 크기가 매우 작은 미세먼지(Particulate Matter)로 구분한다. 미세먼지는 다시 지름이 10μm보다 작은 미세먼지(PM10)와 지름이 2.5μm보다 작은 초미세먼지(PM2.5)로 나뉜다. 미세먼지의 성분은 발생한 지역이나 계절, 기상조건에 따라 달라진다. 대기오염물질이 공기 중에서 반응하여 형성된 황산염이나 질산염과 석탄, 석유 등 화석연료를 태우는 과정에서 발생하는 탄소류와 지표면 흙먼지 등에서 발생하는 광물로 구성된다.

미세먼지는 호흡기로 흡수되어 폐로 침투하여 혈관을 따라 신체 여러 부위로 이동하여 나쁜 영향을 미치는데, 입자 크기가 작을수록 더 해롭다. 신체의 각 기관에서는 미세먼지로 인한 염증반응이 발생하여 천식, 호흡기, 심혈관계 질환이 유발된다.

세계보건기구(WHO)는 1987년부터 미세먼지에 대한 가이드라인을 제시해 왔고, 2013년에는 WHO 산하의 국제암연구소(International

Agency for Research on Cancer)에서 미세먼지를 1급 발암물질로 지정하였다. 대기 오염물질인 아황산가스, 질소산화물, 오존, 일산화탄소에 의한 미세먼지는 폐암과 방광암을 유발하는 발암물질이다.

연구에 의하면 미세먼지에 장기간 노출되면 암으로 인한 사망률이 높아진다. 20년간 발표된 관련 연구들의 메타분석 결과, 초미세먼지(PM2.5), 미세먼지(PM10), 이산화질소의 농도가 $10\mu g/m^3$씩 증가할 때마다 암의 사망 위험률이 각각 17%, 9%, 6%씩 높아졌다. 미세먼지는 후두암과 췌장암의 사망률을 증가시켰고, 초미세먼지는 간암, 대장암, 신장암, 방광암의 사망 위험률을 증가시켰다. 방광암의 경우는 초미세먼지에 장기간 노출되면 사망 위험률이 32% 증가한다.

방광암은 방광에 생기는 악성종양으로 방광의 점막세포에서 발생하는 이행상피세포암(transitional cell carcinoma)이다. 여성보다 남성에서 발병률이 더 높으며 전체 남성 암들 중에서 5번째로 많은 암으로, 발병 빈도가 낮아지는 다른 암들과는 달리 방광암의 발병률은 점차 증가되고 있다.

다른 증상 없이 통증이 없는 혈뇨가 초기에 나타나는 증상이다. 초기에 해당하는 표재성(superficial) 방광암은 치료가 잘 되지만, 침윤성(invasive)이나 전이성(metastatic) 방광암으로 진행할 가능성도 높아 치료 후 추적관찰이 중요하다. 40대 이후에 혈뇨를 보이면 방광암 유무에 대한 검사를 받는 것이 필수적이다. 최근에는 소변에서 방광암 표지자를 확인하는 NMP(Nuclear matrix protein) 22 검사로 비교적 간편하게 선별검사를 받을 수 있다.

미세먼지가 위험요인으로 알려졌지만, 방광암의 가장 중요한 위험요인은 흡연이다. 방광암을 예방하기 위해서는 무조건 금연을 하고, 동물성 지방, 특히 포화지방(saturated fat)의 섭취를 줄이는 것이 도움이 된다. 펙틴(pectin)을 꾸준히 섭취하면 방광암 예방에 도움이 된다는 연구 결과가 있다. 펙틴은 감귤이나 사과의 신맛을 내는 탄수화물 중합체로 발암단백질 갈렉틴-3(galectin-3)의 작용을 방해한다.

미세먼지나 황사가 심한 날에는 물을 충분히 마시는 것이 흡수된 노폐물의 배출을 촉진한다. 다시마, 미역 등 해조류와 섬유질이 풍부한 녹황색 채소는 중금속과 흡착해서 배출된다. 해조류와 녹황색 채소는 방광암의 예방에도 도움이 된다. 물을 많이 마시면 소변량이 증가하여 유해한 물질의 배출이 용이하므로 방광암의 발생 위험률을 낮춘다는 연구도 있다. 물만으로는 충분하지 않으나 그래도 물을 넉넉하게 마시는 것이 미세먼지로 인한 위해를 줄이고 방광암의 예방에 도움이 된다.

급소를 지켜라

러시아에서 개최된 2018년 월드컵 축구 조별 예선 마지막 경기에서, 우리나라는 FIFA 랭킹 1위인 독일을 2-0으로 꺾는 쾌거를 이루었다. 스웨덴과 멕시코와의 졸전으로 온갖 비난을 받았지만, 독일전의 승리는 모든 선수들이 사력을 다해 투혼을 발휘한 결과였다. 경기 후반 수비수 이용 선수는 상대방의 공을 골반 앞부분에 정통으로 맞는 '급소수비'를 하였다. 누구나 본능적으로 피하거나 손으로 막으려 하였을, 남자에게 중요한 바로 그 급소임에도 피하지 않는 감동적인 투혼을 보여 주었다.

중계방송에서 '급소' 혹은 '그곳'이라고 언급되었지만, 이용 선수를 한동안 일어나지 못하게 만든 그 부위는, 정확한 의학용어로 외부생식기의 하나인 음낭이다. 급소(vital point)란 외부의 작은 자극에도 생리기능의 큰 장애나 심각한 상태를 일으키는 신체 부위를 말한다. 급소에 해당되는 대부분의 장기들은 다양한 방법에 의해 보호되고 있는데, 뇌는 두개골에 의해, 심장은 갈비뼈로 이루어진 흉곽에 의해, 여성의 자궁과 난소는 골반 깊숙이 위치함으로써 외부 충격으로부터 보호된다. 그러나 종족 번식에 있어 가장 중요한 역할을 하는 남자의 고환은 음낭이라는 주머니에 싸여 몸 밖으로 돌출되어 있다. 대부분의 포유류에서 같은 모습을 보이는데, 남성력을 과시하기 위함이 아니라 기능적인 이유 때문이다.

정자와 테스토스테론을 생산하는 남성 생식기관인 고환은 순수 우리말로 불알이고, 고환을 싸고 있는 바깥 주머니가 음낭이다. 고환의 영어 이름인 testis는 증명이라는 라틴어에서 유래되었다. 남성력을 증명한다는 의미로 사용된 것 같은데, 무엇보다 종족 번식이 우선시 되었던 고대에는 남성의 가장 중요한 역할은 임신을 위해 건강하고 풍부한 정자를 생산하는 것이었다. 고환이 몸 밖에 나와 있는 음낭 주머니에 담겨 있는 이유도 정자를 잘 생성하기 위함이다. 고환은 체온보다 4-5도 정도 낮은 온도에서 가장 활발하게 정자를 생산할 수 있기 때문에 체온의 영향을 적게 받기 위해 몸 밖에 위치하고 있는 것이다. 정자 생성 과정에서 발생하는 열을 발산하기 위해서 음낭의 피부에는 많은 주름이 있고 땀샘이 풍부하다.

신체 장기는 크기와 성능이 비례하지 않는다. 머리가 크다고 두뇌가 좋은 건 아니고, 눈알이 크다고 시력이 좋은 건 아니다. 그러나 고환은 다르다. 고환의 크기가 클수록 정자의 생산량이 많고 질 좋은 정자가 만들어져 임신 능력이 좋아진다. 사정을 빈번하게 하는 경우 고환의 정자 생성기능이 활발해져 고환의 크기가 커진다. 사람마다 차이가 커 정상적인 최저크기에 대해 논란이 있지만, 일반적으로 2.5cm×3cm×4cm 크기이고 평균 무게는 20gm, 형태는 타원형이다.

고환은 태생기에 복강 내 양쪽 옆구리 부위에서 만들어져서, 출생 무렵 서혜관을 타고 음낭으로 내려온다. 내려오는 속도와 정도는 좌우측이 비슷하지만, 간혹 음낭까지 내려오지 못하는 경우가 있는데 이를 정류고환(crytorchidism)이라고 한다. 만 1세까지 기다려도 완전히 내려오지 않으면 고환에 조직학적 변형이 생기므로 수술적 교정을 한다. 음낭 내에서 좌우측 고환의 높이가 조금 다른데, 이는 움직일 때 서로 마찰되어 자극이 되거나 불편함이 생기는 것을 방지하기 위함이다.

세계 정상급 선수들이 프리킥을 할 때 축구공의 속도는 시속 100km 이상인데, 이 정도 속도라면 신체 어느 부위를 맞아도 통증이 심할 것이다. 이용 선수가 맞은 부위가 음낭이었으니 격렬한 고통이 엄습했고, 시간이 쫓기던 독일 선수들도 다 알고 있다는 듯 통증이 사라질 때까지 경기 속개를 재촉하지 않는 모습이었다.

격렬한 통증은 몸 밖에 노출되어 있는 고환을 보호하기 위한 기전에서 발생한다. 음낭에 충격이 가해지면 아랫배와 사타구니, 회음부의 근육이 한꺼번에 수축하여 굳어짐으로써 이차충격에 대비하고, 고환과 연결된 정삭(spermatic cord) 근육도 수축하여 고환을 조금이라도 몸 안으로 끌어들이려 한다. 이러한 결과로 아랫배와 엉덩이로 뻗치는 심한 통증이 발생하게 된다. 고환 충격이 심한 경우에는 합병증으로 고환에 염증이 생기거나 정삭이 꼬여서 피가 통하지 않는 고환꼬임(testis torsion)이 발생할 수 있다. 아주 운이 나쁜 경우 고환을 싸고 있는 백막이 찢어지고 출혈이 되어 음낭이 축구공만큼 커져서 응급수술을 필요로 한다.

긴장을 풀고 누워서 쉬면 근육의 긴장이 풀리고 고환의 통증은 사라지지만, 정자 생성과 남성호르몬인 테스토스테론의 분비가 일시적으로 감소할 수 있다. 외부 충격 이외에도 과도한 음주나 흡연, 비만, 스트레스, 수면 부족 등의 생활환경적인 요인이 고환 기능에 나쁜 영향을 미친다. 모든 격투 스포츠에서 고환 가격은 큰 반칙일뿐더러 격렬한 통증으로 잘못하면 심각한 합병증을 일으킬 수도 있으니, 고환은 장난으로라도 절대로 꼬집거나 치지 말자.

돌멩이

"이 돌대가리야~"

웬만한 남학생들은 한 번씩 들어봤을 만한 얘기이다. 돌대가리란 석두(石頭), 즉 돌로 된 머리란 뜻으로 굼뜨거나 어리석은 사람을 놀리는 말이다. 머리에 말랑말랑한 뇌 대신에 딱딱한 돌이 들어있어 두뇌가 나쁘다는 의미로 사용된다. 단단한 쇠도 있는데 왜 돌이라고 했을까? 아마도 우리 몸에서 쇠는 저절로 생기지 않지만 돌은 생길 수가 있으니 그렇게 표현했을지 모르겠다.

신체조직에 돌의 성분인 칼슘이 침착되어 딱딱해지는 석회화는 방사선촬영에서 하얗게 보이는데 어느 부위에서나 발생할 수 있다. 조직의 석회화가 아닌 일반 돌멩이와 비슷한 결석(結石)은 편도선, 침샘, 관절,

배꼽, 눈, 귀, 담낭, 요로와 생식기관에 발생한다. 돌대가리라는 말과는 달리 뇌에서는 결석이 생기지가 않으니 그런 얘기를 듣는다고 해서 너무 실망할 필요는 없다. 하지만 돌대가리 소리를 듣고 스트레스를 받으면 요로결석의 발생위험도가 높아지니 누가 뭐라고 하던 염두에 두지 않는 것이 좋다. 너무 신경을 안 쓰면 돌대가리가 눈치도 없다는 얘기까지 들으니 적당히 넘기는 것이 좋다.

눈의 점막에서 분비되는 점액질이 변형되어 굳어서 눈꺼풀 안쪽에 돌이 생기고, 음식물 찌꺼기와 구강 세균이 쌓여 침샘이나 편도선에 돌이 생기고, 관절이나 힘줄에 칼슘이 침착하면 관절 결석이 된다. 배꼽 속에 까맣게 보이는 때는 각질, 땀, 피지가 뭉친 것인데 굳어지면 결석이 되고, 보통은 증상이 없지만 세균에 감염되거나 궤양이 생기면 심한 통증이 생긴다. 신체에서 가장 흔히 볼 수 있는 결석은 요로결석이다.

요로결석(urinary stone)은 10명 중 1명은 평생 한 번은 앓는다고 할 정도로 흔한 질환이다. 생활습관과 밀접한 관계가 있어 재발률도 높은 편으로, 한번 요로결석에 걸린 사람은 1년 이내에 10%, 5년 이내에 50%가 다시 발생한다. 과거에는 음주, 흡연 비율이 높은 남성에서 여성보다 4배 정도 많이 생겼지만, 최근에는 여성의 사회생활이 증가하고 식습관 변화나 스트레스 증가로 여성에서의 발생률이 증가하고 있다. 연령대는 30-40대에서 주로 발생하지만 최근 20대와 50-60대의 발생률이 증가하고 있어 나이를 가리지 않고 발생하는 추세를 보인다. 계절별로 여름철에 주로 발생하지만 생활환경의 변화로 계절을 가리지 않고 발생하고 있다.

소변 길을 의미하는 요로는 핏속에 있는 물질들을 걸러서 물에 녹여 소변으로 만드는 신장, 만들어진 소변을 방광까지 전달하는 가느다란 관인 요관, 소변을 저장했다가 내보는 방광, 몸 밖과의 통로인 요도로 구성되어 있다. 처음에 요로결석은 신장에서 만들어져서 머물러 있다가 요관을 통해서 빠져 내려가는 과정에서 문제를 일으킨다.

요로결석이 일으키는 가장 흔한 증상은 통증인데, 영어로 colicky pain이라 하고 한자어로 산통(疝痛)이라고 하는데 '갑작스러운 경련으로 인한 통증'을 의미한다. 산통의 다른 한자어인 산통(産痛)은 아기를 낳을 때 겪는 심한 통증이라는 의미인데, 요로결석으로 인한 통증도 이에 못지않게 심한 통증이다. 비뇨기과 교과서에는 '칼로 후벼 파는 듯한 통증'이라고 표현되어 있고, 가수 백지영의 노랫말 '총 맞은 것처럼' 심하게 아프다.

통증이 심한 이유는 결석이 소변 길을 따라 내려가다가 막히게 되면 요관에 격렬한 경련이 오고 주변 근육과 장기가 자극을 받기 때문이다. 통증은 예고 없이 갑자기 나타났다가, 요관과 결석 사이에 바늘만 한 틈이 생겨 다시 소변이 흐르게 되면 통증은 감쪽같이 사라진다. 그래서 심한 통증으로 119구급차를 타고 응급실에 도착해서는 갑자기 멀쩡해져서 꾀병이라고 오해를 받고 민망하게 돌아가기도 한다.

돌의 모양과 크기, 그리고 위치에 따라 통증의 양상과 증상이 다르게 나타난다. 신장결석은 전혀 증상이 없거나 가벼운 소화불량 정도를 보인다. 요관결석은 상부요관에 돌이 박히면 옆구리에서 등으로 뻗치는 통증이 나타나고, 하부요관에 걸리면 아랫배에서 사타구니, 허벅지, 회음부로 뻗치는 통증이 나타난다. 방광결석은 통증보다는 아랫배에 불쾌감이나 소변이 자주 마렵고 시원치 않은 배뇨증상을 보인다. 소변에 피가 섞여서 나오는 혈뇨는 모든 종류의 요로결석에서 나타난다.

콩나무, 동아줄, 사다리 그리고 요도손상

하늘 높이 올라가는 것은 오래된 인류의 꿈이었다. 비행기가 발명되기 전에는 하늘로 올라갈 수 있는 다양한 도구와 방법들을 상상하였고, 여러 동화들 속에는 하늘로 올라가는 많은 이야기들이 나온다.

영국 동화 '잭과 콩나무(Jack and the Beanstalk)'에서는 잭이 하늘까지 자란 콩나무 줄기를 타고 하늘나라에 있는 거인의 성으로 올라간다. 거인의 성을 오르내리면서 황금알을 낳는 닭도 훔쳐 오고, 금과 은도 훔쳐 온다. 하루는 말하는 하프를 훔치다가 잠에서 깬 거인에게 들킨다. 먼저 내려온 잭이 콩나무 줄기를 자르는 바람에, 따라 내려오던 거인은 콩나무에서 떨어져 죽어 버리고, 잭은 어머니와 행복하게 살았다.

우리나라 동화 '해와 달이 된 오누이'에서는 동아줄이 등장한다. 호랑이에게 잡아먹히게 된 오누이가 동아줄을 내려달라고 하늘에 빌었더니 튼튼한 동아줄이 내려와 그걸 잡고 하늘로 올라가 해와 달이 되었다. 호랑이에게는 썩은 동아줄이 내려와 잡고 올라가다가 수수밭에 떨어져 죽었는데, 그때 묻은 호랑이 피 때문에 지금도 수숫대가 빨갛다고 한다.

하늘로 올라가기 위해 사다리를 사용하는 동화도 있다. 미국의 동화작가 에릭 칼이 그의 딸 서스틴을 위해 쓴 그림동화 '아빠, 저 달 좀 따주세요.(Papa, Please Get the Moon for Me)'이다. 달을 가지고 싶어하는 딸의 요구에, 아빠가 달에 사다리를 걸치고 올라가 달을 따온다는 이야기이다.

동화에 나오는 하늘까지 올라갔다 내려오는 도구들 중에서, 콩나무나 동아줄은 잘못하면 큰 사고를 당할 수 있고, 사다리가 가장 안전한 도구로 그려졌다. 구약성경에 나오는 야곱의 사다리는 천사들이 임무 수행을 위해 하늘로 오르내리는 도구이다. 사다리는 두 개의 긴 막대기 사이에 가로대를 일정하게 가로질러 고정시켜 만든 도구로, 높은 곳에 오르내릴 때 사용한다. 사용법은 세로로 된 기둥을 잡고 가로대 발판에 한 발을 딛고 위의 발판에 다른 발을 내디디며 위로 올라가고, 내려올 때는 반대로 한다.

인류가 발명한 많은 도구와 기계들이 우리의 삶을 변화시키고 역사를 발전시켜 왔지만, 도구와 기계 때문에 생기는 사고들도 많다. 사다리도 오르내리는 과정에서 잘못하면 발을 헛디뎌 아래로 떨어지거나, 가로대에 걸려 크게 다칠 수 있다. 이런 과정에서 평소 타격을 받기 어려운 비뇨생식기계의 한 장기가 기마손상이라는 색다른 사고를 당할 수 있다.

신체의 중요한 장기들 대부분은 몸속 깊숙이 안전하게 숨겨져 있다. 요로기관 중 가장 중요한 신장은 후복막에서 근육, 뼈, 복강 내 장기들로 둘러싸여 있어 총이나 칼에 의한 관통상이 아니면 직접 손상을 받는 경우가 드물다. 남성의 요도는 음경부에 위치한 전부요도와 치골 뒤쪽의 회음부 깊숙이에 위치한 후부요도로 나뉜다. 전부요도는 쉽게 움직일 수 있는 음경에 위치하여 손상 발생 빈도가 상대적으로 낮다. 단단한 치골 뒤 회음부에 위치한 후부요도는 외부충격을 받기가 어려워 직접 손상이 드물다. 그런데 높은 곳에 오르내리는데 사용되는 사다리 때문에 회음부가 충격을 받아 요도손상이 일어날 수 있다.

사다리를 오르내리는 중 발판을 헛디뎌 아래로 미끄러지다가 한쪽 다리가 발판과 발판 사이로 빠져 가로대에 걸치게 되면 회음부가 크게 충격을 받는다. 심한 통증과 함께 음낭과 항문 사이 회음부가 시퍼렇게 멍이 들고 소변은 나오지 않으며 요도에 핏방울이 비친다. 전형적인 요도손상의 증상이고, 응급실을 찾아서 요도조영술을 시행하여 후부요도 파열 여부를 확인하여야 한다. 이러한 형태의 손상은 허들 경기처럼 난간을 뛰어넘다가 걸려서 회음부를 부딪쳐 발생하는데, 말의 안장에 앉듯이

다리를 벌린 자세에서 생긴다고 해서 '기마손상(straddle injury)'이라고 한다.

묘한 자세에서 발생하는 기마손상보다는, 골반골절과 동반하여 요도손상이 발생하는 경우가 흔하다. 치골이 골절되면서 전립선 요도와 막양부 요도가 파열되는 손상이 발생한다. 후부요도 손상은 치료 후에도 요도해면체의 섬유화로 인한 요도협착, 발기부전, 요실금 등 합병증이 발생할 수 있다.

교통사고나 추락사고로 골반에 충격을 받은 후 소변이 나오지 않고 요도구에 피가 보이면 우선적으로 요도손상을 의심한다. 억지로 소변을 보려 하거나 소변을 뽑기 위해 도뇨관을 삽입하면, 요도파열을 더 악화시킬 수 있고 2차 감염을 일으킨다. 요도조영술을 시행하여 손상의 부위와 정도를 확인하여, 완전파열이면 수술적 교정을 하거나, 출혈이 심하고 골반골절과 동반된 경우에는 우선 방광루를 설치하고 지연수술을 한다. 부분파열인 경우 내시경을 이용하여 파열되어 어긋난 요도를 맞추고 요도관을 삽입하고 7–14일 정도 보존적 요법으로 치료한다.

여성은 요도가 5cm 정도로 짧고 전립선이 없으며 질이 쿠션 역할을 하므로, 남성과는 달리 기마손상이 발생하지 않는다. 하지만 치골골절에 동반하여 요도손상이 발생할 수 있으며, 여성의 요도손상은 짧은 요도로 인해 교정수술이 어렵고 요실금 등 후유증의 위험도가 높다.

안전벨트와 방광

비행기의 이착륙 시에는 반드시 안전벨트를 착용하여야 하고 난기류를 만나 기체가 흔들릴 때 벨트를 착용하라는 안내방송이 나온다. 현재 자동차 안전벨트는 어느 도로에서나 전 좌석 착용이 의무화되어 있다. 불과 몇십 년 전까지만 해도 안전벨트는 개념조차 없었다.

제임스 와트가 1765년 증기기관을 발명하고, 이를 이용하여 1769년 니콜라스 조셉 퀴뇨가 최초의 증기자동차를 발명하였다. 1886년 독일의 칼 벤츠가 내연기관을 장착한 3륜 가솔린 자동차를 발명한 이래, 자동차는 사람들의 이동수단으로서 대중화되었다. 1895년에는 세계 최초의 자동차 경주대회가 파리와 보르도 구간에서 공식적으로 개최되었지만 이때까지도 안전벨트는 발명되지 않았다.

안전벨트는 자동차보다 역사가 늦은 비행기에서 먼저 사용되었다. 라이트 형제가 비행기 라이트 플라이어 1호를 제작하여 1903년 12월 17일 최초의 비행에 성공함으로써 비행기의 역사가 시작되었다. 비행기의 안전벨트는 1913년 독일 비행가인 칼 고타가 2점식 안전벨트를 고안하였고, 제2차 세계대전 이후 비행기에 안전벨트가 기본적으로 장착되었다.

자동차의 안전벨트에 대한 본격적인 연구는 자동차 회사가 아니라 병원에서 시작되었다. 미국 캘리포니아 헌팅턴 메모리얼 병원의 헌터 쉘든 박사는 응급실의 교통사고 환자들의 사례를 분석하여 1955년 11월 미국의학협회지에 발표하였다. 교통사고 시 자동차에 타고 있던 사람들의 머리와 가슴을 보호하고 사람이 튕겨 나가지 않게 하는 장치의 필요성이 제기되었다.

1951년 벤츠와 GM, 1955년 포드, 1957 스웨덴의 볼보 회사가 자동차에 안전벨트를 도입하였다. 우리나라에서는 1978년 안전벨트 장착을 의무화했고, 1986년 자동차전용도로에서 안전벨트 착용 의무화, 2018년 9월 28일 도로교통법 개정으로 모든 도로에서 전 좌석 안전벨트 착용을 의무화하였다. 1959년 스웨덴의 볼보에서 처음으로 적용된 3점식 안전벨트는 골반과 가슴뼈를 고정시키고, 사람이 차 밖으로 튕겨 나가지 않도록 고정시키는 역할을 한다. 그런데 안전벨트의 골반을 고정시켜주는 역할이 흔치 않은 비뇨기계 손상과 관련이 있다.

50대 중반의 길동 씨는 어느 날 회식을 하고는 맥주로 입가심을 하다 보니까 시간이 늦어져 택시를 탔다. 앞 좌석에 앉아 안전벨트를 하는데 호프집에서 급하게 나오는 바람에 화장실을 들리지 못해서인지 소변이 마려운 느낌이 든다. 빨리 집에 가서 소변을 보면 될 것 같아 그냥 참기로 했다. 길이 막히고 아랫배는 계속 팽팽해져서 혹시 실수라도 할까 초조해진다.

속도를 내서 달리던 택시가 정지신호에 급정거를 하였다. 몸이 앞으로 밀리고 아랫배가 안전벨트에 세게 눌리기는 했지만 금방 괜찮아졌다. 다시 택시가 달리는데 뭔가 이상하다. 조금 전까지 식은땀이 날 정도로 마렵던 소변이 아무런 느낌이 없어진 것이다. 소변을 지렸나 하고 바지를 만져보았는데 그런 것 같지 않다. 도착 후 화장실에서 소변을 보려는데 나오지 않는다. 억지로 힘을 주었더니 피가 섞인 소변이 찔끔 나오고 만다. 병원 응급실을 찾아서 요도에 소변줄을 꽂고 엑스레이를 찍었더니, 방광파열로 진단되어 복원수술을 받아야 했다.

소변을 만들어서 배설하는 요로기관은 신장, 요관, 방광, 요도로 구성되고, 방광은 소변을 저장했다가 요도를 통해 몸 밖으로 내보내는 역할을 한다. 치골 뒤쪽 골반 아래에 위치하여 소변이 차지 않으면 겉에서 만져지지 않지만, 400cc 정도가 차면 아랫배 쪽으로 볼록하게 나온다. 근육으로 구성된 방광은 탄력이 좋아 전립선비대증이나 요도협착으로 소변을 보지 못하는 요폐가 생기면 1,000cc 이상으로 늘어난다. 골반에 의해 보호되고 탄력이 있어서 외부충격으로 파열이 되는 경우는 아주 드물다.

　방광손상은 골반골절에 동반하여 발생하는 경우가 많다. 골반골절의 80%에서 방광손상이 동반되고, 소변이 가득 차서 팽창된 방광은 방광 근육이 얇아져서 외부의 충격으로 파열될 위험성이 높아진다. 이를 둔상(blunt trauma)에 의한 방광파열이라 하고, 아랫배를 감싸는 안전벨트도 비슷한 작용으로 방광에 충격을 줄 수 있다. 방광이 파열되면 차 있던 소변이 방광 밖으로 유출되어 소변이 나오지 않거나 피가 섞인 혈뇨를 보인다. 아랫배나 골반에 충격을 받은 후 혈뇨가 있으면 반드시 방광조영술을 시행하여 방광 손상 여부를 확인하여야 한다. 파열의 정도가 심하지 않고 복강과 연결되지 않은 파열의 경우 일주일 정도 도뇨관 유치로 치료가 된다. 정도가 심하거나 복강과 연결된 파열이라면 수술적 교정이 필요하다.

　드물지만 우연히 발생할 수 있는 안전벨트에 의한 방광 파열을 예방하기 위해서는, 맥주를 마셔서 방광이 소변으로 빵빵한 경우에는 반드시 소변을 보고 차를 타는 것이 좋다는 사실을 잊지 말아야 한다. 비행기에서는 항상 안전벨트를 하고 있는 것이 좋으므로, 과도한 음주를 삼가고 소변은 제때 봐서 방광을 수시로 비워주는 것이 좋다.

불알에 지렁이가 있어요

길을 걷다가 앞에 높은 하이힐에 늘씬한 여자의 다리를 보았다.

찰나에 시선을 강탈했지만, 바로 정신을 차리고 내 다리도 예뻐하며,
눈을 돌렸다.

내 다리를 보는 순간 절망한다.

길고 딱딱한 다리에 뱀 같은 굵은 핏줄이 알코올에 잔뜩 발기되어 부
풀어 올라 있다.

살모사가 꿈틀거리며 살을 찢고 쏟아져 나오고 있다.

이철경 시인의 '하지정맥류'라는 제목의 시인데, 하지정맥류의 의학적
특징과 '꿈틀거리며 살을 찢고'라며 증상을 시적으로 묘사하였다. 시인
은 여성의 다리는 예쁘게 보고 남성의 다리에서는 정맥류를 발견했지만,

종아리에 시퍼런 혈관이 툭툭 튀어나와 좀처럼 치마를 입지 않는 여성들이 더 많다. 울퉁불퉁한 혈관 줄기들은 보기도 싫을뿐더러 다리가 저리거나 아파서 생활에 많은 불편을 초래한다.

정맥혈관 내에는 혈액이 거꾸로 흐르는 것을 막기 위해 판막이 존재한다. 종아리의 피부 가까이 위치한 표재정맥의 압력이 높아지면 혈관벽이 약해져서 판막이 망가지고 혈액이 저류된다. 결국 정맥이 늘어져서 피부 밖으로 튀어나온 것이 하지정맥류(varicose vein)이다. 비만, 운동 부족, 과음, 흡연, 오랫동안 서 있거나 앉아 있는 생활습관이 하지정맥류의 위험요인이다. 30~40대의 여자에서 흔하고, 임신 중에도 나타나는데 대개는 출산 후에 자연적으로 소실된다.

하지정맥류가 있으면 발이 저리고 무겁고 쉽게 피곤해지고 아프다. 오래 서 있거나 앉아 있으면 증상이 심해지고, 새벽에 종아리가 저리거나 아파서 잠을 깬다. 진단을 위해서는 도플러 초음파검사나 컴퓨터단층정맥조영술을 시행한다. 보기 싫은 것도 문제지만 방치하면 하지부종, 혈전, 궤양이 발생하므로 조기에 치료받는 것이 좋다. 초기에는 누워서 다리를 높이 올리는 것만으로 혈관의 확장이나 불편함이 없어진다. 증상의 정도에 따라 압박스타킹을 착용하거나 약물경화요법, 레이저요법, 수술요법으로 치료를 한다. 예방을 위해서는 담배를 끊고 몸에 꽉 끼는 옷이나 부츠를 피하고 비만이나 변비가 생기지 않도록 주의한다.

"불알에 지렁이가 있어요."

평소 자세히 보지 않던 음낭을 우연히 봤더니 음낭 바깥쪽 피부가 지렁이 같이 얽혀져 있는 모습을 발견하고는 놀라게 된다. 음낭의 고환에서 나오는 정맥혈관이 확장되어 꼬불꼬불하게 엉키고 부풀어 오르는 정계정맥류(varicocele)이다. 겉으로는 딱딱한 혹처럼 보이지만 만져보면 오돌토돌하면서 말랑말랑하다. 하지정맥류와 마찬가지로 음낭에서 나오는 정계정맥의 판막이 불완전하거나 망가져서 발생한다. 대부분 좌측 음낭에 발생하고, 소아에서 성인에 이르기까지 모든 연령층에서 생길 수 있다. 남성 불임의 가장 흔한 원인으로 불임 남성의 20-40%에서 발견된다. 정계정맥류가 발생하면 저류된 혈액에 의해 음낭의 온도가 올라가고, 저산소증, 독성물질의 역류로 고환의 기능이 떨어져서 정자의 생성이 줄어들고 정자의 질이 나빠져 활동성이 저하되어 불임의 원인이 된다.

정계정맥류는 증상이 없는 경우가 많고, 성인은 불임을 검사하는 과정에서, 청소년에서는 음낭에 덩어리가 만져져서 진단된다. 이럴 때 아이들이 하는 이야기가 불알에 지렁이가 있다고 한다. 흔히 나타나는 증상이 음낭의 통증인데, 오래 서 있거나 오랫동안 금욕을 한 경우에 통증이 심해진다.

정계정맥류의 진단은 서 있는 자세에서 음낭 피부에 구불구불한 혹을 봐서 확인한다. 초음파촬영을 통해 늘어난 정맥의 정도와 고환의 상태를 파악한다. 성인의 경우 불임과 관련이 있을 수 있으므로 정액 검사를 시행한다. 정계정맥류가 항상 불임과 통증을 유발하지는 않지만, 한번 생긴 정계정맥류는 자연적으로 소실되지는 않고 치료하지 않으면 점점 심해진다.

청소년기에 발견된 정계정맥류는 치료를 하는 것이 좋고, 성인의 경우에는 증상이 없거나 불임이 아니라면 굳이 치료하지 않아도 된다. 일반적인 치료법은 서혜부에서 개복하여 정맥혈관을 묶는 수술요법이다. 정계정맥류를 수술로 치료하면, 고환의 발육장애는 수술 후 70% 정도 회복되고, 가임력은 상당히 교정된다. 정계정맥류를 가진 불임남성에서 수술 후 평균 43%가 임신에 성공한다.

빨간 소변, 빨간 정액

    피는 생명을 유지하는 필수 물질이지만, 붉은색의 피가 몸 밖으로 흘러나와 비릿한 냄새를 풍기게 되면 두려움의 대상이 된다. 다쳤을 때 피를 흘리면 더욱 놀라고 무서워진다. 아무런 상처를 받지도 않고 어떤 징조도 없이, 전혀 예상치 못했던 곳에서 갑자기 피를 발견하면 그 충격은 더 커지는데, 소변이나 정액에 피가 섞여 있는 것을 보면 더욱 공포스러울 것이다.

    당연히 노란색이라고 생각하는 소변은, 사실 무색무취가 정상이다. 옅은 갈색 정도의 색깔은 띨 수가 있고, 짙은 노란색은 물을 많이 마시지 않아 소변이 농축된 경우이다. 혼자 있는 화장실에서 맑고 투명해야 할 소변에 섞여져 있는 빨간 핏빛을 발견하는 순간 그 충격과 놀라움은 대단히 크다.

소변에 피가 섞여서 나오는 현상을 혈뇨(hematuria)라 하고, 의학적으로는 '고배율 현미경 검사에서 3개 이상의 적혈구가 관찰되는 경우'로 정의된다. 신장, 요관, 방광, 요도, 전립선 어디에서든지 출혈을 일으키는 질환이 있으면 혈뇨가 나올 수 있다. 핏덩어리가 나오면 더 놀라지만, 혈뇨는 나오는 것 자체만으로 요로의 질병이 있음을 나타내기 때문에, 색깔이 짙거나 핏덩어리가 보인다고 더 심각한 상태를 의미하지 않는다.

혈뇨는 보이는 정도에 따라, 눈으로 빨간색이 확인되는 육안적 혈뇨(gross hematuria)와 눈으로 보기에는 맑게 보이지만 현미경 검사에서 적혈구가 관찰되는 현미경적 혈뇨(microscopic hematuria)가 있는데, 임상적으로 의미의 차이는 없다. 어떠한 형태이던 혈뇨가 관찰되면 원인을 찾기 위한 정밀검사가 반드시 필요하다.

동반된 증상의 유무에 따라서는 유증상 혈뇨와 무증상 혈뇨로 구분한다. 혈뇨와 동반하는 대표적인 증상이 통증인데, 요로결석이나 염증이 원인인 경우가 대부분이다. 무엇보다 중요한 혈뇨는 아무런 증상 없이 한두 번 잠깐 보이다가 없어지는 혈뇨이다. 40대 이후라면 방광암이나 신장암 등 악성질환에 의한 혈뇨일 가능성이 높기 때문에, 혈뇨가 저절로 멈췄다고 해도 반드시 정밀검사를 통해 원인을 찾아야 한다.

비뇨기계의 대표적인 질환인 요로결석은 통증이 특징이다. 옆구리에 심한 통증을 일으키는데, 아팠다가 순식간에 사라지기도 한다. 혈뇨는 결석이 요로의 점막에 손상을 입혀 생채기가 나서 출혈이 되는 것이다. 방광암이 원인이고 출혈이 된다면 암이 진행된 심각한 상태가 아닐까 하는 걱정을 한다. 암세포가 증식을 하는 과정에서 점막이 떨어져서 출혈이 되는 것으로, 초기에 나타나서 방광암의 조기진단에 도움이 되는 증상이다.

남성들이 혈뇨보다 훨씬 더 큰 충격을 받는 경우가 있는데, 성생활에서 사정을 하고 마무리를 하는데 하얀 휴지에 빨간 피가 묻어 있는 것이다. 아내가 생리를 시작한 것도 아니고, 본인의 요도 입구에도 빨간 피가 묻어 있는 것이 보인다. 피가 정액에 섞여 나오는 혈정액증인데, 남성의 상징인 정액에 피가 섞여 있어서인지 당사자가 받는 충격은 대단히 크고 별걱정을 다 하게 된다.

혈정액증(hemospermia)은 고환, 부고환, 정관, 정낭, 요도분비선, 전립선에 병변이 있을 경우 나타나는 증상이다. 40대 이하의 젊은 남자에게 잘 생기며, 횟수도 일회에 그치는 경우에서 1주에서 1년까지 반복적으로 혈정액을 보이는 경우까지 다양하다. 처음 피가 섞인 정액을 보게 되면 암이 아닐까 걱정하거나, 남성으로서 모든 것이 다 끝난 것으로 비관하기도 한다.

대부분은 전립선이나 정낭의 단순 염증이 원인이다. 염증반응이 정관이나 정낭의 부종을 초래하고 점막을 자극하여 모세혈관이 터져 출혈이 일어난다. 과도한 성행위나 너무 오랫동안 금욕생활을 한 경우에 발생하고, 전립선이나 정낭의 결석이 원인이 된다. 혈정액증 환자들은 두려움을 가지고 있기 때문에 치료의 첫 번째 목표는 불안감의 해소이다. 심각한 원인 질환이 없는 경우가 대부분이기 때문에 시간이 걸리지만 약물요법으로 잘 치료가 된다.

대장균도 할 말은 있다

학창시절 대장균이라는 별명을 가진 친구가 있었다. 왜 그렇게 불리게 되었는지는 기억나지 않고 다들 아무런 생각 없이 별명을 불렀지만, 정작 당사자는 무척 싫어했다. 대장균의 정체를 정확히 몰라도 더러운 똥과 관련이 있고 배탈과 설사를 일으키는 나쁜 세균이라고 생각해서였다.

대장균은 똥에 들어 있는 세균은 맞지만 반드시 배탈과 관련이 있는 것은 아니고, 비뇨기계 감염질환에 있어서 가장 중요한 병원균이다. 요로감염은 남녀노소 누구에게나 발생할 수 있는 매우 흔한 질환이고, 여성은 평생 최소한 한 번 이상은 방광염을 앓는다고 할 정도로 높은 유병률을 보인다. 원인균은 대변에 섞여서 배출되는 장내세균으로, 대장균이 가장 흔한데 요로감염 환자의 85%에서 발견된다.

한 번에 누는 대변의 1/3가량을 세균이 차지하고 종류는 100개 이상으로 대변 1g에 10^{11}-10^{12}마리가 들어있다. 대장에 존재하는 장내 세균은 유익균과 유해균의 비율이 4:1 정도인데, 유익균은 비피더스(bifidus), 젖산균(Lactobacilli) 등 유산균이고, 유해균에는 대장균(E.coli), 녹농균(Pseudomonas), 협막간균(Klebsiella), 포도상구균(staphylococcus), 프로테우스균(Proteus), 엔테로코쿠스(Enterococcus) 등이다. 유익균은 소화와 흡수를 보조하고, 유해균은 면역기능의 강화 등 긍정적인 역할도 하지만 부패하거나 독소를 생성하여 장염의 원인이 된다.

감염질환의 원인이 미생물이라는 것은 1860년 루이 파스퇴르가 처음 밝혔고, 대장균은 1885년 독일의 소아과 의사 테오도어 에셰리히가 대변에서 처음 발견하였다. 발견한 의사의 이름과 대변이 만들어지는 대장(colon)을 조합하여 '에셔리키아 콜라이(Escherichia coli)'라는 발음도 어려운 학명이 만들어졌다. 서양인들도 발음하기 힘들었는지 학명을 줄여 이콜라이(E.coli)라고 하며, 우리나라를 비롯한 동아시아에서는 대장균(大腸菌)이란 한자 용어를 사용한다.

대장균은 인간을 포함한 모든 동물의 대장에 존재하는 세균으로, 원통 모양의 그람음성 간균(bacillus)이다. 유해균으로 분류되지만 보통은 병원성이 없기 때문에 특별한 문제를 일으키지 않고 대장에 상존한다. 식중독의 원인이 되는 항원형 O157:H7 변종을 제외하고는 건강한 사람은 먹어도 장염이 발생하지 않는다. 대장균이라는 단어에 '더러움' 과 같은 안 좋은 이미지를 떠올리는 이유는 똥 냄새를 만드는 주원인이 기 때문이다.

최근 연구에 의하면 대장균이 건강에 도움을 되는 측면도 있다. 대장 균이 혈액 응고와 뼈 강화에 필요한 비타민 K와 적혈구의 헤모글로빈 합성에 필요한 비타민 B12의 생성을 돕는다. 대장균이 점막을 점유하 고 있어 대장에 침입한 외부 병원균들은 증식하지 못해 질병으로 진행 되지 못한다. 입이나 항문을 통해 들어온 산소를 대장균이 처리하여 무 산소 환경을 유지함으로써 호기성세균(aerobic bacteria)의 증식을 억 제한다.

대장 내에서 인체에 해를 끼치지 않고 공생관계를 유지하는 대장균이 지만, 비뇨기계를 침입하게 되면 요로감염의 병원균이 된다. 대변과 함 께 몸 밖으로 배출된 장내세균들은 건조한 피부 표면에서는 2–6시간 후 사멸하지만, 습도가 높은 환경에서는 유전자 변이를 일으켜 생존하고 증식한다. 대장균은 항문 주변에 머물렀다가 회음부와 질 입구로 이동 하고 증식하여 세균집락(colony)을 이루고, 성생활이나 배뇨 과정을 통 해 요도와 방광으로 침입한다.

대장균이 방광에 침입하였다고 해서 바로 방광염이 발생하는 것은 아니다. 방광에 들어온 세균들은 2–6시간 이내에 소변과 섞여서 대부분 배출된다. 면역력이 저하된 상태나 소변을 오래 참게 되면, 대장균은 방광 점막에 부착하여 증식한다. 증식된 세균은 점막에 염증을 만들고 방광염으로 진행하게 된다.

여성이 방광염에 잘 걸리는 이유는 세균이 증식하기 좋은 질 입구의 축축한 환경과 요도가 짧고 직선 형태, 생리, 배뇨습관, 속옷, 골반 위생 등 여성 특유의 생활로 인해 세균의 증식과 침입이 용이하기 때문이다. 성생활을 할 때 질 입구의 세균집락을 자극하여 세균을 요도로 밀어 넣게 되는데, 성관계 횟수나 섹스 파트너의 숫자가 많을수록 방광염의 발생 위험도가 높아진다. 방광염은 방광과 요도에 국한된 염증이므로 전신증상 없이 소변을 자주 보고 시원치 않고, 요도 및 아랫배 통증과 혈뇨 등 국소증상을 일으킨다. 항생제 투여로 치료가 잘 되지만 한 번 앓고 난 여성의 30%에서 6개월 이내에 재발된다.

예방을 위해서는 물을 넉넉하게 마셔서 충분한 소변량을 유지하고, 소변을 오래 참지 말고 제때 보는 배뇨습관을 가진다. 회음부나 질 입구의 세균집락을 줄이기 위해, 배변 후 마무리는 앞에서 뒤쪽으로 닦으며, 통풍이 잘되는 속옷을 입는다. 성관계를 마치고 난 후에 바로 소변을 보는 것도 도움이 된다.

대장균이 인간과 공생관계라는 연구도 있지만, 실제 어떤 역할을 하는지에 대해서는 불명확하다. 아직도 장내 세균생태계에서는 유해균으로 분류되어 있고, 비뇨기계 감염질환의 천적이니 대장균은 여전히 좋은 별명은 아닐 것이다.

7.

건강**합시다**

더운물과 찬물

비뇨기과 의사들이 별다른 대책도 없이 환자들에게 하는 말 중 하나가 "따뜻한 물로 온좌욕 하세요."이다. 시중에 전용 좌욕기가 판매될 정도이고 이미 많은 사람들에게 잘 알려진 좌욕인데 뭐가 문제인지 의아해하겠지만, 비뇨기과 질환을 위한 좌욕을 제대로 하는 것은 그리 만만치 않다.

혼동을 하지만 온좌욕(溫坐浴)은 동양의학에서 얘기하는 좌훈법(座薰法)과는 다르다. 좌훈법은 약재를 넣은 끓는 물의 증기를 외음부에 쏘이는 것으로 산후 회복 혹은 여성 골반질환에서 사용한다. 중국 한나라의 황제내경(黃帝內經)에는 훈증(薰蒸), 동의보감(東醫寶鑑)에는 소연훈지(燒烟薰之)로 수록되어 있다.

온좌욕은 앉아서 엉덩이 부분을 따뜻한 물에 담그는 것인데, 항문 질환의 수술 후 상처 청결, 통증 완화, 울혈 해소, 항문괄약근 이완의 목적으로 시행한다. 물의 온도는 38-40℃ 정도에서 10분 이내로 한다. 배변 직후에 하는 것이 효과적이고, 너무 자주 하거나 오래 해도 상처가 짓무를 수가 있어 하루 3회 이내가 적당하다. 좌욕 후 마른 수건으로 가볍게 눌러서 물기를 잘 제거해야 항문 가려움증이 생기지 않는다.

비뇨기과 영역의 온수 좌욕(Hot Sitz Bath)은 전립선질환이나 골반통증에서 고대부터 사용되어 온 보완요법이다. 목욕을 하면 혈액순환이 원활해지고 피로가 풀리는데, 전립선이나 골반 부위의 증상 완화에는 좌욕이 더 효과적이다. 영어 이름의 sitz는 독일어로 앉는다는 단어 sitzen에서 유래되었다.

전립선이나 방광 질환을 위한 좌욕은 항문용 좌욕과는 목적과 방법에 있어서 전혀 다르다. 항문 주변만 살짝 담그면 되는 일반 좌욕과는 달리, 골반 전체가 담겨야 하므로 변형된 반신욕에 더 가깝다. 온수 좌욕의 기전은 열-근육 반사작용(thermo-muscular reflex)에 의해 전립선, 방광, 요도괄약근의 긴장이 해소되고, 골반근육이 이완되어 혈액 순환이 원활해져서 골반통증이나 배뇨장애를 완화시킨다. 만성전립선염의 경우 전립선의 혈류가 증가되면 약물 침투 효과가 높아지는 효과도 있다. 온좌욕을 권유받은 환자들은 의례적인 항문용 온좌욕을 하고는 효과에 만족하지 못하는 경우가 많다. 사실 온수 좌욕의 정확한 방법,

적절한 시간, 물의 온도에 대한 명확한 기준은 정립되어 있지 않다.

따끈한 물의 열 효과가 골반 깊숙이 침투하려면 38-41℃ 물에서 15분 정도 좌욕을 하는 것이 좋다. 온수 좌욕이 전립선 질환에 효과적이지만, 전립선 통증이 심하면 온수 및 냉수 좌욕을 병행하는 것도 좋다. 방법은 먼저 온수 좌욕을 3분 동안 한 후, 20-30℃ 물에 30초 정도 냉수 좌욕을 한다. 온수-냉수 좌욕을 번갈아서 세 차례 반복하고 마무리는 냉수 좌욕으로 마친다.

냉수 좌욕은 엉덩이만 살짝 물에 담그면 되고, 온수 좌욕은 엉덩이와 회음부, 아랫배와 허벅지까지를 포함한 골반 전체가 물에 잠겨야 한다. 골반 전체에 열이 침투하여야 경직된 골반근육의 이완, 예민해진 방광감각의 완화, 전립선의 통증 및 부종의 해소가 이루어지고 배뇨장애나 골반통증에 효과를 발휘한다.

일반 대야를 이용해서는 제대로 골반을 물에 잠기도록 하는 것이 어려우므로 외국에는 온수 좌욕 전용 욕조가 판매된다. 좌욕 욕조는 가격도 비싸고 우리나라에서는 구하기가 어려우니 결국 가장 효율적인 방법은 욕조에 물을 받아놓고 하는 변형 반신욕이다. 적절한 자세는 배꼽 아래 하반신을 물에 담그는 반신욕에서 무릎 아래의 종아리와 발은 물 밖으로 내놓는다. 욕조에 세로로 앉아서 다리를 욕조 가장자리에 걸치는 √ 형태의 자세이다. 이런 자세에서는 엉덩이에 과도한 압박이 갈 수 있고 옆으로 미끄러지는 수가 있으니 무게의 중심을 요령껏 잘 잡아야 한다.

온수 좌욕을 권하면 "음낭은 차가워야 좋다던데, 따뜻한 물에 담그면 정력이 떨어지지 않나요?"라고 걱정하는 사람들이 있다. 남성 생식능력을 담당하는 고환은 체온보다 3~4도 낮은 온도에서 활동성이 좋아지므로 고환은 무조건 차가워야 한다고 생각한다.

고환은 라이디히세포에서 테스토스테론을 분비하고, 세정관에서는 정자를 생성하는 두 가지 기능을 한다. 음낭의 온도가 올라가면 세정관의 정자 생성에 나쁜 영향을 주어 양질의 정자가 생성되지 않는 것은 맞지만, 짧은 시간 따끈한 물에 담그는 온좌욕은 고환의 기능에 크게 문제가 되지 않는다. 그리고 성기능과 정력에 관여하는 테스토스테론 분비는 온도 상승에 크게 영향을 받지 않는다. 오히려 과도한 음주나 흡연, 비만, 스트레스, 수면 부족 등 잘못된 생활습관이 더 나쁜 영향을 미친다.

소변 뒤 손 씻기 논쟁, 팩트체크

'소변 뒤 손 씻기' 대논쟁. 안 씻어도 될까?

2016년 1월 7일 자 JTBC 뉴스룸의 [팩트체크] 코너 제목이다. 사회적 정치적 이슈들의 진위를 다루는 코너인데, 이날은 의외의 주제가 선정되었다. 주제가 민망해서인지 손석희 앵커도 겸연쩍은 표정으로, 그동안 무거운 걸 많이 다뤄서 오늘은 맘먹고 가벼운 걸 해보자고 이런 아이템을 선정하였다며 말문을 열었다.

그날 오후 JTBC에서 전화가 와서 뉴스룸인 줄도 모르고 그냥 편하게 대화를 했는데, 통화 내용의 일부가 소변 전문가의 의견이라며 방송되었다. '소변은 무균 상태이고 깨끗한 물질이다. 하지만 손에 묻은 소변은 외부 세균에 의해 변질이 될 수 있다. 소변 뒤 손 씻을지 말지는 개인의 선택이다.'라는 애매모호한 답변이었다. 아직도 인터넷에 돌고 있는 동영상을 본 사람들이 정말로 소변 뒤 손을 안 씻어도 되는지 명확하게 알려달라고 한다. 소변과 세균에 대해서 다시 살펴보고, 소변 뒤 손을 씻어야만 하는지의 팩트를 체크해 보기로 한다.

팩트체크 코너에서 기자가 보도한 내용은 다음과 같다. 질병관리본부의 조사에서 '공공화장실 이용 후 손을 씻는다.'는 응답이 남성은 66%로 여성의 77%보다 약간 낮았다. 그러나 한 대학의 연구에서 남학생의 94%가 손을 씻는다고 했지만 관찰해 보니 실제 씻는 경우는 17%에 불과했다. 화장실은 세균이 많은 장소이므로 소변만 봐도 손을 씻어야 하는 것이 일반적인 상식인데, '손을 씻지 않아도 괜찮을까?' 하는 의문이다.

남성이 화장실에서 소변을 보고 나오는 과정을 살펴보자. 화장실 문을 열고 들어간다. 소변기 앞에 서서 바지 지퍼를 내리고, 음경을 잡고 꺼내서, 정확하게 방향을 잡아 소변을 눈다. 끝나면 털어서 마무리를 한 후 음경을 다시 바지 안으로 넣고 지퍼를 올리고, 변기 위의 버튼을 눌러 물을 내린다. (요즘은 센서가 작동하여 자동으로 물을 내려준다) 이제부터는 선택사항으로, 세면대로 가서 손을 씻고 휴지나 온풍기로 물기를 제거하고 화장실 밖으로 나온다.

남성들은 소변의 마무리로 음경을 잡고 털다가 소변이 튀어서 손에 묻는 경우가 있다. (여성은 남성과 다르다. 여성에 대해서는 다음 칼럼에서 잠깐 얘기하겠다.) 손에 묻은 소변은 정말로 불결하고 세균이 많은 것일까? 대소변을 처리하는 화장실은 다른 장소에 비해서 세균이 더 많은 장소인가? 화장실을 사용하다가 어떤 더러운 물질에 의해 손이 오염되고 그 순간은 언제일까?

세균에 의한 오염을 걱정하지만 우리는 세균과 함께 일상을 살아가고 우리 몸에도 수백 종의 세균이 존재한다. 신체에 존재하는 세균들은 유익균과 유해균으로 분류되지만, 신체와 건강은 어느 한 종류의 세균이 아니라 전체 미생물의 생태계 균형에 의해 영향을 받는다. 신체의 여러 부위에 존재하는 다양한 세균들 대부분은 무해한 상재균(normal flora) 형태로 서식하고, 세균의 생태계는 개인마다 다르고 생활습관과 환경에 따라 달라진다. 유해성 여부와 관계없이 세균들은 소화 기능이나 면역체계 유지에 도움이 되지만, 다른 부위로 이동하게 되면 병원균으로 역할을 할 수 있다.

미국 콜로라도대학의 연구에 의하면, 사람 몸에는 수천 종류, 100조개 이상, 무게로는 1kg가량의 세균들이 서식한다. 대부분 상재균으로 병원성이 거의 없고 숫자나 종류는 부위마다 다르다. 미국 국립보건원 인간게놈연구소에 의하면 피부에는 1,000종 가량의 세균이 존재하고, 콧구멍, 겨드랑이, 팔꿈치 안쪽 등이 축축한 환경으로 세균의 수가 가장 많다. 건조한 부위에는 세균 숫자가 적지만 종류는 다양한데, 팔뚝에는 44종으로 세균의 종류가 가장 많은 부위이다. 기름기가 많은 눈썹 사이,

코 옆, 귀 뒤쪽은 세균의 숫자도 적고 기름진 환경에 적응된 특정 세균만 존재한다. 소변 뒤 손 씻기와 관련된 외부생식기를 포함한 골반 부위는 코나 손에 비해서 대체로 세균의 종류나 숫자가 적다.

외부에서 침입한 일시적 오염균은 피부에 장시간 생존하지 못하지만, 오염된 부위나 다른 부위로 이동하면 질환을 일으키는 잠재적 병원성이 있다. 세균이 어디에 붙느냐에 따라 생존 기간이 달라지는데, 피부에서는 5분에서 2일 이상 생존한다. 건조한 피부에서의 최소 생존 기간은 대장균(Escherichia coli) 2시간, 협막간균(Klebsiella spp.) 2시간, 녹농균(Pseudomonas aeruginosa) 6시간, 장구균(Enterococcus spp.) 5일, 포도상 구균(Staphylococcus aureus) 7일 정도이다.

사람이 생활하는 환경 어디에나 많은 세균들이 있고, 손으로 무심코 만지거나 자주 사용하는 물건일수록 세균이 많다. 손으로 들고 얼굴에 가까이하는 스마트폰, 리모컨, 젖어있는 칫솔, 수건, 불특정 다수의 사람들이 사용하는 지폐, 문고리, 지하철 손잡이가 세균이 많은 물건이다. 세균학적으로 화장실은 일반 환경과 다르지 않고 오히려 변기보다 세균이 더 많은 물건들도 많다. 변기의 세균보다 컴퓨터 키보드나 마우스 5배, 엘리베이터 버튼 40배, 마트 카트 200배, 사무실 책상은 400배 더 많은 세균이 존재한다는 연구도 있다. 하지만 건강한 사람들이라면 세균들과 접촉을 하더라도 대개는 크게 문제가 되지 않는다.

손의 피부에 상주하는 상재균이 감염을 일으키는 경우는 드물고, 외부에서 묻어서 다른 부위로 옮겨지는 일시적 오염 세균이 문제이다. 세균이 묻은 손으로 입이나 코, 눈을 만지면 세균이 점막을 통해 체내로 침투하여 질병을 일으킨다. 질이나 요도의 점막도 마찬가지로 오염된 손으로 만질 경우 외부 세균이 감염될 가능성이 크다. 독감도 공기로 전염이 되기보다는 손에 묻어서 옮겨져 감염되는 경우가 많다. 일시적 오염 세균들은 흐르는 물에 제대로 손을 씻으면 대부분 떨어져서 감염질환을 예방할 수 있다. 물티슈나 손수건으로 닦는 것은 별 효과가 없다.

소변 뒤 손 씻기 논쟁, 안 씻어도 당당하자

화장실에서 처리되는 대변과 소변에는 세균이 많을 것으로 생각한다. 영양분이 흡수되고 남은 찌꺼기가 장내세균과 함께 배출되는 대변에는 수많은 세균들이 존재하지만, 건강한 사람의 정상 소변에는 세균이 없다. 신장, 요관, 방광, 요도로 구성된 요로기관은 노폐물의 배설과 수분 및 전해질 조절을 하는 신체 유지의 필수기관이다. 소변은 혈액 내의 대사과정에서 만들어진 결과물이 신장에서 걸러져 물에 녹아있는 것이고, 외부에서 침입하지 않는 한 세균이 존재하지 않는다. 소변에서 발견되는 세균은 항문 주변에 있던 장내세균이 요도를 통해 침입한 것이고, 이 세균으로 인해 방광에 염증이 생기는 감염질환이 방광염이다.

소변을 보고 난 뒤 소변이 손에 좀 묻는다고 하더라고 소변에는 세균도 없고 특별히 해를 끼치는 물질들이 포함되어 있지 않으므로, 이론적으로는 손을 씻을 필요가 없다. 소변은 원칙적으로 무균상태이고 무색무취이다. 특유의 지린내는 상온에 방치될 경우 외부 세균에 의해 소변에 포함된 요소가 암모니아로 변성되어 풍기는 냄새이다. 몇 방울의 소변이 손에 묻는다고 하더라도 활동하는 동안 바로 증발해서 날아 가버리고 수분이 없으면 세균에 의해 변질이 되지 않는다.

손은 일상에서 많이 사용하는 신체 부위로, 여러 물건들과 접촉하면서 외부 세균에 가장 많이 노출된다. 미국 콜로라도 주립대 연구에 의하면 한쪽 손에 평균 150종류, 최소 6만 마리의 세균이 있다. 가장 많은 세균은 황색포도상구균(Staphylococcus aureus)으로, 식중독, 화농성 피부염, 중이염, 방광염을 유발하는 병원균이다. 그 밖에 손에 존재하는 세균은 뉴모니아균, 대장균, 인플루엔자간균, 살모넬라균으로, 폐렴, 기관지염, 식중독, 감기를 유발한다.

손을 씻는 방법은, 비누나 세정제를 손에 묻히고 거품을 충분히 낸 다음 흐르는 물에 구석구석 씻는다. 비누나 세정제를 사용했을 경우 손에 남아 있는 세균은 20% 정도인데, 물로만 씻을 경우 40% 이상이 남는다. 손가락 사이를 문질러 씻고 손가락은 손바닥으로 감싸서 따로 씻어야 하며 특히 엄지를 깨끗이 씻는다. 손등과 손목까지 씻고, 반지나 팔찌를 낀 경우는 안쪽까지 씻는다. 손에 남아있는 물기는 일회용 종이수건이나 온풍기를 이용하여 말린다.

사람의 손에 오염된 일반 세균이나 바이러스는 최소한 2시간 이상 생존이 가능하므로 하루에 적어도 8번은 씻어야 손에 묻은 세균에 인한 감염질환을 예방할 수 있다. 손을 깨끗이 씻으면, 감기뿐 아니라 콜레라, 이질, 식중독, 눈병 등 모든 감염성 질환의 60% 이상이 예방된다.

위생적인 면에서 소변 뒤 손 씻기보다 더 중요한 것은 소변의 마무리이다. 40대 이후 남성은 소변을 다 본 후 음경을 한두 번 털고 바로 집어넣지 말고, 후부요도에 남아 있는 1-2cc의 소변이 전부 요도까지 나오도록 5초 정도 기다렸다가 한 번 더 털어야 깔끔하게 마무리된다. 그렇지 않으면 지퍼를 올리고 돌아서는 순간 소변 몇 방울이 허벅지로 주르륵 흘러 속옷이나 바지를 적시는, 배뇨 후 요점적(post-micturition dribbling) 현상으로 불편함을 겪는다.

여성은 남성과는 달리 요도가 5cm 정도로 짧아 요도에 남아 있는 소변으로 인한 불편함은 없다. 여성의 요도는 질의 위쪽에 위치하고 앞에는 소음순이 살짝 덮고 있다. 소음순의 길이와 형태에 따라 소변줄기가 소음순에 부딪히게 되면, 소변이 허벅지나 엉덩이 쪽으로 흐르게 되므로 휴지로 잘 닦아야 한다. 닦는 요령은 먼저 질 입구 쪽을 문지르지 말고 가볍게 두드리듯 앞에서 뒤쪽으로 닦고, 다음에 허벅지나 엉덩이를 닦는다. 닦는 과정에서 항문 주변의 세균이 질 입구로 옮겨지지 않도록 주의하여야 방광염의 위험을 줄이고 뒤처리도 깨끗하게 된다.

여성이든 남성이든 '이론적으로는' 용변을 본 후 처리하는 과정에서 대변이 손에 직접 묻거나, 대변에 들어있던 세균이 손으로 옮겨올 가능성은 거의 없고, 소변은 세균 오염과는 관련이 없다. 요점은 소변 뒤 손을 안 씻어도 된다거나 손 씻기가 중요치 않다는 것이 아니다. 화장실이라고 해서 특별히 세균이 더 많은 곳은 아니고, 소변을 보고 난 후라고 해서 반드시 손을 씻어야 한다고 유난을 떨 필요가 없는 것이다.

소변에는 세균이 없고, 설사 소변이 조금 손에 묻는다고 하더라도 특별한 문제를 일으키지 않는다. 손에 소변이 좀 튀든 말든 손을 씻기 싫으면 당당하게 그냥 나오면 되고, 찜찜하다고 생각이 되면 씻으면 된다. 화장실과 관계없이 손의 위생은 대단히 중요하다. 세균 감염질환의 예방을 위해서, 자주 그리고 '제대로' 손을 씻고, 평소 손을 입이나 눈에 대지 않아야 한다.

나도 따라 해보는 <비하인드 뉴스>
지난번 팩트체크 담당 기자의 전화를 받았을 때 혼자만의 은밀한 장소에서 자세를 잡고 앉은 순간이었다. 다시 통화 약속을 잡기도 애매하고 길게 이야기하지 않아도 될 것 같아, 모른 척 그 자리에 앉아서 통화하였다. 소변 뒤 손 안 씻어도 되는가에 관한 인터뷰는 화장실에서 진행되었고, 자세히 들어보면 방송에 나갔던 소리에서 윙윙거림이 들린다.^^

천연 비아그라 유감

　세계 최초의 발기유발제 비아그라는 발기부전의 치료와 성문화의 혁신에 큰 공헌을 하였다. 성분명은 구연산 실데나필(sildenafil citrate)이지만, 상품명인 비아그라는 20년이 지난 지금도 발기유발제를 지칭하는 보통명사로 사용되고 있다. 비아그라(Viagra)는 활기를 의미하는 영어 Vigor와 나이아가라 폭포의 영문명 Niagara를 합성하여 만든 단어로, 폭포수처럼 강력한 발기력을 의미한다. 인류사의 세기적 혁명이 될 발기유발제의 이름을 짓기 위해서 미국의 화이자제약에서 많은 고심을 하여 만든 제품명이고 마케팅 측면에서도 제품명 비아그라는 대성공이었다.

　비아그라의 선풍적 인기와 함께 'OO그라'라는 이름은 각종 정력제나 성기능 개선제 등에 사용되고 있다. 인터넷으로 정력제나 남성 기능식품을 검색해보면 무수히 많은 자료들이 나오고, 상당수가 효능을 선전하면서 대놓고 '천연 비아그라'라는 문구를 사용한다. 하지만 정력을 강하게 해준다는 어떠한 식품이나 정력제도 직접적으로 음경에 작용하여 발기를 일으키는 것은 아니다.

동서고금을 막론하고 폭포수처럼 콸콸 쏟아지는 소변줄기는 강한 정력이나 발기력을 상징한다. 나이아가라 폭포에서 이름을 따왔다고 해서 비아그라가 성적 흥분을 일으키거나 쾌감을 높여주는 최음제나 정력제는 아니다. 발기유발제 복용 후 쾌감이 상승하거나 정력이 세졌다고 생각하는 사람들은 잘 될 거라는 기대감에 생긴 일시적인 착각일 뿐이다.

음경의 발기에는 cGMP(cyclic guanosine monophosphate)와 PDE5(phosphodiesterase 5), 두 가지 효소가 관여한다. 성적으로 흥분하면 cGMP가 분비되어 음경해면체의 혈관 평활근에 작용하여 발기를 일으키고, 성적 자극이 사라지면 PDE5가 분비되어 cGMP를 분해해서 발기를 푼다. 발기유발제의 작용기전은 분해효소 PDE5를 억제하여 cGMP가 계속해서 발기를 일으키도록 하는 것이다. 발기를 일으키는 작용이 아니라 발기가 풀리지 않도록 작용하는 약으로, 발기유발제의 의학적 명칭은 'PDE5 억제제'이다.

발기유발제는 소화제처럼 복용한다고 자동적으로 작용하는 약이 아니고, 정상적인 성행위 과정에서 작동하여 효과를 나타낸다. 다른 약들과는 달리 본인의 성실한 노력이 있어야 하므로, 약효를 기다리는 30분 동안 혈관이 확장되어 나른해져서 잠이 들어버리는 값비싼 수면제 역할을 하는 불상사도 있다. 비아그라가 효과를 제대로 발휘하려면 건강한 체력에 남성호르몬도 충분하여 성욕이 있어야 한다. 정력을 증진시키는 약이 아니라, 정력이 있어야 효용이 있는 약이다.

남성들이 자존심으로까지 생각하는 정력은 성적 능력과 동일시하지만, 실제로는 육체와 정신적 건강과 삶의 활력 전부를 의미한다. 남녀 모두에서 삶의 기본은 건강함이고 남성의 모든 성 단계에는 남성호르몬이 관여한다. 발기유발제는 말 그대로 음경의 발기를 일으키는 약일 뿐, 남성호르몬 분비를 증가시키거나, 정력이나 활력을 높이지는 못한다.

발기유발제 1세대인 비아그라는 2012년 특허 기간이 만료되었는데, 비아그라의 성공이 이름 덕분으로 생각해서인지 희한하고 민망한 이름을 가진 많은 복제약들이 출시되었다. 제약회사에 의하면 자극적인 제품명이 효과도 더 있어 보이고 관심도 더 끌지 않겠냐는 생각에서 그런 이름을 붙였다고 한다. '스그라' '세지그라' '오르그라' '바로그라' '누리그라' '헤라그라' '유니그라' 역시 비아그라 패밀리임을 나타내는 '-그라'라는 이름이 대세이고, 그라 돌림이 아닌 이름은 더 가관이다. '자하자' '불티나' '오르맥스'. 제약회사의 마케팅 부서에서 어떤 의도를 가지고 이런 제품을 출시했는지 모르겠지만, 요상한 이름의 복제 발기유발제 대부분은 시장에서 사라졌다.

해외의 비아그라 복제약도 많은데, 동남아 낭만 여행을 다니는 남성들 사이에 정력제로 알려진 유명한 복제 발기유발제가 있다. '감마그라'라는 인도산 약으로 포장지에는 '카마그라(Kamagra)'라고 되어 있는데, 이유가 뭔지는 몰라도 우리나라 남성들 사이에서는 감마그라라고 불린다. 정제, 필름, 젤리 등 다양한 제형으로 판매되고 파인애플 맛, 수박 맛, 딸기 맛, 콜라 맛 등 감미료를 넣은 제품도 있다. 천연 비아그라 정력제라며 선전하고 있지만, 작은 글자로 인쇄된 성분명은 sildenafil 100mg이니 비아그라 복제약일 뿐 새로운 정력제는 아니다.

최근 발기유발제는 전립선비대증, 뇌졸중, 파킨슨질환 등 다른 질환에 대한 효과가 연구되고 있고, 고도 2,300m 이상을 등반하는 경우 고산증 예방제로서 사용되기도 한다. 의약분업이 시행되고 있는 우리나라에서 발기유발제는 오리지널이든 복제약이든 전문의약품으로 의사의 처방이 있어야 구입할 수 있는 약이다.

너 나가지 마, 견과류

오래전 사회적 물의를 일으켰던 땅콩 회항 사건의 결정적인 한마디였던 '너 내려!'와 비슷한 '너 나가!'라는 소리가 병원에서 들렸던 적이 있었다. "너 내려!"에서는 땅콩이 발단이 되고 램프를 떠나 출발하려는 항공기에서였지만, '너 나가!'는 수술실에서 졸음 때문에 수술 중 들리는 소리였다. 지금은 이렇게 고함을 질렀다가는 갑질 논란이 나고 내시경 위주의 수술 형태로 바뀌어 '너 나가'는 사라진 소리가 되었다.

외과적 개복수술은 피부, 피하조직, 근육을 차례대로 절개하여 신체 내부로 접근한다. 병변 부위에 도달하면 본격적인 수술을 위해서 견인기(retractor)라는 기역자로 구부러진 기구로 피부와 근육을 당겨서 수술 부위가 잘 보이게 한다. 견인기는 주로 1년차 전공의들이 담당하는데

한 손에 하나씩 두 개를 잡고 힘껏 당기고 있어야 한다. 의외로 힘이 많이 들어가는 작업이고 견인기를 당기는 위치에서는 수술 장면이 보이지 않으니, 전공의 입장에서는 내내 갑갑하고 지루하기 짝이 없다.

지금은 근무시간이 주당 몇 시간에 연속당직 금지 등 규정이 있지만, 당시 저년차 전공의들의 근무시간은 거의 무한대였다. 1년차 전공의는 과다한 업무로 늦게 끝나고 다음 날 새벽같이 나와야 하므로 당직이 아니더라도 그냥 의국에서 불편하게 자는 경우가 많았다. 그러다 보니 1년차 전공의들은 항상 수면이 부족하여 틈만 나면 졸곤 하였다. 임상컨퍼런스 때 슬라이드 환등기를 비추려고 불이 꺼진 틈이 졸기에는 최적의 기회이기도 하였다.

항상 피곤하고 졸린 상태는 수술실이라고 예외는 아니었다. 긴장을 해야 하지만, 견인기를 당기는 단순 업무에 수술 장면은 보이지도 않으니 깜빡 조는 수가 있다. 아무도 모를 것 같지만 집도의나 제1 조수인 수석 전공의가 귀신처럼 눈치를 챈다. 한두 번은 툭 치거나 말로 주의를 주지만, 계속 졸거나 상태가 엉망이면 교수나 수석 전공의가 한마디 한다.
"너 나가!"

그렇게 쫓겨난 1년차 전공의는 어디로 갈까? 다른 의료진들 보기에 창피하니 일단 수술실에서 나가 탈의실로 가서는 아무 데나 쓰러져 잠들어 버린다. 외래나 병실에서는 수술 중으로 알고 연락하지 않을 것이니

편하게 2시간 정도 잘 수 있다. 전공의 탈의실에는 앉은 채로 혹은 시체처럼 쓰려져 잠들어 있는 전공의들이 종종 보이고 아무도 건드리지 않는다. 병원 수술실에서의 '너 나가'는 '좀 쉬다가 정신 차리고 와'라는 뜻이기도 하였다. 항상 이런 배려로 쫓아낸 것은 아니었지만 가끔은 그랬었다는 얘기이다.

땅콩 회항, 정확하게는 '마카다미아(macadamia) 램프 리턴' 사건은 법적으로 마무리가 되었다고 한다. 괜한 구설수를 타게 되었지만 견과류는 항공기가 이륙 후 처음으로 제공되는 스낵이다. 일반석과 비즈니스석은 땅콩이나 아몬드, 일등석은 마카다미아와 같은 견과류를 음료와 함께 제공한다. 밀폐된 항공기 내부에서 냄새도 나지 않고 먹기도 편하지만, 견과류는 비행기를 타면 그냥 주는 스낵이 아니라 피로 회복에 도움이 되는 훌륭한 건강식품이다.

견과류란 딱딱한 껍질 속에 씨가 들어 있는 열매로, 땅콩, 잣, 호두, 아몬드, 마카다미아 등이 있다. 영양소가 풍부하여 조금만 먹어도 포만감을 느끼고 강력한 항산화작용을 하는 비타민E와 지용성 비타민, 불포화지방산, 각종 무기질이 풍부하여 심장과 혈관 건강, 뇌기능, 피부 건강에 도움이 된다.

비뇨기과 건강에도 많은 도움이 되는데, 혈액순환을 원활하게 하여 성기능을 향상시키고, 비타민E와 리놀렌산 등 불포화지방산은 성호르몬 생성을 증가시킨다. 비타민 E, 아연, 마그네슘은 전립선 건강에 도움이 되는 영양소이다. 아몬드에 풍부한 트립토판은 행복호르몬으로 알려진 세로토닌 분비를 증가시킨다. 강력한 항산화작용으로 전립선암 예방효과가 뛰어난 토마토의 라이코펜 성분이 잘 흡수되도록 도와주는 식재료가 견과류이다. 토마토를 견과류와 함께 요리하여 섭취하면 두 식품에 있는 영양소가 어우러져 흡수가 잘 된다.

회항 사건 때문에 땅콩으로 오해를 받았던 마카다미아는 땅에서 캐내는 일반 땅콩과는 달리 높이가 2-18m까지 자라는 나무에서 생산된다. 원산지는 호주이지만 최근 하와이에서 대규모로 재배되어 하와이 특산물로 유명하다. 껍네기가 두껍고 단단해서 까기 어렵고, 소금만 살짝 뿌려 날로 먹는 것이 가장 맛있는데 고소한 맛과 식감은 견과류 중 최고이다. 마카다미아에는 단백질과 식이섬유, 칼슘, 마그네슘, 칼륨, 불포화지방산, 오메가3, 비타민E 등 영양소가 풍부하지만, 칼로리가 높아 많이 먹지 않도록 조심해야 한다.

견과류는 건강에 대한 도움뿐 아니라 스트레스와 흥분을 가라앉히는 효과도 있다. 좁은 비행기에서 받는 스트레스가 해소되고 안정되는 효과가 있으니, 접시에 담아주든 봉지로 주든 받으면 아끼지 말고 그냥 먹어주는 것으로 여행이 편안해진다.

양파와 퀘르세틴

백합과(Liliaceae) 식물에 속하는 양파는 마늘과 함께 가장 오래된 재배작물로, 다양한 토양과 기후에서 자라고 말려서 장기간 보관이 가능하다. 양파의 원산지는 서아시아로 추정하고 있으며, 중동아시아를 거쳐 이집트, 지중해 연안으로 전파되었다. 기원전 7-8세기경 그리스에서 재배가 시작되어 유럽으로 퍼졌고, 청교도 개척자들이 메이플라워호로 양파를 북미에 가져갔다. 중국에는 당나라 초기 중동과 인도에서 전파되었고, 일본에는 19세기 미국에서 들어왔다. 우리나라에는 20세기 초 개화기에 미국과 일본으로부터 들어온 것으로 추정하고 있다.

양파와 마늘은 오래전부터 약제나 강정제로도 사용하였다. 고대 이집트에서는 피라미드를 쌓는 노예들에게 마늘과 양파를 먹였고, 그리스의 운동선수들은 에너지를 얻기 위해 양파를 많이 섭취하였다. 로마의 검투사들은 근육을 강화하기 위해 양파를 으깨 몸에 발랐고, 중세유럽 전쟁에 나가는 병사들도 양파를 부적으로 몸에 지녔다고 한다.

양파는 성분의 90%가 수분으로 열량은 100그램당 36칼로리에 불과하다. 영양소로는 단백질, 탄수화물, 섬유질, 비타민 C, B6, B1, K, H, 마그네슘, 크롬, 칼슘, 칼륨, 인, 철 등이 풍부하게 함유되어 신체 건강에 다양하게 도움을 준다. 양파의 겉껍질에는 황색색소 퀘르세틴, 속껍질에는 활성물질 셀레늄, 내부에는 알리신, 이눌린 등 미세영양소가 있어 각종 성인병과 암에 대한 예방효과가 있다.

플라보노이드(flavonoid)는 심혈관계를 강화시키고, 강력한 항산화작용으로 대장암, 위암, 전립선암의 발생위험률을 낮춘다. 엽산(folic acid)은 행복호르몬으로 알려진 세로토닌(serotonin)과 도파민(dopamine)의 분비를 증가시켜, 심리적인 안정감을 주고 불면증 해소에 도움이 된다. 양파는 성기능이나 전립선 등 비뇨기계 건강에도 탁월한 효능이 있다.

프랑스의 어느 고급호텔에서는 신혼부부가 숙박을 하면 멋지고 정열적인 첫날밤을 보내라고 양파 수프를 제공한다. 장미나 와인이 분위기에는 좋겠지만, 에너지를 주는 음식이 실질적인 도움이 될 것이라는 기대에서다. 양파는 천연 비아그라라고 불리는 정력식품이다. 진한 냄새의 주성분인 알리신(allicin)은 비타민 B1과 결합하면 알리티아민(allithiamine)을 생성하여 활력과 정력, 즉 스태미나(stamina)를 향상시킨다. 셀레늄(selenium)과 마그네슘은 성호르몬의 분비를 증가시키고, 비타민 B군은 부교감신경을 자극하여 성적 흥분감을 높여준다. 발기는 음경혈관의 팽창에 의해서 이루어지는데, 양파의 쿼르세틴(quercetin)과 알리인(alliin) 성분들이 혈액순환을 원활하게 하여 발기력을 돕는다.

양파가 전립선의 건강에 도움이 되는 것은 쿼르세틴(quercetin) 성분 때문이다. 쿼르세틴은 플라보노이드(flavonoid) 계열의 영양소로 양파를 비롯하여 적포도주, 녹차, 사과, 딸기류, 배추류(양배추, 브로콜리, 콜리플라워, 순무)에 풍부하다. 쿼르세틴은 강력한 항염증효과가 있으며, 항산화작용으로 암의 발생을 억제한다. 쿼르세틴이라는 이름은 오크숲의 라틴어 quercetum에서 유래하였고, 오래전부터 유럽 및 북미에서는 만성전립선염의 치료를 위한 생약제재로 사용하여왔다.

임상 연구에 의하면 쿼르세틴은 통증 완화에 효과적이다. 작용기전은 산화스트레스(oxidative stress)를 줄이고, 골반근육의 허혈성 변화(ischemic change)를 회복시킨다. 염증성 싸이토카인(cytokine)의 분비를 억제하여 항염증효과를 나타내고, 직접적인 항균작용으로 세균을 파괴한다. 양파의 쿼르세틴이 항산화작용을 하고, 셀레늄은 세포성장, DNA 손상, 세포괴사, 신호전달체계, 면역 등 세포 생리주기의 여러 과정에서 전립선 암세포의 발생을 억제한다.

여성의 반 이상이 평생 최소한 한 번 이상은 앓는다고 할 정도로, 방광염은 여성의 숙명적인 질환이다. 양파는 여성들의 방광염 예방에도 도움이 된다. 풍부하게 함유된 알리신은 천연 항생제로 항균작용을 통해 세균의 증식을 억제한다. 프리바이오틱(prebiotic)인 이눌린(inulin)이 풍부하여, 장내세균 생태계를 긍정적으로 변화시켜 여성의 방광염을 예방한다.

양념채소로 주로 활용되는 양파를 주재료로 하는 요리가 양파수프이다. 영어로 어니언수프(onion soup)라면 되는 줄 알았더니, 발음하기도 어려운 '수프 아 로뇽(soupe à l'oignon)'이라는 정식 프랑스 이름이 따로 있다. 구하기 쉽고 영양이 많은 양파로 만든 수프는 로마시대에 대중화되었고, 현재와 같은 양파수프는 18세기 프랑스에서 시작되었다.

양파가 풍년이라고 한다. 평년보다 16%나 늘어난 생산량으로 양파값도 떨어지고 있다. 몸에 좋은 건 있을 때 많이 먹어주는 것이 제일이다. 양파를 많이 먹으면 농가에도 도움이 되고 비뇨기계 건강에도 도움이 된다. 다양한 효능을 가진 양파지만 익히면 일부 영양소가 파괴되고, 공복에 생으로 많이 먹으면 속이 쓰릴 수 있다. 풍부한 영양소의 손실도 줄이고 맛있게 양파를 먹을 수 있는 레시피는 집밥 백종원 아저씨가 알려 주실 거니까, 우리는 그저 먹기만 하면 된다.

고추 대 고추

비뇨기과에서의 고추 이야기라면 뭔가를 잔뜩 기대를 할 수 있지만, 일단은 순수한 고추에 대한 내용이다. 고추는 가짓과 한해살이풀의 열매로 처음에는 초록색이나 익을수록 빨갛게 되며 껍질과 씨는 매운맛을 낸다. 우리나라 사람들의 끈질긴 근성을 대변하는 김치나 고추장의 매운 맛이 고추 때문인데, 사실 고추의 원산지는 한반도가 아니라 멕시코이다. 영어로는 빨간 후추(red pepper)라고 하는데, 콜럼버스가 미국에서 고추를 처음 발견하였을 때 후추의 일종으로 착각했기 때문이다.

고추는 포르투갈로 전래되어 유럽의 음식문화에 영향을 미쳤고, 16세기에 인도로 전파되었다. 포르투갈 선교사에 의해 고추가 전래된 일본에서는 처음에 식용이 아니라 관상용이나 독약으로 사용되었다. 우리나라에는 임진왜란 때 침입한 일본이 고추를 화학무기로 사용함으로써 전래되었다는 것이 통설이다. 우리가 고추장을 담그고 김치에 고춧가루를 넣어서 매운맛을 즐기기 시작한 것은 17세기 초반부터였다.

고추는 반찬이나 양념만이 아니라 소화제나 진통제 등 의약품으로도 사용된다. 고추의 매운맛은 미각이 아니라, 캡사이신(capsaicin) 성분이 신경을 자극하여 나타나는 통증감각이다. 캡사이신은 신체조직에 강한 자극을 주지만 시간이 지나면서 통증 전달물질의 분비를 억제하여 진통효과를 나타낸다. 부신에서 아드레날린의 분비를 증가시키고 강심작용을 하며, 발열과 지방연소를 촉진하여 체중 감소의 효과가 있다. 연구에 의하면 캡사이신이 헬리코박터 파일로리(Helicobacter pylori)에 감염된 위 점막의 염증을 억제하는 효능도 있다. 방광점막이 과도하게 예민해져서 소변을 자주 보고 마려우면 참지 못하고 급한 증상을 보이는 과민성방광 환자에게, 캡사이신을 방광에 주입하여 방광신경을 마비시켜 증상을 완화시킨다.

아이를 낳으면 금줄을 대문 앞에 거는 풍습이 있는데, 아들이면 고추와 숯을 금줄에 끼우고 딸이면 솔가지와 숯을 끼웠다. 짚단으로 만든 금줄은 풍요로운 삶과 건강을 상징하고, 숯은 깨끗함과 청결, 붉은 고추는 행운과 귀신을 쫓고, 푸른 솔가지는 생명력을 상징한다. 고추는 모양이 남자아이의 음경 모양을 닮았다는 상징성도 있다. 남성의 생식기관인 음경을 속어로 고추라고 하는데, 보통은 어린아이의 작은 자지를 이르는 말이다.

　음경(陰莖)은 남성의 외부생식기관으로 옥경(玉莖), 양경(陽莖), 경물(莖物), 남근(男根)으로 불리고 영어로는 페니스(penis)이다. 내부는 2개의 음경해면체(corpus cavernosum)와 1개의 요도해면체(corpus spongiosum)로 이루어져 있다. 요도해면체의 가운데로 소변과 정액이 통과하는 요도가 위치한다. 음경해면체는 성적으로 흥분되면 혈액이 차서 팽창하여 딱딱해지는데 이를 발기라 한다. 음경의 끝에는 둥그런 모양의 귀두가 있는데 말초신경이 많아 민감하고 성행위 시 부드러운 귀두가 여성의 자궁 경부가 받는 충격을 줄여준다. 얇은 피부가 귀두를 덮고 있는데, 포피가 젖혀지지 않는 상태가 포경(phimosis)이고 이를 제거하는 시술이 포경수술(circumcision)이다.

　음경의 길이는 음경의 위쪽 치골에서 귀두까지의 길이를 재는데, 한국인 평균은 발기 전 7cm, 발기 시 12cm 정도이다. 많은 남성들이 자신의 음경이 작다는 불만을 가지고 있는데, 실제 발기 시 5cm 이상이면 만족한 성관계가 가능하다. 신체 부위와 음경의 크기에 관한 속설이 많지만, 코, 입, 엄지 등 특정 부위나 키나 몸무게와 비교한 연구에서 아무런 상관관계가 없었다.

　남성들은 동물의 음경을 먹으면 효과가 있으리라는 기대를 한다. 수많은 암컷을 거느리는 수컷 물개의 음경과 고환인 해구신(海狗腎)과 속칭

만년필이라고 하는 개의 음경은 대표적인 강정제이다. 효과가 있다는 사람이 있긴 하지만 의학적으로는 아무런 근거가 없는 심리적인 효과일 뿐이다.

남성의 고추와 비슷한 모양을 한 고추에는 캡사이신, 비타민 A와 C, 베타카로틴이 풍부하여 항산화효과가 크고 면역력을 높여준다. 캡사이신은 혈관 강화작용으로 음경의 발기력에 도움이 되므로 고추를 먹는 것이 웬만한 정력제보다 도움이 될 수 있다. 하지만 정력에 좋다고 너무 많이 먹으면 위 점막을 자극하여 속이 쓰릴 수 있다.

불알 두 쪽

'불알 두 쪽밖에 없다.' 아무런 지위나 재산도 없이 보잘것없는 남자를 의미하는 말이다. '겨우 불알'이라 들리지만 불알은 어떤 것으로도 대신할 수 없는, 남성을 존재할 수 있게 해주는 중요한 장기이다. 불알은 테스토스테론과 정자를 생성하는 생식기관인 고환과 고환이 담겨 있는 피부 주머니인 음낭으로 구성되어 있다.

고환(睾丸)과 음낭(陰囊)은 쓰기에도 힘들고 뜻도 이해하기 어려운 한자어이다. 비속어로 생각하는 불알은 고환을 일상적으로 이르는 순수 우리말인데, 사투리에는 붕알(강원, 전남, 제주, 충청)이나 봉알(경남, 전남)이 있고 강원도 일부 지역에서는 부랄이라고 한다. 그래서 음낭은 우리말로는 '불알주머니'가 된다.

불알은 '불'과 '알'이 결합된 형태의 말이다. 분명치는 않으나 불의 어원은 걸채나 옹구 같은 농기구에서 아래로 늘어뜨려 물건을 담는 주머니를 의미하는 불에서 유래되었다고 한다. 중국어 화(火)의 불은 중세국어에서는 불로 쓰였기 때문에 불알과는 관계가 없고, 북한에서 전구를 불알이라고 하는데 이는 고환과는 전혀 다른 의미이다. 불알처럼 불은 다른 단어와 함께 결합하여 사용된다. 불두덩(생식기 언저리의 두두룩한 부분), 불거웃(불두덩에 난 털), 불줄기(불알 밑에서부터 똥구멍까지 잇닿은 심줄) 등이 그것이다.

불알의 알은 한자어 란(卵)의 우리말로, 오리알이나 메추리알, 그리고 한자어 계란(鷄卵)의 우리말인 달걀(닭알)에서 사용된다. 15세기 국어에는 말음 ㅎ이 붙어 알ㅎ(앓)로 사용되다가 현대에 와서 ㅎ이 탈락하여 알이 되었다. 불은 주머니인 음낭을 뜻하고, 알은 고환을 의미하므로, 불알은 음낭과 고환 모두를 포함해서 지칭하는 포괄적인 단어이다. 불알 두 쪽의 쪽은 쪼개진 물건의 부분을 세는 단위인데, 고환이 태생 7주차 미분화성선의 중간엽(mesenchyme)에서부터 발생하여 양쪽으로 분화되니까, 쪽이란 단위의 사용이 의학적으로도 적절하다.

불알과 관련된 속담들도 많고, 대부분은 불알이 중요하다는 의미의 속담이다.
불알 두 쪽만 달그락달그락 한다. (가진 것이 아무것도 없는 빈털터리라는 뜻)

불알 값도 못한다. (사내답지 못하다는 뜻)

불알 떼놓고 장가간다. (중요한 일을 빼놓고 헛일만 한다는 뜻)

죽은 자식 불알 만지기. (이미 다 끝난 일을 가지고 아쉬워한다는 뜻)

처녀 불알 찾기. (도저히 구할 수 없는 것을 찾는다는 뜻)

음낭(scrotum)은 음경(penis)의 뿌리 부분에서 연결되어 아래로 처져 있는 피부 주머니로 좌우로 나뉘어 있다. 피하지방이 없고 멜라닌 색소가 침착되어 다른 피부보다 짙은 암흑색이다. 굵고 뻣뻣한 털이 나 있고, 땀샘이 많고 가늘고 많은 주름으로 열을 발산시켜 온도를 체온보다 4-5도 정도 낮게 유지함으로써 고환의 기능을 원활하게 한다.

고환(testis)은 타원형의 생식기관으로 좌우 음낭 내에 하나씩 존재한다. 영어 testis의 어원인 라틴어는 증명이란 뜻으로, 테스토스테론과 정자로 대표되는 남성력을 증명한다는 의미이다. 내부는 수백 개의 소엽으로 이루어져 있으며 고환 부피의 90%를 차지하는 소엽 내의 정세관(seminiferous tubule)에서 정자를 생성한다. 생성된 정자는 부고환과 정관으로 이동하고, 사정 시 정액에 섞여 정구를 통해 분출된다. 간질조직(interstitial tissue)의 라이디히세포(Leydig cell)에서는 남성호르몬인 테스토스테론을 분비한다.

성인 고환의 평균용적은 20cc, 크기는 4×3×2.5cm인데, 갱년기 이후 위축되지만 외형적으로는 크게 표시가 나지 않는다. 좌우측의 크기와 높낮이가 약간 차이가 나는 것은 움직이거나 걸어 다닐 때 서로 부딪힘을 줄이기 위해서이다.

뇌와 고환은 대사 작용이 활발하여 단위 무게당 가장 많이 산소와 영양을 소모하는 장기이다. 신체 장기의 크기와 기능은 반드시 비례하지 않는다. 눈이 크다고 시력이 좋은 건 아니고, 머리가 크다고 두뇌가 좋은 건 아니고, 음경이 크다고 성기능이니 정력이 좋은 것은 아니다. 그러나 고환은 크기가 클수록 테스토스테론을 분비하는 라이디히세포나 정자를 만드는 세정관의 숫자가 더 많아져서 남성호르몬과 정자의 생성이 증가하고 질도 좋아진다. 큰 고환을 가진 남성이 생식능력과 성적 능력이 뛰어나다.

과음, 흡연, 스트레스, 과로는 고환과 음낭의 건강에 나쁜 영향을 미친다. 담배는 유해물질이 고환에 직접 나쁜 해를 끼치고, 흡연으로 인한 혈류장애가 남성호르몬과 정자의 생성을 감소시킨다. 과음이나 빈번한 음주는 테스토스테론 생성과 정자의 분비에 장애를 준다.

불알 건강을 위해서는 헐렁한 트렁크 팬티를 입어 음낭을 시원하게 유지하는 것이 좋다. 삼각팬티나 드로즈가 멋은 있지만 음낭을 압박하고 통풍이 되지 않아 온도를 상승시키고 혈액순환을 방해한다. 신선한 채소와 과일을 많이 섭취하고, 순수 단백질인 닭가슴살을 적절히 섭취하는 것이 음낭과 고환의 기능에 도움이 된다.

야! 좆밥아

"모히또 가서 몰디브나 한잔하자"

2015년 개봉한 영화 '내부자들'에서 깡패 안상구(이병헌 분)가 했던 대사로, 영화가 흥행하면서 유행어가 되었다. 영화에는 깡패들뿐 아니라 점잖은 사회 저명인사들이 비속어나 욕설을 하는 장면이 많은데, 서울지검 특수부 우장훈 검사(조승우 분)의 대사 중 비뇨기과 의사에게는 익숙한 단어가 포함된 욕설이 있다.

"대한민국 검사 뭐 있어? 다 [좆밥]들인데." 룸살롱에서 수사관에게 자조적으로 하는 말이고, "이 [좆밥] 새끼가..." 미래 자동차의 조 상무(조우진 분)를 때려눕히고 난 후 하는 욕설이다.

욕설의 어원이나 유래를 찾아보는 것이 무슨 의미가 있는지 모르겠지만, 그래도 '좆밥'이란 단어는 비뇨기과적으로 중요한 무언가가 있을 것 같다.

좆은 '성인 남성의 성기를 비속하게 이르는 말'로 상대방을 비난하는 욕설로 쓰인다. 밥은 '쌀이나 보리로 만든 끼니로 먹는 음식물'이 사전적 정의이나, '남에게 이용당하거나 희생되는 대상'이란 뜻의 욕설로도 사용된다. 두 단어가 합쳐진 좆밥은 흔히 얕보거나 무시하는 상대에게 사용되는 비속어로, 조금 나은 표현으로 '발톱의 때만도 못한 놈'이 있다. 전혀 쓸모가 없는 '발톱의 때'보다도 더 못한 '좆에 낀 때'를 '좆밥'이라고 한다.

발을 잘 씻지 않으면 발톱에 때가 끼듯이 성기 주변에도 노폐물이 축적이 되어 생긴 때처럼 보이는 덩어리를 치구(恥垢)라고 한다. 치구의 비속어가 좆밥이고, 무시해도 되는 상대방을 비하하는 욕설이다. 좆에 낀 냄새나는 때와 같은 놈이라는 뜻인데, 욕으로 좆이라고 하지만 성기의 때는 남녀 모두에서 생긴다.

영어 욕설에는 shit, piss처럼 똥, 오줌 혹은 남녀 성기와 관련된 비속어가 많은데, 대놓고 좆밥이라고 하는 욕설도 있다. 치구는 영어로 smegma인데, 욕으로 smegma라고 말을 하는 장면이 나오는 마국 영화가 있다. 그것도 남학생이 아니라, 여학생이 여학생에게 '넌 좆밥이야'

라고 한다. 어떤 영화에서 무슨 내용인지는 이 칼럼을 끝까지 읽으면 알
게 된다.^^

치구는 소변이나 정액, 요도선의 분비물들이 쌓여서 생기는 노폐물이
다. 남녀 모두에서 생기는데, 남성은 음경의 포피와 귀두 사이에, 여성은
클리토리스 주변이나 소음순 안쪽에 생긴다. 하얀색 혹은 옅은 노란색
으로 끈적거리는 때처럼 보이고 독특한 냄새를 풍긴다. 미코박테리움 스
메그마티스(Mycobacterium smegmatis)라는 세균이 관여하고, 포경
수술을 하지 않은 남자에서 흔히 생긴다.

성호르몬 분비가 왕성한 사춘기, 꽉 끼는 팬티나 바지를 입어 통풍이
잘되지 않는 경우, 땀을 많이 흘리는 여름철, 살이 쪄서 허벅지가 닿는
경우, 오랫동안 앉아 있는 사람들에게서 치구가 잘 생기고 냄새도 많이
난다. 자위행위나 성관계 도중 자극에 의해 치구가 떨어져 나가므로, 남
녀 모두 오랫동안 성생활을 하지 않았을 때 치구가 많아진다. 특히 성 경
험이 전혀 없는 여성의 경우에는 소음순 안쪽까지 씻는 습관이 되지 않
아 클리토리스 주변에 치구가 많이 쌓인다. 치구의 상태로 성 경험이 많
은지 여부를 판단하는 플레이보이도 있다는데, 그 와중에 치구를 관찰
할 정도라면 정말 대단한 능력자이다.

치구나 세균을 없애준다는 여성용 질 세정제와 남성용 음부 청결제도
판매된다. 치구의 유해성 여부와는 상관없이 외성기에서 풍기는 냄새는

사랑하는 사람에 대한 예의가 아닐 수도 있다. 퀴퀴한 냄새까지 사랑하라고 할 수는 없지만, 남녀의 외음부 피부는 땀이 많고 음모가 있어 특유의 냄새가 나고, 여성의 질은 약산성으로 시큼한 냄새가 나는 것이 정상이다. 외음부의 냄새와 맛은 땀, 생활습관, 속옷의 영향으로 사람마다 다르므로, 사랑하는 사람에게서 나는 특유의 냄새도 수용하는 것이 사랑이다. 냄새를 없애기 위해 방향제나 향수를 뿌리면 오히려 괴상한 역겨운 냄새가 만들어진다.

치구는 냄새가 심하지 않으면 문제가 되지 않지만, 세균이 과도하게 증식하면 썩은 생선 비린내 같은 악취가 난다. 포경수술을 하면 치구가 생기지 않고 냄새도 줄어들지만 그렇다고 치구가 포경수술을 해야 하는 이유는 아니다. 청결 방법은 포경인 남성은 포피를 뒤로 재껴 귀두를 노출하여 따뜻한 물로 씻어주고, 여성은 음순과 클리토리스 주위 피부를 벌리고 샤워기 수압을 약하게 해서 씻는다. 때를 밀듯 세게 문지르면 귀두나 클리토리스 점막을 손상시킬 수 있음으로 부드럽게 씻어야 한다.

과거에는 쓸데가 없고 나쁜 노폐물로만 생각되던 치구가 최근 성기의 윤활과 위생에 도움이 된다고 밝혀졌다. 치구에 포함된 물질들이 항균작용으로 외부 병원균의 침투를 막아주고 점막을 마르지 않게 유지하는 역할을 한다. 아주 쓸모가 없는 것은 아니니, 이제 좆밥은 욕설에서 빠져야 할 것 같다.

2017년 개봉된 영화 '위시 어폰(Wish Upon)'은 존 레오네티 감독의 공포물로, 공포영화 '컨저링'에서 호러퀸이었던 조이 킹과 '메이즈 런너'의 민호 역이었던 한국계 배우 이기홍이 출연한다. 쓰레기통에서 주워 온 뮤직 박스가 소원을 들어주는데, 여주인공 클레어가 무심코 말한 소원이 그대로 실현되면서 끔찍한 일들이 벌어진다는 내용이다.

"You are smegma."(야! 좆밥아)

학교에서 이유 없이 괴롭히는 여학생에게 클레어가 대항하면서 하는 욕설이다. 상대방이 무슨 말인지 이해하지 못하니까 친절하게도 스마트폰으로 검색을 해서 남녀 성기에 끼는 치구라고 알려준다. 하긴 우리말로도 좆밥 대신 '넌 치구야'라고 하면 아무도 못 알아들을 것이다. 실제 구글 검색을 하면 smegma라는 욕설은 없다. 우리말의 좆밥처럼 smegma도 형태가 치즈나 버터와 비슷하게 보여, 실제 영어 욕설로는 'dick cheese' 혹은 'dick butter'라고 한다.

닥터 콘돔과 안전제일

그리스 신화에 나오는 사랑과 미의 여신 비너스(Venus)의 병이라 불리고 낭만과 풍류를 의미하는 이름을 가진 묘한 질병이 있다. 오래전 우리나라에서 화류병(花柳病)이라 불렸던 성병(性病; Venereal Disease)이다. 성병은 1975년 WHO에서 직접적인 성기의 결합 이외에 모든 성관련 행위를 통해 세균이 전염되어 발생하는 감염질환을 포괄적으로 아울러서 성매개성질환(Sexually Transmitted Disease; STD)이라고 정의되었다. 현재 밝혀진 성병의 원인균은 30여 종이 넘으며, 우리나라에서는 매독, 임질, 연성하감, 비임균성 요도염, 클라미디아감염증, 성기단순포진, 첨규콘딜롬 등 7종류가 성매개 관련 법정전염병이다.

성병은 인류의 역사와 함께해온 오래된 질환이다. 처음에는 특정 지역에 한정되었으나 인류가 다른 지역을 탐험하고 이동이 빈번해지면서 널리 확산되었다. 매독의 전파는 콜럼버스가 신대륙에서 유럽으로 전파하여 빠르게 유럽 전체에 퍼졌다. 보들레르, 톨스토이, 베토벤, 슈베르트, 고흐, 고갱 등이 매독에 걸려 고통을 받았다고 알려져 있다. 매독이란 이름은 1530년 이탈리아 의사이며 시인인 지롤라모 프라카스토로가 'Syphilis sive morbus gallicus'라는 서사시에 등장시킨 프랑스병에 걸린 시필루스(Syphilus)라는 인물에서 유래되었다. 매독의 병원균인 트레포네마 팔리둠(Treponema pallidum)은 1913년 일본의 과학자 노구치 히데요가 처음 발견하였다. 아시아에서는 1498년 인도에 먼저 퍼졌고, 우리나라는 중국을 거쳐 전파되었는데 중국에서 들어온 창병이란 뜻으로 광동창(廣東瘡)이라 했다.

임질은 기원전 2637년 황티라는 중국 황제의 기록과 고대 이집트에 기록이 있을 정도로 오랜 역사를 가진 질환으로, 인도, 헤브라이, 로마, 아랍에 임질에 대한 기록이 남아있다. 130년경 그리스 의사 갈렌이 요도에서 농이 나오는 질병을 씨가 흐른다는 의미로 임질(Gonorrhea)이라고 불렀다. 1879년 독일의 나이셀이 임균의 존재를 처음 발견하였고, 1884년 덴마크의 한스그램이 염색법을 이용하여 임균을 검사하였다. 현재 감소하는 추세이긴 하지만 아직도 빈도가 높은 성병이다.

성병의 특징은 면역성이 없어 재감염의 위험성이 높고, 원인균 종류가 다양하여 진단 및 치료 방법이 복잡하다. 특성상 정확한 역학적 자료 및 통계, 정보를 얻기 어려워 예방관리가 어렵다. 스스로 조심하는 방법이 가장 안전하고, 아직까지 성병을 예방할 수 있는 가장 좋은 방법은 콘돔이다.

피임과 성병 예방을 위한 도구인 콘돔이 언제부터 사용되었는지는 확실치 않지만 기원전 3000년경 이집트 초기로 추정되고 있다. 돼지나 염소의 소장이나 방광을 이용해서 만들었고 피임 도구가 아니라 장식용이나 음경 보호 목적으로 착용하였다. 16세기 중반 이탈리아 파도바대학의 팔로피우스교수가 중세 유럽에 만연하였던 매독을 예방하기 위하여 풀로 짜서 음경을 감싸는 주머니를 만들었다. 하지만 매독 예방효과도 없었고 무엇보다 사용하기가 불편하여 사람들의 관심을 끌지 못했다.

17세기 중반 영국 찰스 2세의 주치의인 콘돔(Condom) 박사가 양의 충수돌기를 이용하여 피임기구를 만들고 자신의 이름을 따서 콘돔이라고 불렀다. 이 콘돔은 양 1마리에서 1–2개밖에 만들지 못해 가격이 비쌌다. 콘돔을 구입하기 위해서는 자신의 음경 길이를 재서 맞는 크기의 콘돔을 주문해야 했고, 콘돔은 씻어서 몇 번이고 다시 사용하였다. 18세기부터는 전문 생산업체가 생겨났고, 플레이보이로 유명한 카사노바도 이 콘돔을 즐겨 사용하였다고 한다.

19세기 중반 현재의 콘돔과 비슷한 고무로 만든 풍선형 콘돔이 만들어졌고, 1870년 영국에 콘돔을 대량으로 생산하는 공장이 건설되었다. 1928년에는 독일 프롬스라는 회사가 만든 콘돔 자판기가 최초로 선보였다.

1930년대에 신소재인 라텍스로 제작된 콘돔이 발명되어 오늘날까지 사용되고 있다.

최근 콘돔은 다양한 기능성 콘돔들이 개발되어 성생활에 즐거움을 더해준다. 분홍, 초록 노랑, 검정 등 컬러 콘돔, 돌기 콘돔, 딸기, 레몬, 포도, 장미향을 첨가한 향기 콘돔, 어두운 곳에서 빛을 내는 야광 콘돔, 착용감이 전혀 없는 real fit 초박형 콘돔 등 다양한 콘돔들이 있다. 콘돔은 세균도 통과하지 못하는 철저한 방어기능 때문에 조난 시에 물통으로 대신 사용되기도 하는데, 최대 5리터 가까이 담을 수 있다.

콘돔을 잘 사용하기 위해서 요령이 필요하다. 본인에게 맞는 사이즈의 콘돔을 남자가 스스로 착용하고, 여성의 분비물이 적을 경우 마찰에 의해 찢어질 수 있으므로 수용성 윤활제를 사용하는 것이 좋다. 음경이 이완되면 틈이 생겨 저절로 벗겨질 수가 있으니 사정 후 바로 음경과 콘돔을 손으로 잡고 빼서 마무리를 한다. 콘돔이 찢어지지 않는 한 성행위 중간에 콘돔을 교환하지 않는 것이 좋다.

하룻밤의 사랑이 쉽게 이루어지는 성문화에서 '건전한 섹스'를 지키기가 쉽지 않다. 그렇다면 성병에 걸리지 않고 원치 않은 임신이 되지 않는 '안전한 섹스'가 제일이고, 가장 유용한 방법은 콘돔이다. 자신과 파트너를 위한 이런 약속이 지켜져야 성생활이 아름다워질 수 있는 것이다.

8.

알아두면 꽤 **쓸모 있음**

비뇨기과에 관한 단상(斷想)

여성의 배뇨장애를 주제로 방송에 출연하였는데, 며칠 후 프로그램을 보았다면서 50대 중반의 여성분이 진료를 받으러 찾아오셨다.

"우연히 방송을 보다가 교수님이 하시는 이야기가 바로 제 경우인 거예요."

"10년 동안 속으로 끙끙 앓기만 했는데, 망설이다 용기를 내서 찾아왔어요."

"방송에서 이런 남사스러운 얘기를 할 수 있다는 것이 정말 신기하네요."

소변의 불편함도 문제였지만 그동안 참아왔던 얘기를 하시니까 답답했던 마음이 뚫리는 것 같은가 보다. 이런저런 이야기를 하다가 마지막으로 하는 한마디가 필자를 당황스럽게 만든다.

"남자들만 가는 과로 알고 있었는데, 비뇨기과에서 소변도 보는 줄 몰랐어요."

이십여 년 전만 하더라도 대부분의 병원 비뇨기과 외래에는 속칭 아주머니 레벨의 나이가 지긋한 간호사가 배치되거나, 남자 보조간호사가 근무하였다. 비뇨기과는 성병이나 남성의 성기능만을 본다는 오해 때문에 젊은 간호사들이 근무하기를 꺼려해서였다. 요즘은 이미지가 많이 바뀌어 비뇨기과의 간호업무도 세분화되고, 젊고 유능한 간호사들이 아무렇지 않게 남성이든 여성이든 환자들을 상대하고 있다. 오히려 간호사들이 옆에 있으면 부끄러워하는 남자환자들이 있을 정도이니 격세지감이 아닐 수 없다.

"소변의 불편함이 생겼을 때 병원의 무슨 과를 가야 하나요?"

방송에서 상담을 하다 보면 아직도 종종 듣는 질문이지만, 비뇨기과 의사 입장에서는 상당히 민망해진다. 남자든 여자든, 핏속에 있는 노폐물을 걸러 소변을 만들고 저장하여 밖으로 배출하는 요로기관 전체를 관장하는 전문과목이 바로 비뇨기과이다.

비뇨기과(泌尿器科)의 이름에 쓰인 한자는 정확히 발음을 하기도, 뜻을 이해하기도 꽤 어렵다. '비(泌)'는 흐른다는 의미인데 '필'이라고도 발음되고, '뇨(尿)'는 소변을 말한다. 소변을 본다는 의미라면 '배뇨(排尿)'가 더 정확한 용어이겠지만, 배뇨는 요로기관(尿路器官, urinary tract)의 기능의 일부분일 뿐이니, 소변이 흐른다는 비뇨(泌尿)가 보다 넓은 영역을 의미하는 것은 맞다.

비뇨기과의 성격에 대한 정확한 의미의 전달, 진료영역과 연구범위에 대한 국내외 추세, 일반인에 대한 이미지 개선 등의 이유로 이름을 바꾸어야 한다는 논의가 오랫동안 비뇨기과학회에서 있었다. 그간 사용되어 왔던 비뇨기(泌尿器)라는 용어가 일본식 한자어라고 하여, 2016년 학회의 총회에서 과의 이름을 바꾸는 것이 통과되었다. 이후 보건복지부의 승인을 거쳐 2017년 11월 비뇨의학과(泌尿醫學科)로 개명되었다.

영문 명칭인 'urology'는 그대로 사용하는데, 어원을 살펴보면 'uro'는 urine에서 온 말로 소변이라는 뜻이고, 'logy'는 학문 분야에 붙이는 접미어로 학(學)이라는 뜻이다. 어원의 의미를 최대한 살려서 번역하면 '소변학' 혹은 '오줌의학'이 정확한 용어이다. 병원 의료진들은 비뇨기과를 영문명의 줄임말인 '유로'라고 부르고, urology의 원어민 발음은 (혀를 최대한 꼬아서) '유어롸러지'이다.

교과서적 정의로 비뇨기과는 남성의 비뇨생식기관(genito-urinary

system)과 여성의 비뇨기관(urinary system)의 질병을 다루는 학문이다. 쉽게 얘기해서 남성이든 여성이든 나이에 관계없이, 소변의 생성과 이동, 저장, 배출에 관련된 불편함과 남성의 불임, 성기능장애, 외부생식기 이상을 치료하는 전문과목이다.

소변을 자주 보고, 봐도 시원치 않고, 마려우면 참기가 힘들거나, 아니면 찔끔 새어 나와 속옷을 적시거나 하는 불편함이 있는데, 무슨 과를 가야 하는지 잘 모르거나 망설여진다면 일단 과감하게 비뇨기과로 오시면 된다. 비뇨기과에서는 하나도 쑥스럽지 않게 모든 소변의 불편함을 편안하게 해소해 드릴 것이다.

세상에 창피한 암은 없다

병에 걸리고 싶어서 걸리는 건 아니겠지만, 남들에게 얘기도 못하고 혼자 끙끙 앓거나 다른 사람들의 핑계를 대는 쑥스러운 병들이 있기는 있다. 중세유럽에서 매독과 임질을 프랑스병, 이탈리아병, 스페인병, 영국병 등 다른 나라의 이름으로 불렀던 것도 그런 이유에서였다. 현재도 오줌이나 섹스와 관련된 장기의 질환은 그럴 이유가 전혀 없는데도 불구하고 괜히 숨기려 하고 수치스럽게 여긴다.

얼마 전 모 장관 후보자의 국회 인사청문회에서 얼토당토않게 유방암과 전립선암에 대해서, 의학적이 아닌 정치적인 이유로 논란이 벌어졌다. 유방암 수술을 거론하면 여성에게 모멸감을 주는 것이고, 전립선암 수술에 대한 이야기가 남성에게 수치스럽다는 논쟁은 유방암과 전립선암에 대한 사회적 오해를 불러일으켰다.

유방의 본래 기능은 젖을 분비하여 아기에게 수유하는 것이다. 감각신경이 많이 분포되어 성감대 중 하나이고, 여성 몸매에 중요한 역할을 함으로써 여성의 상징으로 여겨진다. 전립선은 남성 생식기관으로 정액의 일부를 구성하는 물질을 분비하는데, 위치가 방광 입구의 요도를 둘러싸고 있어 문제가 생기면 소변보는 불편함이 발생한다. 소변줄기를 정력과 동일시하는 경향으로 소변줄기가 굵고 강하면 성기능이 좋다고 생각하고 가늘고 약하면 정력도 형편없다고 생각한다. 그래서 본래의 기능과는 무관하게 전립선은 남성의 자존감으로 여겨지고 있다.

유방암은 유관의 상피세포에서, 전립선암은 분비선의 샘세포에서 발생하는 암으로 종류가 다르다. 성호르몬이 암의 발생과 진행에 영향을 미치고 비만, 음주, 고지방식 등 생활환경의 위험요인을 함께 공유하고 있는 공통점이 많은 질환이다. 유방암과 전립선암 중 어느 암이 삶에 더 영향을 주고 부담이 되는 것일까. 의학적으로 이런 식의 비교가 말이 되지도 않지만, 이왕 사회적 이슈가 되었으니 정리를 해보는데 미리 얘기하자면 정답은 결코 있을 수 없다.

유방암의 수술 방법은 과거에는 전체 유방을 제거하는 유방 전절제술이었고, 한쪽 유방이 없어진 여성들은 폐경기와 맞먹는 상실감을 느낀다. 최근에는 조기진단의 빈도가 높아져서 유방의 절제 부위를 최소화하는 유방 보존적절제술의 비율이 높아지고, 결손 부위가 클 경우 유방 성형술을 동시에 시행한다. 유방의 형태도 유지되고 촉감도 자연 유방과 흡사하여, 유방을 완전히 제거하는 경우에 비해서 불편함이나 심리적 충격은 줄어든다.

전립선암도 조기발견 빈도가 증가하고 있지만 수술적 치료 방법은 전립선 전체를 제거하는 전립선적출술뿐이다. 유방과는 다르게 암세포가 국소화되지 않아 정확한 부위를 규명할 수 없고 구조적으로 부분 절제술이 불가능하다. 수술적 술기가 발전하고 로봇수술로 신경과 혈관의 손상을 최소화하여 부작용이 줄었지만, 수술 후 요실금이나 발기장애 등 합병증이 발생한다. 시간이 지나면 어느 정도 회복은 되지만, 인공요도괄약근 삽입술이나 음경보형물 삽입술이 필요한 경우도 있다. 전립선이 제거된 남성들은 '전립선=배뇨장애=성기능=정력'으로 생각하여 자존감을 잃는 경우가 많다.

성호르몬은 유방과 전립선에 작용하여 성장과 기능을 조절하고, 암의 발생과 진행에 관여한다. 항호르몬 요법은 성호르몬의 생성이나 작용을 방해하여 암을 억제하는 치료법이다. 유방암에서는 여성호르몬인 에스트로겐(estrogen)을 억제하기 위하여 에스트로겐 수용체에 결합하여 작용하는 타목시펜(tamoxifen)이나 에스트로겐의 합성에 필요한 효소인 아로마타제(aromatase)를 억제하는 약물을 사용한다. 전립선암의 항호르몬 치료는 거세(orchiectomy)라는 용어를 사용한다. 약물을 이용하여 테스토스테론(testosterone) 생성을 억제하는 화학적 거세와 고환을 수술로 제거하여 테스토스테론 생성을 차단시키는 수술적 거세가 있다.

어떤 암이 더 수치스러운가 하는, 말도 안 되는 비교는 의학적으로 아무런 의미가 없다. 유방암이든 전립선암이든 암환자들은 어렵고 힘든 치유 과정을 겪어야 한다. 유방암이나 전립선암에 걸리면 성적 매력이나 성기능이 없어진다고 생각하지만, 성생활은 얼마든지 가능하다. 사랑받는 느낌과 만족스러운 성생활은 암으로 인한 스트레스 해소에 도움이 된다. 위험요인을 공유하고 있는 유방암과 전립선암은 부부가 함께 규칙적으로 운동하고 식생활 개선으로 건강한 생활습관을 가지도록 꾸준히 노력하는 것이 필요하다.

유방이나 전립선은 본래의 기능과는 관계없이 여성과 남성의 상징으로 여겨진다. 유방암이든 전립선암이든 숨겨야 하는 수치스러운 질환은 아니다. 인터넷에는 어머니나 아내가 유방암인데 아버지나 남편이 전립선암에 걸렸는데 어떻게 하면 잘 치료되는지에 대한 많은 문의가 있고, 스스로의 치유 경험을 공유하는 게시물들도 많다. 이 세상에 창피한 암은 없다.

작다고 정말 작은 것이 아니다, 함몰음경

동서를 막론하고 오래전부터 남성의 성기는 숭배의 대상이었고 큰 음경은 다산과 풍요의 상징이었다. 발기 시 음경의 길이가 5cm 이상이면 성생활에 아무런 문제가 없다고 하지만, 음경에 대한 남성들의 소망은 조금만 더 컸으면 하는 것이고, 고민은 여성이 작다고 느끼면 어떻게 하느냐는 것이다.

음경의 크기는 갓 출생한 신생아는 1-2cm 정도이고 2살 때까지 3cm 정도로 커진다. 이후 서서히 자라다가 남성호르몬 분비가 왕성해지는 12-14세의 사춘기에 이르면 급격히 커져서 6-9cm가 되고, 20세가 되면 성장이 완료된다. 성장이 끝난 음경은 남성호르몬이나 다른 신체적 변화와는 상관없이 더 이상 커지지 않는다. 성인이 된 후 자신의 성기가 작다고 생각되어 심한 스트레스를 받는 남성들 중 일부는 병원을 찾아 음경확대성형수술을 받기도 한다.

성인의 음경에 대한 스트레스는 그렇다고 해도, 본인의 의지와는 무관하게 음경이 작은지 아닌지 확인을 위해서 강제로 병원으로 소환되는 수가 있다. 물론 성인은 아니고, 갓난아이 시절의 이야기이다.

남자아이를 데리고 진료실을 찾는 젊은 엄마에게 어디가 아파서 왔느냐고 물으면 "아픈 건 아니고..." 하면서 머뭇거리는 경우가 있다. 십중팔구 아이의 고추에 관한 문제, 특히 크기가 너무 작다고 생각해서 온 것인데, 할머니가 함께 오기도 한다. 집안의 대를 이을 귀한 손주의 고추가 작다고 생각하여 병원에 확인하러 온 것이다. 할머니와 어머니가 보기에 얼마나 커야 마음에 드는지 몰라도, 결론부터 얘기하자면 아무 문제없이 정상인 경우가 대부분이다.

정상보다 작은 음경을 왜소음경(micropenis)이라고 한다. 음경의 길이는 누워서 음경을 잡아당긴 후 귀두에서 치골뼈(pubic bone)까지의 길이로 측정한다. 나이에 따른 평균 길이보다 2-표준편차(Standard Deviation) 이상으로 작은 경우를 왜소음경으로 진단한다. 왜소음경은 2,000명에 1명의 빈도로 발생하는데, 신생아는 음경길이가 2cm보다 작을 때 왜소음경으로 의심한다.

태생 14주 이후 성호르몬이 정상적으로 작용하지 않으면 음경의 성장에 문제가 생기는데, 이때는 고환도 크기가 작아진다. 선천적으로 시상하부(hypothalamus)에서 생식선자극 분비호르몬의 분비가 감소되거나, 고환에서 남성호르몬의 생성이 제대로 되지 않으면 왜소음경이 된다. 왜소음경으로 진단되면 일차로 남성호르몬 보충요법을 시행하는데, 테스토스테론 근육주사나 연고를 국소적으로 도포하는 방법을 사용한다.

진료실을 찾아오는 대부분은 선천적 호르몬 이상에 의한 왜소음경이 아니라, 주변조직의 변형으로 인해서 정상 크기의 음경이 외형적으로만 작아 보이는 경우이다. 함몰 혹은 잠복음경이라고 하는데, 모양과 원인에 따라 4가지로 구분한다.

숨은음경(concealed penis)은 음낭근육층(dartos muchle)이 음경을 안으로 당겨서 음경이 피부 속에 파묻히는 경우이다. 우리말로 돼지고추 혹은 자라고추라고 한다. 음경 자체의 성장에는 문제가 없고, 정도가 심하거나 자연교정이 되지 않으면 성-인식 나이(sex-assuring age) 이전에 교정수술로 모양을 바로잡아 준다.

매몰음경(buried penis)은 음경의 피부가 음경대(penile shaft)에 고정되지 않거나 피하지방이 과도하여 음경 없이 음경의 피부만 있는 것처럼 보이는 경우로 가장 흔하다. 비만으로 피하지방이 과다하게 축적되어 생기는 경우가 많다. 체중 조절을 하면서 해결이 되지 않으면 지방의 일부를 제거하고 음경대에 피부를 고정하는 수술로 치료한다.

갈퀴음경(webbed penis)은 음경(penis)과 음낭(scrotum)을 이어주는 피부가 늘어져서 갈퀴처럼 보이는 경우이다. 포경수술(circumcision)을 하면서 함께 교정한다.

갇힌음경(entrapped penis)은 포경수술 후 둥글게 흉터가 만들어져 음경이 그 안에 갇혀 빠져나오지 못하는 상태이다. 포경수술을 다시 시행하여 흉터를 제거하여야 한다.

잠복음경은 친구들과 비교되어 음경에 대한 수치심이 생기고, 성 정체성과 남성 자존감에 나쁜 영향을 줄 수 있다. 수술이 필요한 경우에는 늦어도 유아원이나 유치원을 다니기 전에 하는 것이 정신심리학적으로 좋다. 위생불량으로 감염이나 요도구 폐쇄가 발생할 수 있다.

어린 시절의 잠복음경이 성인이 된 후 성기능에 이상을 초래하지는 않는다. 어린 시절에는 아무런 문제가 없었다 해도, 비만으로 인해 피하지방에 음경이 파묻히는 성인 함몰음경이 발생할 수 있다. 체중이 10㎏씩 늘 때마다 음경의 길이가 1㎝ 정도씩 작아져 보인다. 웬만큼 체중을 줄이지 않으면 원상태로 복구되기 어려우므로, 처음부터 복부비만이 되지 않도록 주의하는 것이 좋다.

크다고 정말 큰 것이 아니다, 음낭수종

엄마들이 너무 작다고 남자아이를 병원에 데리고 오는 고추와는 달리, 음낭은 너무 크다고 해서 병원을 찾는 경우가 많다. 대부분 돌이 지나기 전의 신생아들인데, 실제 초등학교 고학년의 음낭과 비교해도 크기가 비슷한 경우가 있어 엄마들이 걱정할만하다.

고환(testicle)은 좌우 한 쌍으로 구성되어 있는 남성 생식기관으로, 라이디히세포(Leydig cell)에서 남성호르몬을 분비하고, 세정관(seminiferous tubule)에서 정자를 생성한다. 성인의 경우 하나의 크기는 4cm×3cm×2.5cm, 타원형 모양으로 용적은 보통 20cc 정도이다. 신생아는 1cc 정도이며, 성장과 함께 서서히 커지다가 4cc 정도 크기가 되면 사춘기의 시작을 알리는 임상표지로 사용된다.

음낭(scrotum)은 음경의 뿌리 부분에서 아래로 처져서 좌우로 나눠진 피부 주머니로, 안에 고환이 담겨져 있다. 고환의 조직을 직접 감싸고 있는 백막(tunica albuginea)과 음낭의 고환초막(tunica vaginalis) 사이는 분리되어 있고 이 틈바구니는 체액으로 채워져 있어, 움직일 때 고환이 마찰로 쓸리지 않도록 윤활유의 역할을 한다.

외형적으로 음낭이 커져 보이는 대부분의 경우는, 백막과 고환초막 사이의 체액이 과도하게 차서 부풀어 오르는 것으로, 이를 음낭수종(hydrocele)이라고 한다. 음낭수종에는 음낭이 복강과 연결되어 있어 복수가 내려와 차는 교통성(communicating) 음낭수종과 복강과의 연결 없이 고환초막에서 체액이 과다하게 만들어지는 비교통성(non-communicating) 음낭수종이 있다. 1세 이전의 남아에서는 대부분 교통성 음낭수종에 의해 음낭이 커진다.

태생기 고환은 처음에는 복강 내에서 만들어지고, 임신 후반기로 가면서 아래쪽으로 내려와 출생 직전에 사타구니를 지나 음낭 안으로 이동한다. 이때 복막을 함께 밀고 내려와서 초막돌기(vaginal process)라는 연결통로를 만드는데, 고환이 음낭 내에 완전히 자리를 잡으면 초막돌기는 막힌다. 초막돌기가 막히지 않고 복강과의 연결통로가 유지되어 있으면, 복강 안의 복수가 음낭으로 내려와서 음낭의 백막과 고환초막 사이에 물이 차서 교통성 음낭수종이 발생하는 것이다.

많은 신생아들이 초막돌기가 막히지 않은 상태로 태어나기 때문에, 출생 시 이미 음낭이 커져 있는 경우도 있고, 처음에는 그렇게 크지 않았다가 시간이 지나면서 복수가 음낭으로 내려와서 음낭수종을 만들면서 커지는 경우가 있다. 교통성 음낭수종은 심하게 울 때 복압이 올라가면서 복수가 내려와 고이면서 발생한다. 한쪽에만 생기는 경우가 흔하지만 양쪽 다 나타날 수도 있다. 교통성 음낭수종의 원인인 덜 막힌 초막돌기는 대개 1세 이내에 저절로 막히고 고여 있던 체액은 흡수된다.

첫돌이 지나고 나서도 음낭수종이 지속되는 경우에는 초막돌기가 자연적으로 막힐 가능성이 없기 때문에 수술적 교정이 필요하다. 1세 이전이라도 초막돌기를 통해서 장이 음낭 내로 내려오는 탈장이 동반될 경우, 장이 복강으로 돌아가지 못하고 꼬이는 장폐색이 일어날 수가 있어 수술적 치료를 받아야 한다.

성인에서는 복강과의 연결통로와는 상관없는 비교통성 음낭수종이 흔하다. 고환염이나 부고환염, 음낭손상에 의해서 발생할 수 있고, 고환초막의 체액 분비와 흡수의 불균형으로도 발생한다. 비교통성 음낭수종의 처치는 주사로 물을 빼는 천자흡입술을 시행하기도 하지만, 근본적으로는 음낭수종의 원인이 되는 고환초막을 제거하는 수술적 요법으로 치료한다.

콩과 팥

　요로기관의 기능은 소변을 만들어서 저장했다가 몸 밖으로 내보내는 일이고, 중심 역할을 하는 장기는 신장(kidney)이다. 신장은 우리 몸의 대사과정에서 만들어진 노폐물을 걸러내어 물에 녹여 소변으로 만들고, 수분, 산과 염기, 전해질을 조절하여 신체의 항상성(homeostasis)을 유지하는 생명 유지의 필수기관이다. 요로기관은 외부 충격에 손상을 받지 않도록 배 뒤쪽인 후복막(retroperitoneum) 깊숙이 위치하고 근육, 뼈, 다른 장기들로 둘러싸여 있다. 신장은 미세혈관이 많은 부드러운 조직으로 구성되어 있기 때문에 갈비뼈, 척추, 등 근육과 단단한 피막에 의해 철저하게 보호되고 있다.

　신장은 좌우측 갈비뼈 아래 옆구리에 하나씩 위치하는데, 주먹과 비슷한 크기로 길이 12cm, 폭 5cm, 두께 3cm이고 무게는 150g이다. 하루에 신장을 통과하는 혈액량은 200리터이고, 분비와 재흡수 과정을 통해서 만들어지는 소변의 양은 통과 혈액량의 1/100인 2리터이다. 신장은 호르몬을 분비하여 혈압을 유지하고, 적혈구 생산과 칼슘 대사에 관여한다. 신장에서 분비되는 물질들 중 레닌(renin)은 안지오텐신(angiotensin) 시스템을 통하여 혈장과 혈압을 유지한다. 프로스타글란딘(prostaglandin)은 혈관을 확장시켜 혈류량을 늘려서 나트륨과 수분의 배설을 증가시키고, 에리트로포이에틴(erythropoietin)은 골수에서 적혈구 생성을 촉진한다.

신장에는 다양한 질병이 발생할 수 있다. 기능적인 질환으로 사구체신염, 간질성신염, 신증후군, 요세관결손이 있고, 세균성 감염질환으로 신우신염과 신장결핵이 있다. 구조적인 이상을 초래하는 질환으로 신세포암, 신우이행상피세포암, 신장결석, 수신증, 신낭종이 있다. 신장 질환에서 소변검사를 하면 혈뇨와 단백뇨를 보이는 것이 특징이다. 신장이 제대로 기능을 하지 못하는 신부전에서는 수분이 저류되어 몸이 붓고, 고혈압과 빈혈이 생긴다.

신장의 모양이 콩과 비슷하고 팥과 비슷한 색깔을 지녀서, 우리말로는 콩팥이라고 한다. 콩팥은 신장의 우리말 표현이지만, 콩과 팥을 아우르는 단어이다. 건강을 유지하기 위해서 평소 좋은 식품을 꾸준히 섭취하는 것이 좋은데, 노랑, 빨강, 초록, 하양, 검정 등 컬러 푸드가 도움이 된다.

콩은 대표적인 검정 컬러 푸드이고, 팥은 대표적인 빨강 컬러 푸드이다. 콩과 팥은 효능이 뛰어난 색깔 음식으로, 요로생식기계 건강에도 도움이 되는 건강식품이다.

콩 중에서 대두(大豆)는 중국에서 4000년 전부터 재배되었고 우리나라에는 삼국시대 초기에 들어왔다. 콩은 영양분이 많고 소화가 잘되고 단백질이 풍부하다. 검은콩에는 플라보노이드(floavonoid)인 안토시아닌(anthocyanin)과 이소플라본(isoflavone)이 많이 함유되어 있어 강력한 항산화 효과로 남성과 여성의 갱년기 증상을 완화시킨다. 레시틴(lecithin)은 기억력과 집중력 향상, 두뇌 발달 및 치매 예방 효과가 있으며 콜레스테롤을 낮추는 효능이 있다. 비타민B1과 아르기닌(arginine), 시스테인(cysteine)이 풍부하여 모발 성장을 촉진하여 탈모를 예방한다. 비뇨기과적으로는 신장 기능을 활발하게 하고, 전립선염과 전립선암 예방 효과가 있다. 콩밥, 콩 조림, 두부, 청국장, 두유 등 어떠한 형태로 섭취해도 효과는 마찬가지이다. 민간요법에서 효능이 뛰어나다고 얘기되는 식초에 절인 콩이 더 효과적이라는 의학적 근거는 없다.

팥도 콩과식물이며 소두(小豆) 혹은 적소두(赤小豆)라고 하며, 중국, 일본과 우리나라에서 오래전부터 재배되어 왔다. 콩에 비해 소화가 잘 안 되지만, 팥밥, 팥죽으로 먹거나 빵의 속으로 사용한다. 성분은 단백질, 탄수화물, 폴리페놀, 미네랄, 비타민, 사포닌(saponin)이고 식이섬유가 풍부하다. 팥은 항산화 효과, 지질 개선, 혈액순환 촉진, 변비 예방,

신장 기능 강화 등의 효능이 있다. 비뇨기과적으로는 소변량을 늘려 요로결석을 예방하고 배뇨장애에 도움이 된다. 붉은색의 팥이 질병이나 귀신을 쫓는다고 알려져, 동짓날 팥죽을 쑤어 먹거나 고사를 지낼 때 팥시루떡을 찌는 풍습이 있다.

건강과 장수에 대한 관심이 늘면서 건강기능식품으로 색깔 음식이 각광을 받고 있다. 우연인지는 몰라도 신장을 의미하는 콩과 팥이 비뇨기과 건강에 도움이 되고, 갱년기 장애를 완화시키는 효과가 있다. 콩을 직접 섭취하거나 두부나 콩 관련 제품을 많이 먹는 것이 좋은데, 건강에 도움이 되려면 하루에 콩 단백질 25g 이상 섭취하여야 한다.

밤꽃 냄새

초여름은 눈이 내린 듯 하얗게 밤꽃이 피어나는 계절이다. 아름다운 밤꽃에서 나오는 성분이 정액과 비슷하여 밤꽃이 피어있는 곳에는 비릿한 정액 냄새가 난다. 옛날에는 밤꽃이 필 때 부녀자들은 외출을 삼가고 과부는 근신했다고 한다. 밤꽃 냄새가 정액과 비슷해서 여성을 자극할 거라고 오해하지만 밤꽃 성분에 최음효과가 있는 것은 아니다. 실제 정액 냄새를 맡은 여성들은 성적으로 흥분하기는커녕 오히려 역한 냄새에 질겁하는 경우가 많다.

남자친구의 정액을 삼켰는데 걱정이 된다고 진료를 받으러 오는 젊은 여성들이 있다. 과거에는 정액을 삼키고 임신을 고민했었는데 요즘 이런 여성들은 보기 힘들고, 성병을 걱정하거나 위장장애를 호소하는 경우가 많다. 임질균이 후두에 감염될 위험성은 있지만 대부분 그냥 위로 넘어가고 정액의 성분이 위장장애를 일으키지는 않는다.

쓸데없는 호기심이지만 정액의 맛은 어떨까, 영양은 있을까, 소화는 될까 궁금해하는 사람들이 있다. 정액이 피부미용에 도움이 되거나 혈압조절이나 다이어트에 효과가 있다고 믿기도 한다. 과연 정말일까?

남성이 사정을 할 때 나오는 정액의 양은 보통 3-5cc 정도이니 양으로는 먹어도 배가 부르지 않는다. 정액에는 올챙이처럼 생긴 정자들이 가득하다고 생각해서 입안이나 뱃속에서 오글거리는 느낌이 난다고 하는 사람도 있지만, 정자는 현미경으로 봐야 간신히 보이는 아주 미세한 크기이므로 그런 느낌이 날 수 없다.

정자를 최대한 손실 없이 한꺼번에 질 내로 사정하기 위해서 정액은 끈적끈적한 겔 상태로 분출되고, 사정 후 30분 이내에 액화되어 정자가 움직인다. 임신이 되기 위해서는 한번 사정 시 정액에는 최소한 1억 마리 이상의 정자가 있어야 한다. 사정 후 음경 밖으로 분출된 정자는 여성의 질 내에서는 4시간 정도 생존하고, 자궁에서는 3일 정도 생존이 가능하다. 정자가 자궁까지 이동을 하고 3일 이내에 배란이 된다면 임신이 될 수 있다. 외부에 노출된 경우 온도와 습도가 잘 유지가 되면 24시간 정도 생존하지만, 휴지에 묻어 있는 경우 수분이 증발하여 마르므로 30분 정도만 생존이 가능하다. 입안에 사정하여 삼키게 되면 정자가 위로 들어가는 순간 위산에 의해 바로 파괴된다.

정액에 포함되어 있는 정자의 비율은 전체 정액의 1%에 불과하고, 60-70%는 정낭에서, 25-30%는 전립선에서 나오는 분비액이다. 정액에 포함되지 않지만 요도에 있는 분비선에서도 사정 직전에 분비물이 나와 요도를 미끄럽게 만들어 정액이 잘 배출이 되도록 한다.

정액의 대부분을 차지하는 정낭액의 성분은 아미노산(amino acid), 구연산염(citrate), 플라빈(flavin), 과당(fructose), 포스포릴콜린(phosphocholine), 프로스타글란딘(prostaglandin), 단백질, 비타민 C 등으로 정자에 영양을 공급하고 에너지원으로 작용한다. 전립선액의 성분은 산성인산분해효소(Prostatic acid phosphatase), 구연산(citrate), 스퍼민(spermin), 전립선특이항원(Prostatic specific antigen), 단백질 분해효소, 아연 등으로 정자를 보호하고 운동성과 임신능력을 돕는다.

정액에는 많은 성분이 포함되어 있지만 80% 이상이 수분이고 에너지로 환산하면 겨우 1kcal에 불과하므로 영양학적 가치는 전혀 없다. 피부미용이나 노화의 예방에 관여하는 성분이 일부 있지만 극소량이어서 아무런 도움이 되지 않는다. 정리하자면 정액을 먹는다고 해도 건강에 해가 되거나 도움이 되지 않는다.

밤꽃 냄새와 비슷한 정액의 냄새는 전립선액에 들어 있는 스퍼민(spermin)이란 성분 때문인데, 스퍼민의 산성지수(pH)는 7.2–8.0의 약알칼리성으로 여성 질의 산성도를 중화시키는 역할을 한다. 정자의 에너지원으로 쓰이는 과당이 있어 정액이 달지 않을까 생각하기 쉬운데, 양이 워낙 적어 단맛은 없고 알칼리성인 탓에 약간 비릿하고 씁쓸한 맛이다. 오랫동안 금욕을 한 후에는 오징어 냄새가 나고 락스 비슷한 맛이 난다. 바나나, 레몬, 포도를 먹으면 상큼하고 달콤한 맛이 난다는데, 의학적으로는 믿거나 말거나이니 일부러 시험해보지는 말자.

정액의 맛이나 냄새를 좋아하는 여성은 거의 없다고 한다. 건강한 남성의 정액은 인체에 해로운 것은 아니지만, 구강 섹스를 통하여 성병에 감염될 수 있다. 에이즈와 같은 바이러스 성병이나 임질균의 감염 위험에 노출될 수 있음으로, 잇몸이 약하거나 출혈이 있는 경우 피해야 한다. 남성도 상대방의 구강에 성병균이 있을 경우 감염되어 요도염이 걸릴 수 있다.

다양한 물질들이 포함되어 있는 정액과는 달리 여성의 질액은 단순한 체액이다. 성적 자극이나 흥분에 의해서 분비가 증가되지만 땀과 마찬가지로 평소에도 분비된다. 약한 점성이 있어 질 점막을 매끄럽게 하여 성행위를 도와준다. 특별한 성분은 없어서 색은 투명하고 맛은 없고 냄새가 나지 않는다. 약간 시큼하게 느껴지는 건 질에 상재하는 젖산균에 의해 산성을 띄기 때문이다.

초여름날 밤꽃이 핀 풍경은 무척 아름답다. 밤꽃이 피기 시작하면 산 전체가 눈이 내린 듯 하얗게 변해 장관을 이루고 사방에서 풍기는 진한 밤꽃 냄새에 정신이 아득해진다. 정액 냄새와 비슷하여 오해를 받고는 있지만, 밤꽃향은 불안감, 우울증 등 감정 완화에 효과가 있고, 냄새는 비록 야릇하지만 밤꽃의 꽃말은 '진심'이다.

에페드린, 가라앉히는 약

2016년 국정농단 사태에 의료분야도 포함되었는데 청와대에서 구입한 약품 목록에 포함된 몇 가지 약들로 비뇨기과도 논란에 끼어들었다. 하루는 동네 헬스장에 갔더니 몇몇 분들이 비아그라를 고산병 치료에 정말로 사용하느냐며 여러 가지를 물으신다.

"고산병 예방한다고 비아그라 먹고 등산하다가 높은 산에서 섹스하면 어떻게 돼?"

"생각해 본 적이 없는데, 산에서 그러다 보면 팬티 속으로 흙이 잔뜩 들어가겠죠."

함께 웃으면서 러닝머신으로 가는데, 다른 분이 옆자리로 오더니 또 묻는다.

"이번에 뉴스에 나온 사람들 대머리 많던데, 대머리가 정력이 센 거 맞지?"

"머리털 빠진 저도 별 볼 일 없는 걸로 봐서는, 대머리라고 더 특별할 거 같지 않아요."

운동을 마치고 사우나를 하는데 다른 한 분이 묻는다.

"프로포폴 맞고 섹스하면 어떻게 돼?"

"어떻게 되긴요. 프로포폴 맞으면 정신을 잃으니까, 했는지 안 했는지 모르겠죠."

건강상담도 아니고 무슨 우문우답(愚問愚答)인지 모르겠다. 청와대에서 구입한 의약품에 포함되어 있었던 발기유발제 비아그라와 전립선비대증 치료제 프로스카의 논란에 묻혀 크게 주목을 받지 못하였지만, 비뇨기과적으로는 중요한 다른 약물이 하나 더 있었다. 염산에페드린 주사제인데, 매스컴은 이 주사제가 프로포폴 투여 시 통증을 줄이기 위해서 사용된다고 보도하면서 에페드린이 필로폰의 원료라는 설명을 덧붙여서 묘한 여운을 남겼다.

마황(麻黃)에서 추출된 알칼로이드성 결정체 에페드린(ephedrine)은 교감신경 자극제로 기침이나 가래를 억제하는 효과가 있다. 임상적으로는 에페드린에서 구조가 변형된 슈도에페드린을 감기약의 성분으로 사용한다. 에페드린은 신체의 산소 소모량을 높이고 체지방을 분해하는 효과가 있어 다이어트약으로도 사용된다. 부작용으로 교감신경 자극에 의한 심장 두근거림, 맥박 증가, 안절부절, 불안감이 생길 수 있다. 에페드린이 방광 경부의 긴장도를 증가시키기 때문에 전립선비대증의 증상이 악화되거나 급성요폐가 생길 수 있다. 전립선비대증 환자들이 감기약을 복용할 때 주의하여야 하는 이유이다.

에페드린은 필로폰의 재료이기도 하다. 에페드린 구조식은 $C_{10}H_{15}NO$이고 필로폰의 성분명은 메스암페타민($C_{10}H_{15}N$)으로, 이론적으로는 에페드린에서 산소기(O) 하나를 제거하면 필로폰이 된다. 감기약 성분 중에 있는 슈도에페드린을 추출해서 필로폰을 만들 수 있지만, 아무나 쉽게 에페드린으로 필로폰을 제조할 수 있는 건 아니다. 일부 언론의 추측대로 염산에페드린 주사제가 필로폰 제조용으로 사용되지는 않았을 것이다.

에페드린 성분이 포함된 감기약이나 다이어트약은 먹는 경구용이지만, 임상에서 에페드린 주사제를 사용하는 경우는 그리 많지 않다. 그런데 비뇨기과 영역에서 염산에페드린 주사제를 사용한다. 그것도 근육주사나 정맥주사가 아니고 페니스(penis) 즉 음경에 직접 놓는 주사이다. 아직도 비아그라를 어디에 썼을까 하는 논란이 가시지 않은 상태에서,

필로폰의 원료로도 쓰일 수 있는 약이 음경에 놓는 주사라고 하면 또다시 묘한 상상을 할 수도 있지만 전혀 그렇지 않다.

음경은 필요에 따라 발기와 이완을 반복하는 장기이다. 적절한 때에 발기가 이루어져서 적당한 시간 동안 잘 유지가 되고 사정을 한 후에는 서서히 이완이 되어 평소의 상태로 돌아가는 것이 정상이다. 발기가 제대로 되지 않거나 유지가 어려운 경우가 발기부전으로 치료법은 비아그라 같은 발기유발제이다. 많이 알려져 있지는 않지만 발기가 가라앉지 않는 반대의 경우도 있다. 계속 발기되어 있다고 부러워할 남성들도 있겠지만 그렇게 좋아할 만한 상황은 아니다.

사정한 후에는 말랑말랑하게 이완되어야 할 음경이 몇 시간이 지나도 계속 딱딱하게 발기되어 있는 경우는, 음경에 몰린 피가 빠져나가지 않아 발기가 지속되는 음경지속발기증이라는 질환이다. 영어 이름은 priapism으로, 어원은 그리스신화에서 번식의 신 프리아포스(Priapus)에서 유래했다.

특별한 원인 없이 발생하고, 골반이나 척추손상, 악성종양이나 백혈병 환자에서, 혹은 우울증 치료제 트라조돈(trazodone), 정신질환 치료제 클로르프로마진(chlorpromazine), 항고혈압약제를 복용하는 경우에 생긴다. 성적 활동이 활발한 청장년층에서 주로 발생하고 발기유발제를 과다하게 투여한 경우에도 발생할 수 있다.

발기는 몇 시간에서 수일까지 지속되는데, 심한 통증과 배뇨곤란이 동반된다. 4시간 이상 지속되면 해면체에 혈전이 생기고 피가 통하지 않아 음경의 괴사가 일어난다. 즉각적인 처치로 얼음 마사지를 하고, 그래도 가라앉지 않으면 마취를 한 상태에서 음경에 16게이지 이상의 대바늘을 찔러 고여 있는 혈전을 뽑아내고 생리식염수로 세척을 한다.

음경지속발기증의 응급처치법이 염산에페드린 주사제나 다른 교감신경 흥분제인 에피네프린 주사제이다. 근육이나 정맥에 주사를 하는 것이 아니라 음경에 직접 주사를 놓는다. 염산에페드린 음경주사는 발기유발제에 의해 발생한 음경지속발기증에 효과가 있다. 이런 치료에도 발기가 해소되지 않으면 음경해면체를 다른 정맥과 연결하는 문합수술을 시행한다. 음경지속발기증은 즉각적인 처치를 받으면 큰 문제가 없지만, 처치가 지연되면 후유증으로 발기부전이 발생한다.

국정농단 의료게이트 편에서 갱년기 영양제인 태반주사, 마늘주사와 발기유발제 비아그라가 등장하였고, 이후 발견된 염산에페드린 주사제는 음경지속발기증의 응급처치에 쓰인다. 흔히 볼 수 있는 일반적인 상황은 아니지만 그렇다고 이들을 엮어서 묘한 장면을 연상하지는 말자. 의학적 근거도 없을뿐더러 너무 과도한 상상은 건강에 해롭다.

도뇨관 이야기

전립선비대증을 방치하게 되면 폐색으로 지속적인 요폐(urinary retention)가 발생하고 심하면 방광의 근육이 망가져서 방광 기능이 손상된다. 제대로 관리를 하거나 약물치료를 하더라도 소변을 오래 참거나 과도한 음주, 겨울철 차가운 날씨에 오래 노출되거나 감기약을 잘못 복용하게 되면 소변을 전혀 볼 수 없는 급성요폐가 생긴다. 요폐가 발생하면 응급으로 요도를 통해 도뇨관을 꽂아 소변을 배출해야 한다.

도뇨관(導尿管)은 소변을 보지 못하는 환자에서 요도를 통해 방광에 삽입하여 소변을 배출시켜주는 속이 빈 관 형태의 의료기구이다. 전립선비대증이나 방광기능 소실 등 배뇨질환, 의식이 없는 환자나 사지마비로 움직이지 못하는 경우에 사용한다. 임시로 소변을 뽑아주는 경우는 일회용 단순도뇨관(simple catheter)을 사용하고, 지속적으로 소변을 뽑아야 하는 경우는 요도에 고정되는 유치도뇨관(in-dwelling catheter)을 사용한다. 카테터(catheter)라는 용어는 고대 그리스에서 방광의 소변을 배출시키기 위해 사용하는 금속관 kathether에서 유래되었는데, 어원은 어떤 곳에 놓여있다는 의미의 kathiemai였다.

일회용 단순도뇨관은 넬라톤 카테터(Nelaton catheter)라고 하며 길이는 32cm이고 고무 재질로 되어 있다. 프랑스의 외과의사 오거스트 넬라톤(Auguste Nélaton)이 1860년 최초로 고안하였다. 넬라톤 카테터가 나오기 진에는 딱딱한 금속관을 이용하였는데 부드러운 고무 재질의 도뇨관은 환자의 불편함을 덜어주는 획기적인 발명품이었다.

넬라톤 카테터는 배뇨장애에서 발생한 요로감염의 치료에도 이용이 된다. 1970년 미국 미시간 대학병원의 비뇨기과 교수 잭 라피데스는 다발성경화증(multiple sclerosis)을 가진 여성 환자에서 발생한 요실금과 재발성방광염의 치료로 넬라톤 카테터를 이용한 간헐적 도뇨법(clean intermittent catheterization; CIC)을 최초로 시도하였다.

일회용이 아니라 계속적으로 요도에 넣어놓고 소변을 배출시키는 유치도뇨관은 폴리카테터(Foley catheter)라고 한다. 끝부분에 풍선이 있어 용도에 따라 생리식염수를 5cc 혹은 30cc를 넣어 부풀려서 방광에서 빠지지 않게 한다. 라텍스, 테플론 혹은 실리콘 재질로 만들고 길이는 소아용 28cm, 성인용 40cm로 방광 안에 들어가 있는 부분이 있어 일회용보다는 길다. 도뇨관 내부에는 소변이 배출되는 구멍과 풍선을 부풀리는 데 사용하는 구멍이 각각 있는 2-way 폴리카테터와 혈뇨가 있을 경우 핏덩어리를 씻어내기 위해 생리식염수를 주입하는 구멍이 하나 더 있는 3-way 폴리카테터가 있다.

유치카테터(self-retaining) 혹은 풍선카테터(balloon catheter)라고 불리는 폴리카테터라는 병원에서 가장 많이 사용되는 의료기구 중 하나이다. 프레데릭 폴리(Frederic Foley)라는 미국 비뇨기과 의사의 이름을 따서 폴리카테터라고 불리지만, 실제 법적 특허는 다른 사람이 가지고 있다. 폴리 박사는 1918년 존스홉킨스 의과대학을 졸업하고, 보스턴 피터 브리엄병원에서 외과의로 일을 하였다. 당시 많은 의사와 의공학자들이 유치카테터 개발에 관심을 가졌는데 폴리 박사도 그중의 한 사람이었다.

1936년 10월 폴리 박사가 유치카테터를 고안하여 특허를 신청하였을 때, 이미 4개월 전 다볼 고무회사(Davol Rubber Co.)의 폴 레이치에게 유치카테터에 대한 특허권이 승인되어 있었다. 폴리 박사는 이의를 제기하고 소송을 하였지만, 특허청은 최종적으로 레이치에게 유치카테터의 최초 발명가로서의 자격을 인정하였다. 비록 폴리 박사가 법적 특허권을 얻지 못했지만, 유치도뇨관의 이름은 지금도 모든 의료인들이 사용하고 있는 폴리카테터라는 이름으로 불린다.

도뇨관의 굵기는 프렌치(French; Fr)라는 단위를 쓴다. 1Fr는 약 1/3mm이고, 보통 사용되는 도뇨관은 14-16Fr의 크기이다. 넬라톤카테터가 처음 발명된 1860년에, 프랑스의 의공학자인 샤리에르가 카테터의 굵기를 측정하는 도량 단위인 프렌치(French)를 개발하였다.

도뇨관 삽입은 급성 혹은 만성 요폐의 해결, 중환자나 의식불명 환자에서 소변 배출 및 정확한 요량의 측정, 방광이나 요도, 전립선 수술 후 관리, 배뇨장애로 인해 신장에 문제가 생겼을 경우에 시행된다. 도뇨관은 요도를 통하여 무균상태의 방광을 외부와 연결하는 것이고 도뇨 과정에서 감염될 위험성이 있다. 실제 병원 내 감염 중 가장 많은 원인을 차지하고 있어, 오염이 되지 않도록 관리를 하는 것이 중요하다.

털과 섹스

배의 가장 아랫부분, 골반이 시작되는 위치에서 앞으로 살짝 튀어나온 뼈가 치골이고 우리말로는 두덩뼈이다. 사람의 몸을 이루는 206개의 뼈 중에서 중요치 않은 뼈는 없겠지만, 치골은 요로생식기계의 방광과 자궁을 보호하고 남성의 음경을 지지하는 역할을 하는 필수적인 뼈이다.

영어명은 pubis인데, 어원은 '털이 나는 시기'를 의미하는 라틴어 puber로 사춘기 puberty도 여기에서 유래되었다. 부끄러운 뼈라는 의미의 치골(恥骨)은 일본식 한자어인데 옷을 벗으면 손으로 가리는 부위를 뜻한 것이라고 한다. 치골 부위의 피부에 난 털을 영어로 pubic hair라 하고, 한자로 치모(恥毛) 혹은 음모(陰毛)라고 하는데 부끄러운 털 혹은 숨겨진 털이라는 의미이고 우리말은 거웃이다.

음모는 사춘기 이후 나타나는 2차 성징의 하나로, 솜털로 자라기 시작해 성장하면서 길어지고 꼬불꼬불하고 굵어진다. 남성과 여성 모두에서 음모의 정도와 분포는 부신에서 분비되는 테스토스테론의 영향을 받고, 형태는 여성은 직사각형, 남성은 삼각형이다. 아포크린 땀샘이 많이 분포되어 있고, 색깔은 눈썹이나 겨드랑이 털과 비슷하다. 서양인의 음모는 부드럽고 수북하며, 동양인들은 빳빳하고 거칠게 난다. 음모는 일정 길이 이상으로 자라면 성장 속도가 급격하게 느려지면서 수명을 다하기 때문에 머리털처럼 주기적으로 잘라주지 않아도 된다.

고대 그리스의 예술작품을 보면 남성 나체에는 음모가 묘사되지만 여성은 음모가 없는 경우가 많다. 당시 여성들이 제모를 하여 음모가 없었기 때문이라고 한다. 현재도 서양 여성들은 위생과 미용 목적으로 음모를 제모하는 것이 트렌드이다. 이슬람 문화권에서는 남성이든 여성이든 종교적인 이유로 겨드랑이 털과 음모의 제모가 권장된다. 음모의 제모는 미용 목적 외에 의학적으로 특별히 이점이 있거나 해가 되는 것은 아니다.

우리나라 여성의 약 5-10% 정도가 무모증 혹은 빈모증인데, 선천적인 경우가 대부분이며 출산이나 복부 수술 후 발생하기도 한다. 무모증은 특별한 문제를 일으키는 것은 아니지만 대부분의 경우 목욕탕 가기를 꺼려하는 등 심리적으로 위축된다. 대머리와 마찬가지로 특별한 치료법은 없으며, 필요한 경우 두피의 모낭을 이식하여 치료한다.

머리털과 마찬가지로 음모도 새치가 생기는데, 20대 초반부터 시작되고 40대 이후 흔해진다. 유전이나 스트레스, 건강 이상 등 복합적 요인에 의해 발생한다. 새치 자체는 크게 문제를 일으키는 것은 아니지만 은근히 신경이 쓰여서 뽑거나 염색을 하는 경우가 많다. 50대 이후에 발생하는 새치라면 그냥 자연스럽게 두는 것이 좋다.

음모가 많으면 정력이나 성기능이 강하다고 생각하지만 음모의 풍성함은 유전적인 영향이지 성욕이나 임신 능력과는 관계가 없다. 성생활에서 음모의 역할은 충격이나 마찰을 완화하여 성기를 보호한다는데, 털의 위치로 보면 크게 보호 효과가 있을 것 같지 않다. 시각적, 촉각적 자극에 의해 성적흥분을 일으킨다지만, 성행위에서 음모의 역할에 대한 근거나 효과가 의학적으로 입증된 바는 없다. 남성이든 여성이든 음모에 대한 선호와 반응은 개인의 성적 취향일 뿐이다.

음모뿐 아니라 신체의 털을 성적 능력과 연관 짓는 경우가 많다. 흔히 수염이나 짙은 눈썹, 무성한 가슴 털을 가진 남성은 강하고 정력적일 것이라고 생각한다. 털의 성장에 테스토스테론이 관여하므로 그렇게 생각할 수 있겠지만 털 자체가 특별한 역할을 하는 것은 아니다. 남성의 털을 좋아하는 취향을 가진 여성들이 가지는 심리적인 효과이다.

반대로 머리숱이 적거나 대머리인 사람들이 정력이 세다고 생각한다. 머리털이 빠지는데 테스토스테론이 작용하니까 테스토스테론 수치가 높고 남성력도 강할 것으로 여긴다. 하지만 머리털이 많은 사람이나 적은 사람이나 테스토스테론의 혈중 농도는 별 차이가 나지 않는다.

남성탈모는 디하이드로테스토스테론(DHT)에 의해 발생한다. 두피의 모낭세포와 피지선에 존재하는 5알파-환원효소는 테스토스테론을 열 배 강력한 DHT로 바꾼다. DHT는 두피의 모낭을 위축시키고 털을 가늘게 만들어 탈모를 유발한다. 하지만 얼굴, 가슴, 팔, 다리 등 다른 부위에서는 털의 성장을 촉진한다. 그래서 머리숱이 적은 남성이 다른 부위의 털은 무성한 경우가 많다.

전립선에도 5알파-환원효소가 많이 존재하므로 DHT가 전립선 세포를 증식시켜 전립선비대증이 발생한다. 전립선비대증 치료제 중 하나가 5알파-환원효소 억제제인 '피나스테리드'이다. 같은 원리로 남성탈모의 치료에도 사용되는데, 전립선비대증 치료에는 5mg, 남성탈모 치료에는 1mg 용량을 사용한다. 전립선비대증으로 치료를 받는 환자들 중 배뇨 증상 개선과 함께 머리숱이 많아지는 경우도 종종 있다. 하지만 남성탈모 치료용량에서는 전립선비대증에 대한 효과는 없다.

비뇨기과의 과거, 현재, 미래

　근대에 이르기까지도 의학의 세부 전문과목에 대한 개념은 없었고, 내과계열과 외과계열 정도로만 나누어져 있었다. 비뇨기과는 외과계열의 일부로 속해 있었지만 비뇨기과 관련 질병의 역사는 대단히 오래되었다. 기록이 남아있는 질환은 주로 요로결석인데, 기원전 4800년경 고대 이집트에 방광결석이 처음 발견되었고, 기원전 1000년경 페르시아에는 결석 치료법에 대한 기록이 남아 있다. 고대 그리스 의학의 아버지 히포크라테스의 선서에는 당시 흔했던 방광결석의 제거 수술을 전문가에 의뢰한다고 쓰여 있다.

　비뇨기과의 전문 시술들은 중세에 접어들면서 정립되기 시작하였다. 16세기경 독일의 외과의사 하이스터는 요도 및 방광 수술을 위하여

쇄석위(lithotomy position) 자세를 처음 고안하였고, 1570년 프랑코는 방광결석을 제거하는 수술 방법을 제안하였다. 벨기에의 해부학자 베살리우스는 요로생식기계 해부학을 정립하였다. 1588년 스페인의 디아즈가 신장, 방광, 요관 질환들을 체계적으로 기술함으로써, 본격적인 비뇨기과학이 시작되었다.

중세유럽에 만연하였던 성병들은 성행위로 전파되는 질환이지만 피부 병변을 동반함으로써, 유럽의학계에 피부비뇨기과라는 통합분야가 만들어졌다. 매독은 콜럼버스가 1493년 신대륙에서 스페인으로 돌아온 이후 몇 년 사이에 유럽 전체에 빠르게 전파되었다. 처음에 매독과 혼돈되었던 임질은 1879년 독일의 나이셀이 처음 임균(Neisseria gonorrhoeae)을 발견하고 자기 이름을 붙여서 명명하였다.

현대 비뇨기과학의 근원은 19세기 유럽에서 시행된 방광내시경과 결석 수술이었다. 1860년 프랑스 의사 넬라톤이 소변을 뽑는 데 사용되는 고무 도뇨관을 발명하였다. 1844년 에테르 마취로 근대적 외과수술이 시작되면서 1869년 신장적출이 시행되었고, 1880년 신우절석술, 1881년 신장결석 제거술이 시행되었다. 19세기 말 프랑스 외과의사 쟝씨비에가 피부를 절개하지 않고 요도를 통하여 결석 제거 수술을 시행하였다.

미국에서는 1851년 뉴욕대학에 반부렌이 요로질환을 전문으로 다루는 임상교수로 임용됨으로써 미국의 비뇨기과가 시작되었다. 1886년부터 위셔드는 인디애나 대학에서 비뇨기계 수술만을 시행하는 의사로 근무하였다. 1887년 니쩨가 백열전구를 이용한 방광경을 고안함으로써, 방광요도내시경이 본격적으로 개발되기 시작하여 비뇨기계 질환에 대한 새로운 진단과 치료의 장이 열렸다. 1902년 미국비뇨기과학회(AUA)가 결성되어 본격적으로 비뇨기과가 자리를 잡고 성장하게 되었다.

1919년에는 정맥 주입용 조영제가 개발되어 소변길을 정확하게 볼 수 있는 배설성요로조영술(excretory urography)이 개발되어 대표적인 비뇨기계 영상진단 수단으로 사용되었다. 1950년대는 초음파의 개발로 요로의 영상을 실시간 관찰할 수 있게 되었다. 1926년 스턴이 최초로 방광내시경을 이용한 방광암 절제술을 시행하여 내시경 수술의 획기적인 전기를 이루었다. 방광요도내시경 검사 및 수술은 비뇨기과를 다른 진료과와 구별하여 독자적인 영역으로 발전하게 하였다. 1966년 허긴스는 전립선암에 관한 호르몬요법의 연구 업적으로 비뇨기과 의사로는 처음으로 노벨생리의학상을 수상하였다. 1990년 클레이만이 처음으로 복강경을 이용한 신장절제술을 시행한 이후 비뇨기계 복강경 수술은 비뇨기과의 진단과 치료 영역에서 눈부시게 발전하고 있다. 전립선암을 비롯한 여러 질환에서 로봇을 이용한 복강경 수술도 활발하게 시행되고 있다.

19세기 말 우리나라에 서양의학이 도입된 이후 일제 강점기에는 독일의학을 답습한 일본의 영향 때문에 피부비뇨기과로 분류되었다. 피부과와 비뇨기과가 분리되었던 미국과는 달리, 독일을 비롯한 유럽에서는 만연한 매독으로 인해 피부비뇨기과가 하나의 분야로 운영되었다. 광복 이후 1945년 11월 피부비뇨기과학회가 결성되었다가, 1954년 비뇨기과와 피부과가 분리되었다. 이후 발전을 거듭해서 오늘날 진료, 연구, 학문에 있어 세계적 수준의 비뇨기과에 이르게 되었다.

교과서적 정의로 비뇨기과는 남성과 여성의 비뇨기관(urinary system)과 남성의 생식기관(genital system)의 질병과 장애, 부신(adrenal gland)의 외과적 질병을 다루는 진료과이다. 남성과 여성 모두에서 소변의 생성과 이동, 저장, 배출에 관여하는 콩팥, 요관, 방광, 요도와 남성의 생식기관인 전립선, 고환, 부고환, 정관, 정낭, 음경에 대한 진료와 연구를 하는 의학으로, 장기의 특성상 내과적 요소와 외과적 수술 방법이 함께 발전해 왔다.

앞으로 평균수명의 연장으로 노령화가 심화되면 삶의 질에 대한 요구가 더욱 많아진다. 모든 사람들이 건강함 이외에 일상생활에서의 만족과 육체적 정신적 행복을 추구하게 될 것이다. 비뇨기과 질환 역시 보다 다양해질뿐더러, 소변, 섹스, 임신 등 삶의 질에 더욱 많은 비중을 차지할 것이고, 국민들의 소변 건강과 성적 행복을 담당하는 비뇨기과의 역할은 더욱 중요해질 것으로 생각된다.

9.

세상을 사는 **이야기들**

화장실 상식

비뇨기과 의사가 뜬금없이 화장실 이야기를 한다고 의아해하지는 말자. 화장실 상식을 몰라도 사는 데 지장은 없지만, 비뇨기과 건강에 있어서 화장실 위생은 중요하므로 한 번쯤 들어두면 괜찮은 이야기이다. 더럽다고 생각하는 화장실은 우리 생활과 밀접하고 건강에 중요한 역할을 하는 장소이다. 통계에 의하면 일생동안 화장실에서 보내는 시간은, 남자가 291일, 여자는 376일이라고 한다. 가정의 화장실은 대부분 수세식이고 외출 시에도 비교적 깨끗한 화장실을 찾을 수 있다. 꼭 필요한 순간 화장실이 보이지 않거나 화장실에 필요한 용품이 제대로 갖춰져 있지 않아 낭패를 당하기도 한다.

현대 건물에서 남자 화장실과 여자 화장실의 좌우 배치는 어떻게 할까?

일반적으로 건물의 구조적 특성에 맞추어 화장실을 배치하지만 보통 남자 화장실이 왼쪽인 경우가 많다. '나의 문화유산 답사기'에서 유흥준 씨는 남자와 여자의 위치는 전통관습에 따라 좌남우녀(左男右女)라고 하였다. 남녀 구별을 하는 목욕탕이나 화장실도 같은 이유로 남자용은 왼쪽에 둔다고 하는데, 특별한 근거는 없다. 남녀 화장실의 좌우 위치에 대한 법적인 기준은 없고, 화장실을 바라봐서 남자는 왼쪽, 여자는 오른쪽에 위치한 경우가 많지만 건물의 구조에 따라 제각각이다. 하지만 잠자리에서 남자는 오른쪽에 여자는 왼쪽에 누워야 하는데, 섹스를 할 때 남자 여자 모두 오른손을 유용하게(?) 사용하기 위함이라는 설이 있다.

화장실을 영어 약자로 WC라고 하는데, 영국에서 최초의 수세식 변기가 고안되면서 Water Closet이라고 부른 것이 유래이다. 요즘은 남자와 여자 그림으로 화장실을 표시하는 경향이고 영문으로는 Toilet 혹은 Restroom으로 표기한다. 수세식 변기는 영국의 엘리자베스 여왕 시대에 존 헤링턴이 여왕을 위해 고안하였다. 수학자 알렉산더 커밍이 헤링턴의 변기를 개선하여 물을 고여서 밑에서 올라오는 악취를 차단하는 장치를 부착한 수세식 변기로 세계 최초의 특허를 받았다. 현대식 형태의 화장실은 1852년 미국의 한 호텔에 처음 설치되었다.

수세식 변기의 1회 물 소비량은 8-15리터라고 하는데, 여성들은 소변 누는 소리를 감추기 위하여 물을 먼저 내리는 경향이 있다. 여성들은 요도가 5cm 정도로 짧고 직선 형태로 되어 있어 소변이 시작되면 한꺼번에 왈칵 나와서 소리가 크게 울린다. 소변을 누는 소리의 크기는 교통량이 많은 교차로의 소음인 80dB과 비슷한 75dB 정도인데, 밀폐된 화장실 좌변기에서는 더 크게 들린다.

"빨간 휴지 줄까? 파란 휴지 줄까?"

우리나라 화장실 귀신 이야기이지만, 화장지의 색깔은 청결을 유지하기 위하여 흰색으로 만든다. 태국에서는 요일마다 다른 색깔을 넣은 화장지를 사용하고, 독일에서는 만화를 그려 넣은 화장지를, 이태리에서는 여체 그림을 넣은 화장지가 사용된다. 우리나라와 일본에서는 꽃무늬를 넣은 화장지가 애용되고 있다. 학생들을 위해 영어단어나 한자를 넣어 막간에도 공부를 하게 만드는 아이디어 화장지도 있다.

화장실에서 두루마리 화장지가 사용되기 전에는 신문지나 달력을 오려서 챙겨 가야 했다. 종이가 없었던 더 오래전 일반 사람들은 용변 후 짚이나 마른풀 등으로 뒤처리를 하고, 부자들은 부드러운 천이나 마른 꽃잎을 사용하였다. 등나무, 무화과나무, 감나무, 떡갈나무 등의 넓은 모양의 나뭇잎을 사용했는데, 무화과나무의 잎이 치질에 효능이 있다고 하여 지금도 애용하는 사람이 있다고 한다.

물로 뒤를 씻는 방법도 가장 많이 사용되었다. 동남아시아에서는 왼손으로 물을 묻혀 뒤처리를 하였고 그래서 밥을 먹을 때는 오른손만을 사용한다. 중동지방에서는 입자가 작은 부드러운 모래를 손가락에 묻혀 항문을 문질러서 닦았다. 아프리카에서는 작은 돌을 가지고 다니면서 용변 후 뒤를 닦았다. 파키스탄에서는 흙으로 만든 판을 사용하였고, 중국이나 일본에서는 대나무 조각을 이용하였다. 지중해의 섬나라와 로마에서는 해조류를 사용하였다.

종이는 2세기경 중국에서 최초로 발명하였지만 종이가 화장지로 사용된 것은 근세에 이르러서였다. 서양에서는 19세기에 최초의 수세식 화장실이 만들어졌고, 1857년 미국의 조셉 가예티가 종이로 만든 화장지 꾸러미를 처음 선보였다. 당시 홍보용으로 화장실에 비치해놓은 신문이나 잡지를 화장지로 사용하였기 때문에 조셉 가예티의 화장지는 관심을 끌지 못했다. 오늘날과 유사한 형태의 두루마리 화장지는 1879년 영국의 월터 알콕이 처음으로 만들었고, 미국에서 스코티 형제에 의해 판매되면서 인기를 끌어 상업적으로 성공을 하였다. 우리나라에서는 1961년 최초로 무궁화표 두루마리 화장지가 만들어졌다.

요로감염은 외부에서 세균이 침입하여 발생하는 감염질환으로, 원인균은 대장균(E.coli)처럼 대변에 섞여서 배출되는 장내세균이다. 장내세균은 배변 후에 일차로 항문 주위에 머물렀다가, 회음부를 거쳐 요도를 통해 방광에 침입하여 염증을 일으킨다. 배변 후 처리를 잘하여야 하는데, 항문 주변의 세균이 앞쪽으로 가지 않도록 휴지를 사용할 때 앞에서 뒤 방향으로 닦아야 한다.

대변을 보고 난 후 처리하는 방법은 남녀가 비슷하지만 소변은 다르다. 소변을 보고 난 후 털기만 하면 되는 남자들과는 달리 여자들은 마무리를 할 때 화장지를 필요로 한다. 화장지가 없던 예전에는 어떻게 하였을까? 대변 보고 난 후와 마찬가지로 짚이나 나뭇잎, 아니면 아무것도 사용치 않았을까? 안타깝게도 이에 대한 기록은 찾아보기가 힘들다.

소변도 제대로 마무리를 하여야 하는데 남자는 소변이 끝나고 난 후 일차로 1-2번 털고 다시 5초 정도 기다려서 후부요도에 있는 오줌이 앞으로 나오게 한 후 털어야 깔끔하게 된다. 여자는 요도가 짧아서 요도에 남겨진 오줌으로 인한 불편함은 생기지 않지만, 요도 입구 바깥쪽으로 주름진 음순에 소변이 묻게 되므로 소변보고 난 후에는 잘 닦아야 한다. 닦는 방법은 문지르지 말고 가볍게 두드리듯이 닦아야 방광염의 위험을 줄이고 깨끗하게 처리할 수 있다.

미녀는 괴로워

"거울아, 거울아, 이 세상에서 누가 제일 예쁘니?"

그림 형제가 200년 전에 쓴 동화 속에 등장하는 유명한 대사이다. 답은 당연히 백설 공주이고, 동화는 이를 시기한 계모의 독이 든 사과를 거쳐 왕자의 키스가 등장하면서 해피엔딩으로 끝을 맺는다. 동화 속 이야기일 뿐이라고 생각했는데, '누가 더 예쁜지'라는 외모에 대한 관심은 현재도 계속 이어지고 있다.

요즘은 보기 힘든 단어이긴 하지만 과거 구인광고에는 '용모 단정'이라는 조건이 포함되었다. 구직 면접 시 단정치 못한 운동복이나 평상복 차림으로 오는 사람은 없을 테니까, 결국은 외모가 괜찮은 사람이라는 의미이다. 외모만으로 그 사람의 모든 것이 평가되지는 않는다지만 우선

눈에 보이는 것이 외모이므로 조금이라도 더 깔끔하고 예쁘게 보이려고 노력을 한다. 사람에 대한 평가의 원칙은 실력과 인품에 의해서 이루어져야 하고 외모는 단지 부수적일 조건인 것이 맞긴 하지만 현실은 그렇지가 않다.

출연자들의 성형 전후 모습을 비교해 보여주고 성형을 하게 된 에피소드를 얘기하는 케이블방송의 프로그램이 있었다. 예쁜 모습의 여성 출연자가 성형 전 자기의 못생긴 외모 때문에 당한 서러움을 얘기하는데, 괜히 선배들한테 미움받고 심지어는 이유도 모른 채 두들겨 맞기도 하였다. 수학여행이나 엠티를 가서 밤에 잘 때는 남들이 자신의 못생긴 얼굴을 볼까 봐 이불을 머리끝까지 뒤집어쓰고 자야 했다. 얼마나 가슴이 아팠을까 하는 생각에 가슴이 뭉클해진다. 그 여성의 성형 전후 모습을 비교해서 보여주는데, 성형 전 모습을 보는 순간, 그러면 안 되지만, 나도 모르게 자지러지게 웃고 말았다.

시간 날 때 가끔 들려서 운동을 하는 동네 헬스장이 있다. 하루는 운동 후 샤워를 하고 탈의실에서 옷을 갈아입는데, 마침 한 무리의 대학생들이 옆에서 수다를 떨고 있었다.

"너 요즘 몸 꽤 좋아졌네. 클럽 가면 여자애들에게 좀 먹히겠네."

"나도 그렇게 생각해. 그래서 더 열심히 운동했어."

그러자 옆에 있던 다른 학생 하나가 한마디 거든다.

"넌 운동해서 몸 만드는 것보다 얼굴에 돈을 써. 그 얼굴을 가지고는 안 돼.”

암만 친구 사이라지만 이건 좀 너무 심하다 싶어서 쳐다봤더니, 그 남학생 정말로 안 생겼다. 잘 알지도 못하는 처지에 웃을 수도 없고 억지로 웃음을 참으며, 다른 학생들을 쳐다보는 순간, “빵~” 하고 웃음이 터지고 말았다. 모두가 고만고만하게 안 생긴 모습이었다.

외모보다는 인간의 내면이 더 중요하다고 생각하였는데, 나도 모르게 고정관념을 따로 갖고 있었나 보다. 외모지상주의(Lookism)란 외모에 대해 과도하게 집착하는 현상을 말하는데, 오래전부터 외모는 유교 문화권에서는 중요한 덕목이었고, 동서고금을 막론하고 역사 이래 사람을 평가하는 중요한 요소였다. 최근에는 의학적으로 얼마든지 교정과 변형이 가능하고 사회생활에 있어서 외모를 배제하라고 해도 더욱 중요시되고 있어, 현대사회는 절대적 외모지상주의 사회라고 해도 과언이 아니다. 우리나라는 똑같이 생긴 아이돌이나 걸그룹의 성공과 매스컴의 영향으로, 외모지상주의가 더 심한 것 같고 어린 나이부터 성형 열풍에 휩싸이곤 한다.

2006년 개봉된 영화 ‘미녀는 괴로워’에서 노래도 잘 부르고 마음씨도 착하지만 뚱뚱하고 못생겨서 무시당하던 여자 주인공이 전신성형을 한 이후 인정도 받고 사랑도 얻는다는 황당하면서도 현실이 아닌 현실을 반영한 이야기가 그려졌다.

실제로는 최첨단 성형수술이라도 이렇게 완벽하게 변신하는 것은 불가능하고, 개인이 가지고 있는 신체적인 특성에 따라 아름다움의 차이가 난다. 영화가 주는 의미는 외적인 아름다움보다는 인간의 내면이 더 중요하다는 교훈을 준다고 제작진들은 주장하지만, 오히려 외모의 중요성을 강조하는 것 같은 느낌이 드는 건 어쩔 수 없다.

짭까싸이, 볼 마사지

오랜 역사를 가진 신비로운 미소의 나라 태국은 전통적 고요함과 현대적 역동성을 보여주는 관광국가로, 태국의 마사지와 스파는 세계적으로 유명하다. 호텔의 고급 스파부터 길거리 마사지 가게에서 쉽게 받을 수 있는 타이마사지, 발마사지, 오일마사지 등을 다양하게 선택할 수 있다. 태국에서 마사지는 치료나 재활뿐 아니라 하루의 피로를 편히 풀 수 있는 일상의 수단이다.

전통 타이마사지는 태국말로 '누앗 팬 보란(นวดแผนโบราณ)' 고식(古式) 마사지라고 한다. 기원전 2500년 인도 아유베다의학에 정통한 왕실 주치의 지바카 코마르밧차가 태국으로 건너와 불교와 함께 요가를 접목한 마사지를 전파하였다. 불교사원을 중심으로 중의학과 태국의 민간의학이 합쳐져서 현재의 타이마사지로 발전하였다.

타이마사지를 체계적으로 정리한 사람은 챠크리왕조의 라마 3세로, 1836년 방콕의 왓포사원에 상좌부 불교의 성전어인 팔리어를 이용하여 벽화에 기록하였다. 보리수사원이란 의미의 왓포(วัดโพธิ์)사원은 방콕에서 가장 오래된 최대 규모의 불교사원으로 왕궁 근처에 위치하고 있다. 정식 이름은 '왓 프라 체투폰 위몬 망클라람 랏차워람아하위한(วัดพระเชตุพนวิมลมังคลารามราชวรมหาวิหาร)'이라는 긴 이름의 사원이다. 1906년 라마 4세 때 고대 마사지 학술서를 수집하여 현대 태국어로 번역하였고, 라마 5세 때 타이마사지를 왕실의약서에 수록하였다. 1962년에는 왓포에 '왓포 타이 전통의학 학교'가 창설되었고 현재도 왓포에 마사지교실이 운영되고 있다.

타이마사지의 기본은 손을 이용하여 우리 몸의 기(氣)가 흐르는 길인 '센(Sen)'을 눌러주는 건식(乾式) 마사지로, 중국의 경락(經絡) 마사지와 비슷하다. 오일을 사용하지 않고, 강한 자극이 특징으로 마사지를 받을 때 아플 수가 있다. 왓포의 마사지 벽화는 센에 관한 그림 60장, 자극하는 방식을 설명한 그림 80장, 진찰과 약초의 조합법을 기록한 1,100여 개의 문장으로 구성되어 있다.

타이마사지는 반사학(Reflexology), 아로마테라피(Aromatherapy), 명상(Meditation) 등 다양한 방식을 통해 육체적 안정, 스트레스 해소,

영적인 평온함 등 몸과 마음을 치유하는 수단으로 발전하였다. 타이마사지의 의학적 효과는 심신 안정, 근육 이완, 긴장감 해소, 숙면 유도, 노화 예방, 소화기능 강화, 면역 활성화 등 다양하다. 게다가 남녀 모두에서 정력을 강화시켜주는 효과도 있다고 한다.

마사지 가게 입구에 간혹 '볼 마사지(Ball Massage)'라는 영문 안내 간판을 볼 수 있다. 태국말로는 '짭까싸이(จับกษัย)'라고 쓰여 있는데, 우리말의 음낭마사지 정도로 번역할 수 있다. 짭까싸이는 태국 전통방식의 민간요법 중의 하나로, 음낭과 회음부 주변을 마사지하여 불순물을 배출시키고 생식기능과 음경의 발기력을 강화하는 효능이 있다. 짭까싸이 마사지는 아무나 할 수 있는 것은 아니고, '아짠'이라는 고수급의 마사지사만이 할 수 있는데, 대부분 나이가 든 할머니들이다. 안타깝게도 최근 짭까싸이 마사지는 교육과정에 포함되지 않아, 짭까싸이를 할 수 있는 마사지사가 있는 가게를 찾아보기 힘들다.

정작 태국에서는 거의 사라진 짭까싸이 마사지가 우리나라 불법 성매매업소의 전단지에 등장한다. 정력과 오줌발 강화를 시켜주는 전립선마사지라며 광고를 하는데, 실은 유사 성행위를 의미한다. 전립선마사지(prostate massage)는 전립선염 환자에게 항문으로 손가락을 넣어 전립선 후면을 눌러 전립선액을 채취하거나 전립선의 부기를 감소시켜주기 위해 시행되는 전문 의료행위이다.

전립선마사지와는 다르지만, 태국의 짭까싸이와 비슷한 고환마사지 (testicular massage)는 오래전 남성 불임이나 발기부전의 치료법으로 사용되었다. 마사지로 고환의 혈류량을 증가시키면 테스토스테론과 정자의 생성이 증가된다고 생각하였으나, 현재는 효과가 없다고 확인되어 사용하지 않는다. 고환의 기능은 국소 자극이 아니라 시상하부-뇌하수체-고환으로 연결되는 호르몬에 의해 조절된다.

불법 전립선마사지는 잘못 받으면 큰 낭패를 본다. 음낭이나 회음부에 강한 자극을 잘못 주면 고환이나 전립선이 손상을 받거나 염증의 위험성이 있다. 고환을 억지로 잡아당기고 비틀 경우, 고환이 꼬여서 피가 통하지 않는 고환 꼬임이라는 응급상황이 발생할 수 있다. 고환 꼬임은 정색(spermatic cord)이 꼬여서 고환에 피가 통하지 않는 응급상황으로, 6시간 이내에 꼬임을 풀어야 고환을 보존할 수 있다.

마이 싸이 팍치 (ไม่ใส่ผักชี)

우리나라를 비롯한 전 세계 사람들이 즐겨 찾는 관광대국 태국의 매력 중 하나는 음식이다. 태국요리는 다양한 향신료와 양념을 이용하여 달고 시고 쓰고 짠맛이 묘하게 어우러진 특이한 맛을 낸다. 또 다른 특징은 화려하고 아름다운 색깔과 예술적 형태로 눈을 만족시켜주고 신선한 재료와 허브를 사용하는 건강식으로 알려져 있다.

태국은 4모작으로 쌀이 풍부하고 바다와 메콩강에서 나는 수산물, 다양한 열대과일들로 오래전부터 음식문화가 발달했다. 태국 음식은 네 개의 식문화권으로 나뉜다. 치앙마이, 치앙라이가 위치한 북부의 란나 문화권은 조미료로 소금을 많이 사용하는 특징이 있으며, 라오스와 앙코르 문화권의 동북부 이싼 지방은 찹쌀을 주식으로 민물고기 젓갈을 주로 사용한다. 수도 방콕을 중심으로 한 중부지역은 코코넛 밀크와 고추, 민트를 사용한 걸쭉한 요리가 많다. 푸켓, 핫야이가 위치한 남부는 향료를 많이 사용하는데 인도와 말레이시아의 영향을 많이 받았다.

　여행객들은 꾸웨이띠여우(쌀국수), 카우팟(볶음밥) 아한탈레(해물요리), 뿌팟뽕커리(커리 게요리), 쏨땀(파파야 샐러드)을 길거리 포장마차, 푸드코트, 레스토랑, 호텔 등 어디에서나 사 먹을 수 있다. 쌀국수는 외국 여행자들이 가장 쉽게 접하고 선호하는 음식이다. 소고기, 돼지고기, 닭고기 등 고명과 면의 굵기를 선택하는데, 가는 면은 쎈미, 중간은 쎈렉, 넓은 면은 쎈야라고 한다. 대표적인 태국 음식이자 세계 3대 수프 중 하나인 똠얌꿍(ต้มยำกุ้ง)에는 새우와 해산물, 레몬그라스, 라임, 프릭키누(쥐똥고추)와 갈랑갈(생강), 코코넛밀크가 들어간다. 매콤하고 시큼한 맛이 우리나라의 김치찌개와 비슷하고 중독성이 강하다.

　태국 음식을 처음 접하는 사람들은 독특한 향과 맛 때문에 어려움을 겪는 경우가 있다. 쌀국수나 똠얌꿍을 비롯한 거의 모든 태국 음식에 들어가는 '팍치(ผักชี)'라는 풀 때문이다. 팍치는 영어로 cilantro(씨앗은 coriander), 중국어로는 샹차이(香菜)라고 하며, 우리말로는 고수이다.

　고수는 미나릿과의 한해살이풀로 동유럽과 지중해 동부 연안이 원산지이다. 지중해 음식에 많이 들어가고, 동남아, 중국, 중동, 남아메리카에서 향신료로 사용한다. 특유의 묘한 향으로 호불호가 갈리는데, 삶은 행주나 세제, 화장품을 입에 넣은 맛이라는 사람도 있다. 상당수 우리나라 사람들의 입에 맞지 않아, 태국정부관광청 한국어 페이지에 '팍치 넣지 마세요.=마이 싸이 팍치(ไม่ใส่ผักชี)'라는 번역 문구가 소개되어 있을 정도이다.

태국에서 고수를 많이 사용하는 이유는, 고수의 향이 열대지방에 많은 벌레를 쫓고 더운데 쓸데없이 힘쓰지 말라는 정력 감퇴 효과 때문이라고 하는데 근거가 없는 이야기이다. 우리나라에서도 충청도나 전라도 지역, 그리고 사찰음식에 고수를 많이 사용하고, 경기도 파주나 강화도에서는 고수김치를 만들어 먹는다.

고수는 고대이집트와 그리스나 로마에서 의약품으로 사용하였으며, 히포크라테스도 고수의 약효를 인정하였다. 탄수화물의 소화 능력이 있어 소화제나 복통의 치료제로 사용하고, 빵을 구울 때 함께 넣었다. 중세유럽에서는 커피나 토마토처럼 최음제로 이용되었고, 중동지역에서도 미약으로 사용하였다.

16세기 스페인 항해사들이 라틴아메리카에 고수를 전파하였고, 실크로드 무역을 통해 인도와 중국으로 전파되었다. 남미에서는 고추와 함께 모든 요리에 들어가는 향신료이고, 동남아나 인도에서는 육류나 생선의 냄새를 없애기 위해 고수의 잎을 이용한다. 우리나라에는 고려시대에 전래된 걸로 추정되며, 원유(芫荽), 향채(香菜), 빈대풀로 불렸다.

삼겹살 등 육류와 콩, 계란, 생선 등 다양한 음식들과 잘 어울린다. 직접 먹는 것이 부담이 되면, 간장이나 초장에 넣어서 먹으면 거부감이 덜하다.

고수에는 건강에 도움이 되는 다양한 영양소가 풍부하다. 독특한 향은 제라니올(geraniol), 리날로올(linalool), 보르네올(borneol) 성분 때문인데, 소화촉진, 식욕증진, 진정 및 진통, 항염증의 효과가 있다. 뼈 건강에 도움이 되는 비타민 K, 칼슘, 마그네슘, 인이 풍부하고, 베타카로틴 성분은 면역력을 높여준다. 이뇨작용으로 노폐물이나 유해 중금속, 독소 물질을 배출시킨다.

비뇨기과 영역에도 고수는 도움이 된다. 항산화작용이 뛰어난 퀘르세틴과 폴리페놀인 플라보노이드가 풍부하여 전립선 질환의 증상을 완화시키는 효과가 있다. 고수의 뿌리를 말려서 차로 만들어서 마시면 방광염과 신장의 건강에 도움이 된다. 유럽에서는 고수를 강장제로 사용하고, 인도의 전통의학 아유베다에서는 고수의 씨앗을 정력증강제로 사용한다.

고수는 특이한 맛을 가진 향신료이자 건강에 도움이 되는 채소이다. 태국 여행을 가서 음식을 주문할 때 '마이 싸이 팍치'라고 하지 말고, '고수풀 넉넉하게 넣어주세요'라고 해보자. 부탁이니까 공손하게 끝에 '캅(여성은 카)'을 붙여 "싸이 팍치 여여 나 캅(ใส่ผักชีเยอะๆนะครับ)"이라고 하면 태국사람들에게 대환영을 받을 것이다.

장기요법과 동기상구(同氣相求)

1800년대 유럽에서는 나름의 논리를 가진 다양한 의학적 치료법들이 시행되고 있었다. 독일의 의사 사무엘 하네만이 제안한 동종요법(homeopathy)은 비슷한 것은 비슷한 것을 치료한다(like cures like)는 유사법칙(the law similars)의 원리에 근거한 치료법이다. 물 치료요법이 그중의 하나인데, 예를 들어 통증을 치료하기 위해 통증을 유발시킨 물질을 수천 배 희석한 물을 마시면 통증이 치료된다는 것이다.

동종요법(同種療法)은 인도를 비롯하여 미국, 영국 등에서 제도권 의학 치료법의 하나로 최근까지도 사용되었다. 반대되는 개념이 역종요법(antiopathy)으로 열이 나면 해열제를 쓰고, 감염질환에 항생제를 투여하는 것으로, 현대의학의 기본논리이기도 하다.

비슷한 시기에 organotherapy란 치료법이 소개되어 인기리에 시술되었다. 우리말로 장기요법(臟器療法)인데, 근거는 한 장기의 추출물을 주입하면 그 장기가 가진 기능이 추출물을 주입받은 사람에게서 발휘된다는 것이다. 당시에는 이 치료법에 대한 신빙성을 가지고, 간 추출물을 주입하면 간 기능이, 폐 추출물을 주입하면 폐 기능이 좋아질 것이라고 믿었다.

비슷한 논리의 치료법이 동양에서도 시행되었다. 동의보감에는 비슷한 것들에 속하는 것을 이용해서 치료하는 구속지법(求屬之法)이 있고, 기운이 같은 것끼리는 서로 도움이 된다는 동기상구(同氣相求)도 같은 개념이다. 생선의 눈알을 먹으면 시력 회복에 좋고, 도가니탕이 관절에 도움이 된다는 논리이다. 지금은 심리적 기대감에 불과한 것으로 밝혀졌지만, 당시에는 이러한 요법들이 합리적이고 과학적으로 여겨져서 효과가 있다고 믿었다.

동서고금을 막론하고 어느 시대에서든지 강한 정력, 왕성한 성욕과 성기능, 무한한 활력을 바라는 남성들의 요구가 많았다. 남성호르몬인 테스토스테론이 발견되기 전까지는, 다른 다양한 물질들이 남성 기능을 조절한다고 생각하였다.

고환이 남성 기능과 관련이 있다고 밝혀진 이후 가장 인기가 있었던 장기요법은 고환의 추출물로, 젊음의 회복과 정력 증진에 효과가 있다고 믿었다. 1889년 프랑스의 생리학자 찰스 브라운은 개의 고환 추출물을 스스로 주사하고는 체력과 식욕, 정신력이 향상되고 소변줄기도 강해졌다고 주장하였다.

오스트리아의 유겐 스타이나크는 정액이 남성력을 조절하는 물질이며 몸 밖으로 흐르지 않도록 보존해야 한다면서, 1920년 정관 결찰수술을 시행하였다. 정신분석학자 지그문트 프로이트와 극작가 윌리엄 예이츠가 정관 결찰수술을 받았다. 고대 중국의 성서 소녀경(素女經)에서 교접은 하되 사정하지 않아야 기력이 유지된다는 접이불루(接而不漏)와도 같은 의미이다.

당시에는 정액을 낭비하면 변비, 축농증, 딸기코 등이 된다는 속설이 있었다. 하지만 절정의 순간에 억지로 사정을 참게 되면, 통증이나 배뇨장애를 유발하고 전립선염, 정낭염, 고환염의 원인이 된다.

남성호르몬인 테스토스테론의 분자구조는 1930년대 초에 발견되었다. 1935년에는 합성에 성공함으로써, 본격적으로 남성 기능에 있어 테스토스테론의 역할이 규명되고 치료에 사용되기 시작하였다. 테스토스테론의 합성에 최초로 성공한 화학자인 레오폴드 루지카와 아돌프 부테난트는 1939년에 노벨화학상을 수상하였다.

비아그라와 프로스카

2016년 당시 청와대 의무실이 구입한 의료약품 목록에, 효과가 검증되지 않은 영양주사들과 비아그라와 프로스카라는 비뇨기과 전문약제가 포함되어 논란이 되었다. 두 가지 약제의 사용 목적은, 발기유발제 비아그라(Viagra)는 발기를 일으키기 위해 사용하고, 프로스카(Proscar)는 배뇨장애 치료제로 전립선비대증에서 사용한다.

1990년 후반까지 남성의 발기부전에 대한 치료는 보철물 삽입술과 진공발기 기구가 전부였다. 최초의 발기유발제인 구연산 실데나필(sildenafil citrate)은 처음에는 협심증 치료제로 개발을 시작하였다. 임상시험 중 실데나필을 복용한 남성에서 음경이 발기되는 현상을 발견하고는 음경의 혈류를 증가시키는 연구로 변경하여 개발되었다. 1998년 미국 식품의약국(FDA)의 승인을 받아 발기부전 치료제 비아그라라는 이름으로 출시하였다.

비아그라는 다른 약들처럼 복용 후 저절로 효과가 나타나는 약이 아니다. 음경의 발기에는 GMP와 PDE5 효소가 관여하는데, 성적으로 흥분하면 GMP가 분비되어 음경을 발기시키고, 성적 자극이 사라지면 PDE5 효소가 GMP를 분해해서 발기를 풀리게 한다. 발기유발제들은 분해효소인 PDE5 효소의 작용을 억제하여 GMP가 계속해서 음경을 발기되도록 한다. 발기유발제 자체가 직접 음경에 작용하여 발기를 일으키는 것이 아니라, 발기가 풀리지 않게 하는 약이다. 그래서 발기유발제의 정확한 의학적 명칭은 'PDE5 효소 억제제'이다. 발기유발제는 복용하고 난 후 성적흥분이 되고 정상적인 성행위 과정에서 작용을 한다. 본인의 절박한 노력이 있어야 효과를 제대로 발휘하는 약이다.

비아그라가 고산병에 사용되느냐로 논란이 되었지만, 비아그라는 발기부전 치료 이외에 전립선비대증, 뇌졸중, 폐동맥고혈압 등에 대한 효과가 연구되고 있다. 고도 2,300미터 이상을 등반하는 경우 고산병을 예방하기 위하여 사용되지만 고산병이 발병한 후의 치료 효과는 거의 없다. 비아그라의 고산병에 대한 효과는 미국 식품의약품국(FDA)의 인증을 받아 실데나필 20mg 용량의 고산병 예방용 제품이 '네바티오'란 이름으로 판매되는데, 국내에는 들어와 있지 않다. 발기유발 목적으로는 표준용량 50mg과 고용량 100mg 제재가 판매되고 있다. 고산병의 예방과 치료 목적으로는 주로 아세타졸아미드(acetazolamide) 성분의 '다이아막스'나 '아세타졸'이라는 약품이 사용된다.

남성과 같은 효과를 기대하여 여성의 비아그라에 대한 많은 연구가 있었으나, 결과는 전혀 효과가 없었다. 오히려 두통, 소화불량, 안면홍조, 혈압 저하, 현기증 같은 부작용만 생긴다. 현재 성기능이나 기타 목적으로 여성에게 사용하는 것은 금지되어 있다.

비뇨기과적으로 비아그라만큼 중요한 약이 바로 프로스카이다. 성분명은 피나스테라이드(Finasteride)로 5알파-환원효소억제제(5-alpha reductase inhibitor)인데, 비아그라보다 2년 빠른 1996년에 시판되었다. 고환에서 분비된 남성호르몬인 테스토스테론은 신체의 장기에 도달하면 직접 작용하거나, 전립선이나 두피에서는 5알파-환원효소에 의해 테스토스테론보다 10배 정도 더 강력한 디하이드로테스토스테론(DHT)으로 변환되어 전립선비대증이나 남성형 탈모를 일으킨다. 프로스카는 테스토스테론이 DHT로 변환되는 것을 억제함으로써, 전립선비대증이나 남성형 탈모증의 치료제로 사용된다.

프로스카는 피나스테라이드 5mg 제재로 전립선비대증 치료에 사용되고 의료보험 적용 대상이 된다. 피나스테라이드 1mg 제재인 프로페시아(Propecia)는 남성형 탈모 치료에 사용되는데 미용의 범주로 취급되어 비보험이다. 비아그라와 마찬가지로 프로스카나 프로페시아 모두 전문의약품으로 약국에서 그냥 살 수 없고, 반드시 의사의 처방전이 있어야 구입이 가능하다.

프로스카가 남성호르몬에 작용하다 보니까 부작용으로 성욕 저하나 발기력 감소가 나타날 수가 있다. 여성에서는 성호르몬 불균형을 초래할 수가 있어 금기 약물인데, 먹지 않더라도 피부를 통해서도 흡수가 되므로 만지지 않도록 주의해야 한다. 여성에서 폐경 이후 탈모증에 사용한다고 하지만 남성형 탈모증 외에는 효과가 없다. 프로스카는 전립선비대증에 사용될 경우 꾸준히 복용하면 8주경에 효과를 보인다.

베이비로션, 베이비오일

 혈기 넘치는 한 젊은 남성(꼭 청년이 아니라 중년남성이라도 관계없음)이 길을 가다가 갑자기 주체할 수 없는 강렬한 성욕이 발동하였다. 도저히 참을 수가 없어 근처 건물 화장실을 찾아 대변 칸에 숨어서 자위를 하다가 순찰을 돌던 경비원에게 걸렸다. 쪽팔리기는 하지만 아마도 "여기서 그러면 안 된다"는 야단을 맞고 쫓겨나는 것으로 그쳤을 것이다.

 화장실이 아니라 어두컴컴한 뒷골목 길거리에서 여자들이 지나가길 기다렸다가 일부러 보여주기 위해 자위를 했다면 얘기는 달라진다. 아무도 없는 주차장 구석에 세워둔 차에서 자위를 하다가 우연히 들어온 다른 차량 운전자에게 들키거나, 여름철 창문 열어놓고 거실에서 자위를 하다가 건너편 아파트 사람들의 눈에 띄는 것과는 차원이 다른 상황이다.

사회적으로 이름이 알려진 사람들이 공공장소에서 자위를 하다가 발각되는 사건이 종종 보도된다. 얼마 전에는 프로농구선수가 도심 길거리에서 음란행위를 하다가 체포되었고, 3년 전에는 프로야구선수 한 명이 자신의 승용차에서 음란행위를 하다가 걸렸다. 법적으로 공연음란죄에 해당되고, 지난 5년간 2배 이상 증가하여 하루 8건 정도 발생한다. 형법 제 245조 공연음란죄(公然淫亂罪)란 일반인의 성적 수치심을 유발하는 도의관념에 반하는 행위를 말하며, 공연(公然)의 의미는 불특정 다수가 인식할 수 있는 상태, 즉 길거리 등을 말한다.

공공장소에서 외부생식기 등을 드러내 보이는 노출증은 정신의학적으로 성도착증의 하나이다. 성도착증(paraphilia)의 유형은 노출증(exhibitionism), 관음증(voyeurism), 여성의 속옷이나 물건에 쾌감을 느끼는 여성물건애(fetishism), 소아성애증(pedophilla), 성적 가학증(sexual sadism), 성적 피학증(sexual masochism), 여성 옷을 입고 흥분하는 의상 도착증(fetishistic transvestism), 상대의 신체에 몸을 문질러 쾌감을 얻는 접촉 도착증(frotteurism)으로 나뉜다. 비정상적 성행위에 대한 강렬한 욕구가 환상이나 행동을 통해 반복적으로 나타나서, 본인이나 타인에게 고통을 주는 상태가 6개월 이상 지속될 때 성도착증으로 진단한다.

성도착증의 유형 중에서 관음증이 가장 흔하고 다음이 노출증이다. 노출증 환자들은 일상에서는 평범한 모습으로 일반적인 대인관계를 유지하고, 사회적 지위나 경제적 능력과는 관련이 없다. 정신의학에서는 성도착증을 명확한 정신병으로 분류하지 않는다. 현실감각의 마비와 망상을 보이는 정신병보다는 상대적으로 가벼운 신경증(neurosis)의 한 종류로 본다.

노출증은 특별한 동기가 없다. 이성과의 성관계를 못해서 혹은 성적인 불만 때문이 아니라 공공장소에서 성기를 불특정 다수에게 보여주는 것 자체로 쾌감을 얻는 것이다. 노출증 환자의 대부분은 노출을 하면서 실제 성행위를 시도하거나 난동을 부리는 경우가 거의 없다.

청소년기 무렵 노출증의 징후가 시작되고, 발생 원인은 성장 과정에서 받은 성 관련 트라우마, 잘못된 성 경험, 이성에 대한 열등의식, 자존감 부족, 대인관계에서의 갈등 등이다. 실제로는 원인불명인 경우가 많고, 일상에서 받은 심한 스트레스, 정상적인 성관계에서 쾌감을 얻지 못하거나 사정장애 등 기질적인 성기능장애가 원인이 된다.

노출하는 형태로는, 바바리맨처럼 사람들 앞에 나타나서 성기를 꺼내 적극적으로 보여주는 방식이거나, 길거리에서 자위행위를 하면서 지나가는 다른 사람들이 봐주기를 은근히 바라는 소극적인 방식도 있다. 대부분은 남성들이지만 드물게는 노출증 여성 환자도 있다.

고대 그리스 철학자 디오게네스(Diogenes)의 철학은 말 그대로

'나는 자연인이다.'로 쓸데없는 욕심을 버리고 자연에 적합한 것만 취하면 얼마든지 행복질 수 있다는 것이었다. 행복이란 인간의 자연스런 욕구를 가장 쉬운 방법으로 만족시키는 것이고, 자연스러운 욕구는 부끄러운 것이거나 보기 흉한 것도 아니기 때문에 감출 필요도 없다고 하였다. 이러한 철학을 실천하기 위해 사람들로 가득한 아고라 광장 한복판에서 자위를 하고 "배고픔도 이처럼 문질러서 해결된다면 좋았을 것을!"이라고 외쳤다. 인간은 공적인 장소에서 자기 삶을 내보일 수 있을 정도로 떳떳하게 살아야 한다는 게 그의 생각이었다.

빈번한 공연음란죄로 노출증에 대해 더욱 엄격한 처벌이 필요하다는 주장이 있고, 심지어는 남성호르몬에 대한 문제까지 거론되고 있다. 노출증은 처벌로서 해결되는 문제는 아니고, 남성호르몬과는 관련이 없다. 성도착증은 만성적인 질환이지만, 스스로 병이라는 걸 인식하고 병원을 찾는 경우는 거의 없다. 치료는 본인이 인식하지 못했던 문제를 스스로 깨닫게 하는 것이다. 성도착증을 치료하는 전문적인 약물은 없고, 심리학적 치료로 적절한 성적 환상을 통해 즐거움의 방향을 올바르게 바꾼다.

몇 년 전 제주도 길거리에서 외설 행위를 하다가 체포된 남성의 주머니에 베이비로션이 들어있어 화제가 되었다. 남성들은 대부분 그냥 맨손으로 자위행위를 하는데 취향에 따라 보습 제품을 윤활제로 사용하는 경우도 있다.

보습 제품은 오일과 수분으로 만들어지는데, 오일 함량이 많으면 오일 혹은 크림, 수분함량이 많으면 로션이라 한다. 오일은 샤워 후 물기가 있는 상태에서 발라주고, 로션은 샤워 후 물기를 제거한 후 바르는 제품이다. 일반적으로 바르고 난 후 피부가 충분히 촉촉해지면서도 너무 끈적거리지 않는 제품이 좋다.

남성의 성기 부위는 유기물이 섞인 땀이 분비되는 아포크린 땀샘이 많으므로 보습 제품이 역효과를 낼 수 있다. 음경에 보습 제품을 바르면 너무 습한 환경을 만들어 세균이 과도하게 증식하고 유기물 변성으로 역한 냄새를 풍긴다. 자위를 하면서 로션이나 오일을 사용하였다면 깨끗하게 닦아내는 것이 좋다. 그리고 로션은 피부에 흡수가 잘 되므로, 효율적인 윤활효과를 얻기 위해서는 오일을 쓰는 것이 더 좋으니 참고로 하기 바란다. (무슨 소리를...^^)

비데(bidet)의 건강학

유럽 호텔의 화장실에는 좌변기 옆에 수도꼭지가 설치된 세면대인지 별도 변기인지 헷갈리는 용기가 있다. 처음 본 사람들은 소아용 변기인지 발을 씻는 대야인지 의아해하는데, 실은 '여성 음부 세척용 비데'이다. 동남아 화장실에는 변기 옆에 물을 뿜는 손잡이가 달린 짧은 호스가 달려있다. 줄이 짧고 헤드도 작아 샤워기는 아닌 것 같지만, 발도 씻고 모래 묻은 신발을 헹구는 데 유용하게 쓴다. 실은 수동식 비데로 남자, 여자의 항문이나 여성의 음부를 세척하는 데 사용한다.

프랑스 루이 14세 때 황실의 주문으로 크리스토퍼 로시어스가 성관계시 음부를 씻거나 피임을 위해 사용하는 용기를 만들었다. 여성들이 더운물을 담은 도기 그릇에 걸터앉아 음부를 씻는 모습이 조랑말을 타는 것과 비슷하여, 조랑말인 비데(bidet)의 이름을 따서 뒷물용 용기를 '비데 드 뚜와레트(bidet de toilette)'라고 불렀다. 루이 15세의 애첩 마담드 퐁파두르는 심한 냉 때문에 청결제와 향수를 넣은 비데를 자주 사용하였다.

프랑스 궁중에서 사용되기 시작한 비데는 호텔, 일반가정을 비롯하여유럽 전역으로 퍼졌다. 처음에는 나무, 주석, 도기로 만들어진 용기 형태의 비데에 물을 담아 침실에서 사용하였다. 1900년대 들어 수도 배관의발달로 물을 뿜는 수도꼭지가 달린 비데로 개량되어 화장실에 설치되었다. 여성 음부의 세척뿐 아니라 남녀 모두 용변 후 항문의 세척에 사용할 수 있는 좌변기 일체형 비데는 일본에서 개발되었다.

일본의 위생도기회사 TOTO사에서 좌변기에 부착하여 노즐(nozzle)에서 물줄기가 분사되는 방식의 전기식 비데, 워슈렛(Washlet)을 발매하였다. 비데를 개발하기 위해 TOTO 사는 사내 직원들을 대상으로 연구하여, 물이 분사되는 항문의 보편적 위치를 찾았고, 인체에 가장 쾌적한 온도가 온수 38도, 변좌 36도, 건조 바람 50도라는 사실을 알아냈다. 우리나라에서는 1970년대 후반 유럽식 비데가 일부 고급 아파트와 호텔에 설치되었고, 일본식 비데는 1988년 서울올림픽 이후 보급되었다.

현재 많이 사용되는 전자식 비데는 세정과 비데 두 가지 기능이 있는데, 기능에 따라 물줄기가 향하는 위치와 수압이 다르다. 세정은 대변을 본 후 항문을 씻어주는 기능으로 남녀 모두 사용하고, 비데는 여성의 음부 전용으로 수압이 다소 약하다. 건조 시 나오는 바람의 방향은 대체적으로 항문 쪽을 향한다.

항문 주변을 깨끗하게 씻을 수 있는 비데는 위생적이지만 잘못 사용하면 항문 및 회음부 건강에 나쁜 영향을 준다. 높은 수압으로 항문을 지나치게 자극하면, 항문괄약근이 경직되어 치질이나 변비가 유발될 수 있다. 강한 수압이 항문 괄약근에 경련을 일으키고 점막과 혈관을 손상하여 출혈이나 통증이 악화된다. 비데 사용 후 물기를 제대로 제거하지 않으면 곰팡이균이 서식하여 진균성 피부염이 발생하고, 자주 사용하면 항문 주변 피부의 유분을 감소시켜서 항문 가려움증이 생긴다.

좌변기에 앉는 자세나 항문의 구조가 사람마다 다르기 때문에 일정하게 고정된 비데의 물줄기를 정확하게 항문 주변으로 뿜는 것은 쉽지 않다. 항문에 부딪힌 물방울이 앞쪽으로 튀면서 항문 주변의 세균이 옮겨져서 질염, 방광염, 요도염의 위험도가 높아진다. 음부용 비데 기능을 소변볼 때마다 수시로 사용하여 질 내부까지 씻는 여성들이 있다. 여성의 질 내부에 상존하는 젖산균(lactobacilus)은 질의 상태를 약산성으로 유지하여 외부로부터 나쁜 세균들이 침입하는 것을 막는다. 비데로 질이나 요도를 자주 씻으면 산도가 상승하고 젖산균은 줄어서 질의 생태계가 변형되어, 세균이 침입하여 세균성 질염(bacterial vaginosis)이 발생할 수 있다. 세균성 질염은 냉이 많아지고 생선 썩는 비린내가 특징으로 성관계 시 심해진다. 질내 젖산균 생태계가 파괴되면 정상 상재균으로 다시 회복되기가 어려우므로, 질 세척이나 세정은 너무 자주 하지 않도록 한다.

비데는 하루에 한 번 정도 대변을 보고 난 뒤 올바른 방법으로 항문 입구에만 사용하는 것이 좋다. 방광 및 여성의 질 건강을 위해서 물줄기가 앞쪽으로 튀지 않도록 자신에게 맞는 자세와 엉덩이 위치를 찾는 것이 필요하다. 엉덩이를 너무 앞쪽으로 당기고 상체를 잘못 낮추면, 물줄기가 뒤쪽 밖으로 튀어 화장실 벽을 더럽히는 수가 있다. 사용 후 건조기 능을 사용할 때도 방향을 잘 맞추고 바람의 온도와 세기를 적절하게 맞추고, 최종 마무리는 휴지를 이용해서 물기를 완전히 제거한다.

생활의 편의를 위해 개발되고 발전해온 비데지만, 건강하게 사용하려면 주의하여야 할 사항들이 있다. 세상살이에는 공짜란 없고, 하나를 얻기 위해서는 대가가 따른다. 편리함에 건강이 그냥 따라오는 것이 아니고, '원 플러스 원'은 세일을 하는 마트에서만 볼 수 있는 것이다.

나비와 바다, 성소외자

'나비와 바다'는 2013년 개봉한 박배일 감독의 다큐멘터리 영화이다. 뇌병변 장애를 가진 재년과 우영은 8년차 커플로 결혼을 하려고 한다. 영화는 두 사람이 여러 가지 어려움을 뚫고 장애인 부부로서 새롭게 출발하는 과정을 그렸다. 세상을 살아가기에도 어려운 장애인들이 무슨 사랑이고 결혼을 하느냐는 사회적 편견을 깨려는 영화이다. 결혼은 누구에게나 힘들고, 장애인들의 삶도 비장애인과 다르지 않음을 묵묵히 보여준다. 제목 나비와 바다는 연약한 나비가 거대한 바다를 극복하기 쉽지 않듯이, 냉혹한 현실 속에 살아가는 성소외자인 장애인들을 의미한다.

공정한 사회적 평등을 당당하게 요구하는 세상이고, 모든 사람은 자연스러운 성욕을 가지고 건강한 성생활을 할 권리가 있다. 세계보건기구(WHO)도 '성적 만족도란 육체적, 정신적, 감성적, 사회적 행복 모두를 의미하며, 누구나 성적 만족도를 추구할 기본권리가 있음'을 인정하고 있다. 개인적 차이가 있긴 하지만, 사랑과 성에 대한 정서적인 욕구는 남녀를 불문하고 나이와 상관없이 지속된다.

개인의 성적 취향이나 성소수자에 대해서는 비교적 관대해졌지만, 제대로 성생활을 할 수가 없는 성소외자에 대한 사회적 관심이나 배려는 아직도 거의 없는 편이다. 성소외자들 스스로도 생존이 우선이고 성욕이나 성생활을 사치스럽게 생각하는 경우가 많다. 성소외자는 포괄적인 개념으로 성소수자에 포함되기도 하지만, 정확하게 구분하자면 성소수자(sexual minority)는 성적 취향이 특별하지만 원하면 성행위를 할 수 있는 사람들이고, 성소외자(sexually disadvantaged people)는 본인의 의지와는 상관없이 성생활이 어려운 사람들이다.

의과대학생들에게 성소외자는 어떤 사람이냐고 물어보면 종종 나오는 대답이 '못생긴 사람'이다. 웃픈 얘기이긴 하지만 틀린 답은 아니다. 법원은 2016년 성매매알선 등 행위의 처벌에 관한 법률 제21조 제1항 위헌 제청의 보충의견서에서 '외모, 장애, 연령 등으로 인해 인간으로서 가장 기본적인 성적 욕구를 충족시킬 수 없는 상황으로 내몰릴 수도 있는 사람들을 성소외자라 지칭'한 바 있다.

외모로 인한 성적 소외도 있지만, 중요한 원인은 장애와 연령이다. 남녀 구분 없이 장애인이나 배우자 없는 노년층들은 육체적 제약과 사회적 편견으로 파트너를 만나기도 힘들고 성생활이 어렵다. 인간의 삶은 자신의 선택이 아닌 경우가 많은데, 장애나 노화가 그렇다. 현대의학과 생명공학의 발전은 평균수명을 연장시켰고 장애인들의 일상생활을 돕고 있지만, 장애인이나 노인들의 성은 주책이나 욕심으로 치부되고 있는 실정이다.

"신부님, 섹스하고 싶어요. 이건 죄일까요?"

영화 '세션: 이 남자가 사랑하는 법(벤 르윈 감독)'에서 중증장애를 가진 주인공은 사랑과 성을 원하고 필요로 한다. 영화는 장애인이 가지고 있던 성에 대한 불안감과 두려움을 극복하는 과정을 유쾌하게 보여주려고 한다. 영화의 원작은 2012년 발매된 셰릴 그린과 로나 가라노의 회고록 '한 번 해도 될까요? 세션, 이 남자가 사랑하는 법(An Intimate Life: Sex, Love, and My Journey as a Surrogate Partner)'으로 마크 오브라이언의 사례가 영화화되었다. 작가 셰릴 그린은 40년 동안 의뢰인의 성적 고민을 대화와 실습을 통해 해결해 주는 대리 파트너(surrogate partner) 역할을 하였다.

장애인을 위한 대리 파트너나 성 도우미 봉사는 우리나라에서는 생소하지만, 일본이나 대만, 스웨덴에서는 비정부단체로 조직되어 스스로 해결하기 힘든 장애인의 성적 욕구를 도와주는 일을 한다. 일본에는 신체

장애 남성들을 대상으로 성 간호 서비스를 해주는 화이트 핸즈(White Hands), 대만에는 핸드 엔젤스(Hand Angels)라는 단체가 있다.

2007년 허인무 감독의 영화 '허브'는 여성 장애인의 사랑을 다루었다. 몸은 20세인데 일곱 살의 지능을 가진 정신지체 3급의 상은(강혜정 분)은 우연히 만난 종범(정경호 분)과 서로 좋아하는 사이가 된다. 영화는 정신지체아 딸을 두고 세상을 떠나야 하는 엄마(배종옥 분)와의 슬픈 이별과 상은과 상은을 비장애인으로 알고 좋아하게 된 종범의 사랑 이야기이다. 결국 종범은 상은이 정신지체 3급이란 걸 알고 갈등을 하지만, 남녀 간의 사랑이 아니라 동생처럼 보살펴주기로 마음을 먹는다.

성소외자들도 성에 대한 관심과 욕구가 있음을 이해하고 어떻게 풀 것인가를 고민해야 하는데, 현실은 영화 허브에서처럼 장애인의 성은 은근슬쩍 덮어버리고, 노인의 성은 주책으로 치부한다. 노인들을 대상으로 하는 박카스 아줌마나, 장애인들을 위한 성 자원봉사가 정답은 아니다. 성소외자들의 성적 욕구를 자연스럽게 받아들이고 비장애인들과 마찬가지로 성적 행복권을 누릴 수 있는 기회가 확대되어야 한다.

대법원에서 인간의 존엄성을 훼손할 정도는 아니라고 판결하여 수입이 합법화된 리얼돌(real doll)이 성범죄 조장, 인간 존엄성 훼손으로 논란이 뜨겁다. 성인용품점에 전시된 상품의 80% 정도는 여성용 도구이고, 딜도는 보는 남성들이 주눅이 들 정도로 크고 멋진 형태로 만들어져 있다. 수입업체의 이야기에 의하면 리얼돌 고객층은 노인, 장애인, 연애 기피자 등 성소외자와 리얼돌을 개성의 표현으로 여기는 사람이라고 한다.

성소외자들에게 있어 성은 삶의 의미를 부여해 줄 수 있는 에너지이다. 장애인이나 노인들의 성적 문제는 특별한 사람들만의 문제가 아니라 모든 사람들이 함께 해결하여야 하는 문제이다. 성적 기회는 평등해야 하고 성적 과정은 공정해야 하고 성적 만족은 누구에게나 정의롭게 보장되어야 한다. 사회적 약자인 성소외자의 성 문제에 사회적 관심을 기울이고 행복 추구권을 보살피는 것이 현대사회의 구성원들이 함께해야 할 일이다.

자유의 땅 태국과 트랜스젠더

태국은 13세기경 치앙마이가 수도였던 북부의 란나타이 왕국, 쑤코타이가 수도였던 중부의 쑤코타이 왕국, 라오스와 동북부에 위치한 랑싼 왕국 등 도시국가가 형성되면서 역사가 시작되었다. 1257년 최초로 통일국가를 수립한 쑤코타이 왕국의 3대 람캉행 왕은 태국 문자를 개발하였고 스리랑카로부터 소승불교를 도입하였다.

쑤코타이 왕국이 쇠퇴하고 1378년 수립된 아유타야 왕국은 각종 제도를 정비하고 강력한 중앙집권제를 형성하였다. 인도차이나반도를 지배하면서 서양과 중국, 일본, 고려와 활발한 교역을 하였는데, 고려와 교류로 지금도 한국을 '까올리(เกาหลี)'라고 부른다. 16세기 후반 미얀마의 침공으로 아유타야 왕국은 멸망하였다.

1782년 착크리 장군이 짜오프라야강 유역의 방콕에 새로운 왕조를 세웠고 현재의 라마 10세 마하 와찌랄롱꼰 국왕으로 이어진다. 1932년 국왕을 국가의 수반으로 하는 입헌군주국으로 변모하였고, 1939년 국호를 시암(สยาม)에서 태국왕국(ราชอาณาจักรไทย, Kingdom of Thailand)으로 바꾸었다, 태국의 태국어 '쁘라텟타이(ประเทศไทย)'의 '쁘라텟(ประเทศ)'은 땅, '타이(ไทย)'는 자유로, 태국은 자유의 땅이라는 의미이다. 옛 국호인 시암은 지금도 건물이나 지명에 많이 사용되고 있다.

우리나라처럼 태국에도 국방의 의무가 있다. 1954년 제정된 태국 병역법에 의하면 남자는 21세가 되면 2년간 군복무를 한다. 매년 4월 징병검사를 시행하는데, 징집 인원이 초과되면 제비뽑기로 붉은 카드를 뽑으면 군복무를 하고 검은 카드를 뽑으면 면제가 된다. 징병검사장에서는 늘씬하고 예쁜 여성들이 남자들에 섞여 자연스럽게 줄을 서서 대기하고 있는 재미있고 신기한 광경을 볼 수 있다. 트랜스젠더들인데 이들도 반드시 징병검사를 받아야 하고 조건이 되면 군복무를 한다.

태국의 징집제도에서 트랜스젠더는 3가지 유형으로 분류된다. 1형은 외모가 남성으로 보이는 경우, 2형은 외모가 여성으로 보이고 가슴 성형수술을 받은 경우, 3형은 2형에서 성기수술까지 받은 경우이다. 3형은 수술 증빙서류와 신체검사로 성전환이 확인되면 군복무가 면제된다. 1, 2형도 2011년까지는 정신장애자로 판정하여 군복무를 면제받았으나, 성소수자단체에서 인권문제를 제기하여 이제는 징집대상자로 분류되어 군복무를 한다.

트랜스젠더(transgender)는 태어날 때의 생물학적 성과 성장하면서 형성된 정신적 성 정체성이 다른 경우로 정의된다. 우리말로는 성전환자(性轉換者)이고, 남성에서 여성 혹은 여성에서 남성으로 바뀐 경우 모두를 의미한다. 태국에서는 남성으로 태어났으나 여성의 정체성을 가지고 사는 트랜스젠더가 많다. 트랜스젠더 바나 클럽도 흔하고, 방콕 근교 파타야에는 알카자, 티파니, 미모사 등 트랜스젠더들로만 구성된 공연장이 있어 관광객들로 성시를 이룬다. '미스 티파니 유니버스'라는 트랜스젠더 미모 경연대회도 매년 개최된다.

남성에서 여성으로 바뀐 트랜스젠더를 태국에서는 레디보이(ladyboy) 혹은 '꺼터이(กะเทย)'라고 한다. 이런 형태의 트랜스젠더가 많은 이유는 전생의 업보라는 불교적 개념으로 이들을 관대하게 받아들이고, 외세와의 전쟁이 많았던 역사적 영향 때문이다. 과거 미얀마가 태국을 침략하면 남자들은 어른과 아이 모두를 죽여서 목을 잘랐기 때문에 아들이 태어나면 여장을 하여 여자처럼 키웠다. 오랜 전쟁으로 농사 및 경제생활을 여자들이 주도하는 모계사회가 형성되어 남자아이들의 여성화가 자연스럽게 이루어졌다. 역사적 환경과 자유의 땅이라는 나라 이름처럼 개인의 자유를 존중하는 문화가 어우러져 성소수자를 편견 없이 받아들여 함께 어울려 사는 사회가 된 것이다.

트랜스젠더들은 머리를 길게 기르고 화장이나 옷으로 여성처럼 꾸미고 살아가며, 의학적인 도움을 받아 성전환을 시도한다. 트랜스젠더를 위한 성전환 치료법(Sex reassignment therapy)에는 성호르몬 대체요법(sex-hormone replacement therapy)과 성전환 수술요법(Sex re-assignment surgery)이 있다. 성전환수술은 남성을 여성으로 만드는 경우, 고환적출술, 유방확대수술, 성기 재건수술로 구성된다. 성기 재건수술에서 장을 이용하여 만들어진 인공 질은 모양과 색깔이 실제 여성의 질과 비슷하고 점막에서 분비된 점액이 애액과 유사한 효과를 나타낸다.

트랜스젠더들 중에는 여성보다 더 여성스러운 경우가 많지만, 성전환 치료를 받더라도 크게 변하지 않는 부분도 있다. 태국의 트랜스젠더 상당수는 일반남성과 비교해도 키나 골격이 크다. 손과 발도 크고, 목의 정면 중앙에 보이는 아담 사과(Adam's Apple)라는 후두융기도 그냥 유지된다. 임신과 출산을 해야 하는 여성은 남성과 골반의 구조가 다른데, 남성은 상부가 좁고 깊은 하트 모양이고 여성은 상부가 넓고 얕은 타원형이다. 트랜스젠더의 골반은 원래의 형태와 크기가 그대로 유지되므로 자세나 걸음걸이가 부자연스럽게 보이기도 한다.

태국에서는 화장품 광고를 흔하게 볼 수 있는데 미백 효과를 강조한 제품들이 많다. 일조량이 많고 자외선에 많이 노출되는 태국사람들에게 미모의 기본 조건은 하얀 피부이다. 특히 화장과 미용에 신경을 많이 쓰는 트랜스젠더들은 피부를 하얗게 관리를 하고, 피부가 하얄수록 미인으로 인정받는다. 우리나라 사람들이 돈을 들여 태닝으로 갈색 피부를 만들어 섹시하게 보이려고 노력하는 것과는 완전 반대이다.

궁합 좀 **맞추며 삽시다**

요즘 영화 엔딩 크레디트에 쿠키 영상이 유행이라 나도 따라서 쿠키 칼럼이란 걸 써본다. 그렇다고 특별한 내용은 아니고, '속궁합'이란 주제로 원고를 썼다가 도입부가 너무 '야'하다고 해서 두 번이나 퇴짜를 맞았던 칼럼을 다시 정리한다.

한 남자와 한 여자가 클럽에서 만나 서로 호감을 느끼고 모텔을 찾아 열정적인 원나잇 스탠드를 하게 되었다. 남자가 피스톤 운동을 할 때마다 여자가 소리를 지르며 자지러지는 것을 보고, 남자는 신이 나서 더 열심히 세게 하였다. 그러다 남자가 자세를 바꾸려고 잠시 멈춘 사이, 갑자기 여자가 신경질을 내면서 옷을 입는 둥 하고는 잽싸게 도망을 가버렸다.

알고 보니 여자는 좋아서 그런 반응을 보였던 것이 아니라, 골반과 음경의 각도가 맞지 않아 피스톤 운동을 할 때마다 회음부가 찢어질 듯 아프고, 너무 강하게 치골이 부딪히는 충격 때문에 질렀던 비명이었다. 반면 남자는 여자가 도망간 이유도 모르고, 여자를 뻑 가게 만든 훌륭한 음경을 보면서, 크기와 각도에 심취하였다는 전설 같은 이야기가 있다.

각자의 착각이지만 남자는 속궁합이 제대로 맞는 여자를 만나 황홀한 순간을 보낸 것이고, 여자는 최악의 속궁합 상대를 만나 끔찍한 시간을 보낸 것이었다. 앞으로도 남자는 또 그런 여자를 만나기를 오매불망할 것이고, 여자는 또 그런 남자를 만날까봐 전전긍긍할 것이다.

조선시대 도입된 궁합은 음양오행설에 따라 혼인할 신랑과 신부의 사주가 배우자로서 잘 맞는지를 점치는 방법이다. 십이지에 따른 겉궁합과 오행에 따른 속궁합이 있는데, 속궁합은 주로 성적으로 얼마나 잘 어울리는지에 대한 분석이다. 궁합은 남녀 사이뿐만이 아니라 음식궁합과 같이 어떤 대상과 다른 대상과의 조화를 의미하는 용어로도 쓰여 왔다. 최근에는 케미스트리(chemistry)의 줄임말인 케미(chemi)가 궁합을 칭하는 신조어로 사용되고 있다.

5G 이동통신의 상용화로 4차 산업혁명이 본격화되고 조만간 현실이 될 스마트시티에서 자율주행 자동차를 타고 다니는 세상이 되었지만, 아직도 궁합은 사람과 사람, 사람과 세상, 세상과 세상 간의 관계에서 중요한 의미를 가진다.

경제학자나 정치인이 아닌 평범한 보통 국민들은 이미 창조경제나 경제민주화와 같은 '아리까리'한 정책으로 경제 바보가 되었다. 요즘의 혁신 성장, 소득주도 성장, 공정경제 등 복잡한 용어의 경제정책도 왜 필요한지 '알랑가몰라'이고 실생활에서 어떻게 '째끈하게' 적용되는지 잘 모른다.

칸 영화제에서 상을 받은 영화 기생충은 계급 간의 갈등과 양극화에 대한 비판이 주제이다. 현대 자본주의 경제체제 하에서 빈부 격차는 어쩔 수 없는 현상이지만, 문제를 최소화하고 부자든 가난한 사람이든 소외되지 않고 다 함께 잘 살아가게 하는 것이 정부와 사회의 역할이다. 국민은 요란한 정책이나 복잡한 경제용어를 이해할 수 있게 설명해주기를 원치 않는다. 정부나 정치인들만이 만족해하는 정책이 아니라 국민들 모두가 공감하고 실체적으로 느낄 수 있기를 바란다. 그저 맘 편하게 맛난 거 사먹을 수 있게 돈도 잘 벌고, 여유로운 삶을 바랄 뿐이다.

정책이든 뭐든 성과에 급급해서 원나잇 스탠드처럼 치사하게 혼자만 좋다고 하지는 말자. 경제나 정치 모두, 제발 국민들과 궁합 좀 제대로 맞춰 주었으면 좋겠다.